この国の医療のかたち
医療政策の動向と課題

2025年のヘルスケアシステム

尾形裕也 著

日本看護協会出版会

はじめに

　本書は，私にとって6冊目の単著ということになる。これまでに刊行した5冊の単著あるいはそのほかの（数えたことはないが）共編著は，おおむね私の専門分野に関する論文集や教科書の類いであったと言って大きく外れるものではない。しかしながら，本書はそれらとは少々趣きの異なる著作となっている。

　本書のタイトルの一部である「医療政策の動向と課題」あるいはサブタイトルの「2025年のヘルスケアシステム」を見れば，扱っている内容がこれまで私が専門としてきた分野に関連していることは明らかである。私は自分の専門分野を全く離れて自由闊達な筆を振るえるタイプの著述家ではない。私には，残念ながらいわゆる批評家，評論家としての才能はないようだ。

　しかしながら，本書のメインタイトルは「この国の医療のかたち」である。これは，言うまでもなく，司馬遼太郎氏生涯最後の10年を飾る著作『この国のかたち』のひそみにならったものだ。ずいぶん大きく出たものだが，この点に関しては，少々弁明が必要だろう。

　本書の基となった原稿は，株式会社じほうが発行しているMEDIFAX webというウェブ誌に2014年から毎月連載している「この国の医療のかたち」と題する時事評論である（2022年5月現在で第97回となっている）。この連載の依頼主は，同社の松尾紀幸氏であったが，連載を始めるにあたっての話では，「あまり堅い話ばかりではなく，読みやすいものを」という趣旨の依頼であったことを覚えている。それ以来8年以上にわたって，ともかく「読みやすく，柔らかい」内容を目指して書き継いできたわけだが，正直言って，これほど長期間にわたる連載になるとは思っていなかった（あるいは依頼側もそれほど期待していなかったかもしれないが）。

　はじめのうちは，毎月締め切りが来るのが結構プレッシャーになっていたのだが，そのうちだんだん図々しくなってきて，締め切りの前日に大急ぎで書き上げるというような「離れ技」を演じることもしばしばになってきた。夏目漱石が未完の最後の長編小説『明暗』執筆中に，芥川龍之介および久米正雄に宛てた有名な書簡がある。そこでは，午前中『明暗』を執筆している心境として，漱石は「心持は苦痛，快楽，器械的，この三つをかねています」と書いているが，似たような感じだと思わないでもない。

　とにかく（そのレベルは別として）これだけ長続きできているのは，「この国の医療のかたち」ということで，あくまでも「医療」という軸を外していないことが最大の要因かもしれない。上述したように，私には一般的な批評家としての才能はないので，司馬遼太郎氏のような「この国のかたち」はとても書けない。しかしながら，「この国の医療のかたち」であれば，何がしかのことは語れるであろう。わが国の医療を巡っては，さまざまな課題や事件が次々と生起し，取り上げる題材には事欠

かないというのが実態であるからだ。司馬遼太郎氏の場合も，司馬遷に「遼かに及ばない」「日本人（太郎）」ということがペンネームの由来だそうなので，私も便乗してあえて不遜な（遼かに及ばない）タイトルをつけさせていただいたという次第である。

　さて，本書の内容だが，全体を大きく2部構成としている。第1部は，「近年の医療政策の動向と評価」ということで，いわゆる小泉構造改革以来，おおむねこの15年余りの期間におけるわが国の医療の動向を概観する内容となっている。この部分は，MEDIFAX webの連載記事ではなく，今回新たに執筆した年表およびその解説とともに，「社会保険旬報」誌に2021年に発表した第2次安倍政権における医療政策に関する論文に加筆した論考から成っている。「温故知新」，来し方を振り返ることによって未来への展望も開けるかもしれないという趣旨である（司馬遼太郎氏の膨大な仕事がまさにその好事例であろう）。第1部を通読されることによって，続く第2部における各項目の背景や経緯についてより理解しやすくなるのではないかと期待している。

　そして，第2部である。第2部は，2014年から2021年までの8年間・92回のMEDIFAX webの連載記事の中から，中長期的な医療政策を考えるにあたって特に鍵となると思われるテーマにかかわる40項目を選び，掲載している。基本的な内容や主張の変更は全く行っていないが，執筆時点から時間が経過していることに伴うデータの更新や時制の表現の修正，新たな政策展開の動きなどについての加筆を行っている。また，補注を増やし，わかりにくい用語の解説等の充実を図っている。それから，連載時の「です・ます」調を「である」調に改めるとともに，連載時は混然一体となっていた政策論議と「柔らかい」エッセー部分を分離し，後者については「コラム」という形で別掲している。さらに，各項目の本文の終わりに「問題提起」を設定し，それぞれの項目に関連した課題の「発展形」を問いかける形をとっている。これらの「問題提起」については，巻末に「考えるヒント」を掲載しているので，参考にしていただければ幸いである。

　本書が何とか形になるまでには，多くの方々のお世話になった。ここで，そのお名前のすべてを列挙することはできないが，この場をお借りして，筆者として心より感謝申し上げたい。最後に，お世話になった多数の方々の中から，代表として4人のお名前を挙げることをお許し願いたい。

　まず，そもそもMEDIFAX webの連載がなければ，本書もあり得なかったわけであり，松尾紀幸氏（（株）じほう記者・元報道局長）は本書の「生みの親」とも言える存在である。改めて感謝申し上げたい。8年前に本郷のふぐ料理屋で松尾氏から連載のアイディアを伺ったときに言われた「読みやすく，柔らかい」内容を目指すという基本方針はその後も堅持しているつもりだが，果たして松尾氏の期待に応えることができているか，心もとない点もないではない。

　山口尚宏氏（（株）じほう執行役員・報道局長）には，編集者として連載開始以来ずっと拙稿をお読みいただき，毎回的確な指摘と感想をお送りいただいてきた。山口氏の励ましがなければ，やがて100回に及ぼうとする本連載はとても続かなかったものと思う。また，連載の書籍化にあたっても，快く許諾していただいた。そういう

意味では，山口氏は本書の「育ての親」と言えるかもしれない。心より感謝申し上げる次第である。

　戸田千代氏（（株）日本看護協会出版会編集部）には，MEDIFAX web の連載を書籍化する話の最初からお付き合いいただき，全面的にお世話になった。本書のタイトル，基本的構成，表現の彫琢等については，戸田氏のアイディアに多くを負っている。もし，幸いに本書が読みやすい書籍になっているとしたら，それは全く戸田氏のおかげである。戸田氏には拙著『看護管理者のための医療経営学』（日本看護協会出版会刊）をすでに 3 版，13 年間にわたって担当していただいているが，今回もまた優秀な編集者とはいかなるものかを身をもって示していただいた。戸田氏はまさに本書の「生みの親」であり，かつ「育ての親」である。心より感謝申し上げたい。

　最後に，私事にわたるが，私の妻は，常に拙稿の最初の読者として忌憚のない意見（フツーの人にわかる文章を！）を述べ，激励してくれた。妻の指摘によって表現を修正したことも何度もある。そういう意味では，妻は「陰の共著者」と言えるかもしれない。ここに記して感謝したい。

2022 年 5 月

尾形裕也

本書の活用方法等について

　すでに公刊されて筆者の手を離れた書籍について筆者自身があれこれ語ること
は，文字どおり蛇足であろう。書籍は，それを手に取った読者が自由に読んでよい
ものだ。しかしながら，ここであえて蛇足を付け加えるのは，本書が「はじめに」
に記したように，ウェブ誌への連載からかなり構成を変えた形で刊行されていると
いう経緯による。ここでは，想定される読者ごとに本書の読み方ないしは活用方法
について若干の私見を述べてみたい。もちろん以下は，あくまで読者諸兄姉のご参
考までにという趣旨であるから，これにとらわれる必要は全くないことは言うまで
もない。

　まず，日本看護協会出版会の出版物ということであるから，読者層として看護職
員あるいは看護管理者の方々が想定される。私は長年各地の看護協会等が実施して
いる看護管理者研修等における講師を務めてきた。担当科目としては「ヘルスケア
システム論」「医療経営戦略論」「資源管理論」等々である。その際,テキストとして,
日本看護協会出版会の『看護管理学習テキスト』に加えて，拙著『看護管理者のた
めの医療経営学』を使用してきた。幸い同書はすでに13年にわたって3版を重ね
てきているが，こうした分野，なかでも「ヘルスケアシステム論」は，多くの看護
職員の方々にとって「とっつきにくい」領域なのではないかと常々感じていた。実際,
制度や政策の議論はなかなかわかりにくい面があるのは事実であるし，近年はその
変革のスピードも速くなっている。しかしながら，制度や政策も人が「つくる」も
のであり，これを受け身で受け入れているだけでは，日本の医療・看護の未来は危
うい。ぜひあるべき「ヘルスケアシステム」について看護職員1人ひとりが自分の
考えをもち，それぞれの立場からそれを発信していっていただきたいと切に願う。

　そうした中で，本書は，看護管理学に関する教科書等の言わば「副読本」として
の役割を期待しているものである。教科書の記述は正確ではあるが，どうしても表
面的な説明に陥りやすい。本書は，そのあたりについては，教科書が取り上げにく
い周辺の情報や込み入った経緯等について，私見も交えながらわかりやすく記述し
ている（つもりだ）。たとえば，第1部の年表と解説およびそれに関連した第2部の
各項目，さらには各項目の補注は，教科書を読むときの「参考書」として使ってい
ただけるだろう。また，さらに考察を深めるためには，各項目本文の最後に示した
「問題提起」について（巻末の「考えるヒント」も参考にしつつ）自分で考えてみることが
有益であろう。そして勉強に疲れたときには，「コラム」でリフレッシュしていた
だければと思う。本書がこうした学習において，有益かつ有効な「副読本」として
機能することを心より期待している。

　第2に，もともとのMEDIFAX web連載時の読者を含む医療機関経営者等の方々
である。MEDIFAX webの購読者は医療機関の経営者層が中心であると聞いている。

こうした方々にとっては，本書の内容はすでにいろいろな形で情報をおもちの分野であろう。地域医療構想や2年ごとに実施される診療報酬改定への対応などは，医療機関経営にとって死活的に重要な話題である。したがって，多くの方は，本書が取り上げる問題についてすでにある程度の知識と見解をおもちのことと思う。そういった中で本書が屋上屋を重ねるおそれを顧みず，あえて上梓に踏み切ったのは，いわゆる「通説」とは一味違った視点を提供できるのではないかと考えたからにほかならない。

　英語に iconoclastic view という表現がある。icon すなわち偶像（イコン，アイコン）を破壊するような考えというほどの意味であり，日本語では「偶像破壊的見解」といった訳があてられている。本書がそれを達成できているとは言わないが，そうしたことを目指していることは事実である。本書が「通説」ないしは「俗説」にあきたらない医療機関経営者等の方々にとって，何かの参考となれば幸いである。

　第3に，さらに広く，日本の医療について興味をもたれている一般の方々である。特に，近年のいわゆる「コロナ禍」の中で，わが国の医療のあり方について疑問を感じておられる方も多いのではないかと思う。なぜ，日本は病床数が多いのに，この程度の感染者数で「医療崩壊」というような事態に陥ってしまうのだろうか。日頃から「かかりつけ医機能」の重要性が謳われているのに，なぜ諸外国のような GP（General Practitioner：一般医）制度が日本では根づかないのだろうか等々。一方で，本書でもふれているように，新聞等メディアの医療に関する報道については必ずしも適切とは言えない事例がまま見られるのも事実である。本書は，こうした（もっともな）疑問に対して，「通説」とは少し異なる観点から光を当てているつもりであり，一般の方々が日本の医療を考える（私は，それはとても大事なことだと考えている）に際しての参考としていただければ，著者としては望外の喜びである。

目次

第 **1** 部

近年の医療政策の動向と評価

1

2006年医療制度構造改革以後の医療の動向

　本項では，2006年の医療制度構造改革以後のわが国における医療の動向について，略年表を示し，簡単な説明を加えている。第2部に掲載している40項目から成る論説は，2014年から2021年までの8年間に執筆したものを基に，加筆・データ更新等を行っている。これは，時期的にはこの年表の後半部分に該当するが，前半部分に示した政策動向の影響も強く受けた内容となっている。略年表における該当年次の動向に対応した第2部の各項目を⇒青字で示しているので，参照されたい。また，この年表の中で，2012年から2020年の長期間にわたって継続した政権である第2次安倍政権における医療政策についての考察を第2項に掲載しているので，併せて参照されたい。

略年表 2006年医療制度構造改革以後の医療の動向（概要）

2006年 　医療制度構造改革（小泉構造改革）⇒第23項，第32項 　　高齢者医療制度の創設 　　政管健保の改革（協会けんぽの創設） 　　特定健康診査・特定保健指導の義務化 　　診療報酬本体大幅マイナス改定（7対1看護創設） 　　第5次医療法改正（4疾病5事業等）	**2014年** 　「医療介護総合確保推進法」成立 　　地域医療構想の策定等　⇒第1項，第6項，第30項 　消費税率引き上げ（5%→8%）
	2015年 　「医療保険制度改革法」成立 　　国民健康保険制度等の改革⇒第9項，第38項
2008年 　2006年改革の多くが実施に移された 　　後期高齢者医療制度（長寿医療制度）等 　社会保障国民会議最終報告 　　医療・介護費用のシミュレーション 　　「改革シナリオ」	**2016年** 　オプジーボ騒動　⇒第15項
	2017年 　介護保険法改正 　　介護医療院の創設　⇒第20項
	2018年 　「惑星直列」の年　⇒第20項
2009年 　政権交代（自公→民主等）	**2019年** 　消費税率引き上げ（8%→10%）
2011年 　「2025年ビジョン」公表 　医療・介護に係る長期推計	**2020年** 　コロナ禍の本格化　⇒第34項，第36項，第39項
2012年 　三党合意（社会保障と税の一体改革） 　消費税法改正（消費税率の引き上げ等） 　政権交代（民主等→自公）	**2021年** 　医療法改正 　　医師の働き方改革　⇒第8項 　　新興感染症への対応　⇒第34項 　　外来機能報告制度の創設等　⇒第35項，第37項，第38項
2013年 　社会保障制度改革国民会議報告書 　「社会保障制度改革プログラム法」成立	

【略年表】の解説

近年の医療制度改革の説明をどの時点から始めるべきかという問題については，さまざまな考え方があり得る。ずっと遡れば，皆保険体制がスタートした1961年まで戻ることができるだろう。あるいは，介護保険制度がスタートした2000年というのも1つの区切りと言えるかもしれない。このようにいろいろな考え方があり得るわけだが，ここでは，2006年のいわゆる**医療制度構造改革**を始点とすることとした。

その理由はほかでもない。小泉純一郎首相のもとで「聖域なき構造改革」の一環として導入された大きな医療制度改革によって，現行制度の基本的な枠組みが規定されていると考えられるからである（実際にはそれらの改革の多くの実施は2年後の2008年度であったが）。医療保障制度については，前期および後期高齢者医療制度ならびに協会けんぽ制度が創設された。併せて，医療費適正化対策として，特定健康診査・特定保健指導の実施が保険者に義務化された。さらに，「史上最大」と言われる診療報酬本体の2回目のマイナス改定が実施されたが，その中で，いわゆる「7対1看護」という，その後今日まで大きな影響を及ぼしている看護職員配置に対する評価も導入されている。また，医療提供体制に関しては，第5次医療法改正が行われ，医療計画の基本的な見直しによって，いわゆる「4疾病5事業」を中心に，地域医療の機能分化と連携が図られることになった。これらの改革は，その後，さらに制度を精緻化する方向で見直しが行われているが，基本的な構造は変わっていない[注1]。

その後，政権としては，第1次安倍（2006～2007年），福田（2007～2008年），麻生（2008～2009年）と，3代続けて1年前後の短命内閣が続き，ついに2009年9月には「歴史的政権交代」と言われた自公政権から民主党政権への**政権交代**となった。そして，小泉政権後3代続いた自公政権においては，大きな医療制度改革は行われていない。2008年からの後期高齢者医療制度の施行に伴い，「姥捨て山」といった批判の声が高まり，後期高齢者医療制度を「長寿医療制度」と呼び変えることとなったが，この呼称は全く定着せず，今日に至っている。一方，福田・麻生政権時代には，**社会保障国民会議**の場において，これからの社会保障のあり方について議論が行われ，2008年11月に最終報告が取りまとめられた。同会議においては，医療・介護費用のシミュレーションが示されており，その「改革シナリオ」は，団塊の世代が皆後期高齢者となる2025年を目標年次として，医療・介護提供体制の姿を展望したものである。この「改革シナリオ」は，その後の「地域医療構想」につながる**2025年ビジョン**を初めて示したものとなっている[注2]。

2009年9月の総選挙にあたって，当時野党第1党であった民主党は「マニフェスト」を公表し，政権交代後の鳩山政権におけるさまざまな政策公約を打ち出していた。その中で，医療に関しては，不人気な後期高齢者医療制度の廃止を目玉政策の1つとして掲げていた。しかしながら，ほかの多くのマニフェスト事項と同様，3年間の民主党政権を通じて，これは全く実現しなかった。結局，

（注1）
たとえば，「7対1看護」については，その後，「重症度，医療・看護必要度」が導入され，累次の診療報酬改定において，その精緻化が図られてきている。また，医療計画については，当初の「4疾病5事業」に「精神疾患」を加え「5疾病5事業」＋在宅医療を重視することになった。さらに，次期（第8次）医療計画（2024年度～2029年度）においては，コロナ禍の経験をふまえ，新興感染症対策が新たな事業として加えられ，「5疾病6事業」となることになっている。

（注2）
「2025年ビジョン」等については，尾形裕也：看護管理者のための医療経営学，第3版，日本看護協会出版会，2021, p.40-44を参照。

（注3）
後期高齢者医療制度の廃止に関しては、「高齢者医療制度改革会議」において検討され、2010年末に最終とりまとめが公表されているが、問題が多い内容であった。この点については、尾形裕也：高齢者医療制度改革会議最終とりまとめに関する考察、月刊基金、2011年3月号、p.2-4を参照。

改革法案の国会提出にすら至ることなく、医療制度改革は雲散霧消した(注3)。民主党政権においてむしろ注目すべきなのは、2011年6月に**医療・介護に係る長期推計**が公表されている点である。これは、上述のシミュレーションをふまえ、2025年における医療・介護提供体制の姿をある程度具体的に示したものである。福田・麻生政権の時と同様、将来の消費税増税をにらんだ「改革シナリオ」が提示されており、そこには、その後「地域医療構想」として実現する内容の基本的な骨格が反映されている。

そして、2012年6月には、当時の与党民主党と野党自民・公明両党との間で**「社会保障と税の一体改革」**に関する**「三党合意」**が成立した。消費税率の引き上げを社会保障改革と一体のものとしてとらえるこの考え方は、福田・麻生政権以来のものだが、ようやくそれが与野党共通の合意となったわけである。この合意に基づき、同年8月には消費税率の引き上げを含む**消費税法改正法**等が成立し、「社会保障と税の一体改革」への道筋がついた。

その後、2012年12月の総選挙において、民主党から自民・公明両党へと再度の**政権交代**が起こった。5年ぶりに返り咲いた安倍晋三内閣は、その後8年近くに及ぶ（2012年12月〜2020年9月）長期政権となった。

こうした中で、2013年8月には**社会保障制度改革国民会議**の最終報告が取りまとめられた。これは、消費税増税を前提として、社会保障制度改革の基本的な考え方を取りまとめた報告書となっている。同報告書では、2度の政権交代を超えて、「社会保障と税の一体改革」という基本路線は維持されている。そして、この報告をふまえ、**持続可能な社会保障制度の確立を図るための改革の推進に関する法律**が同年末に成立した。同法は、今後の社会保障制度改革の言わば「工程表」を示した内容となっており、**社会保障制度改革プログラム法**と通称されている。同法成立後、ほぼ同法が規定するスケジュールに沿う形で、実際の制度改革が進行した。

以下、医療・介護に関する改革を見てみると、まず、翌年の2014年に**地域における医療及び介護の総合的な確保を推進するための関係法律の整備等に関する法律**（医療介護総合確保推進法）が成立した。同法は医療・介護にまたがる広範な分野にかかわる改革法であるが、その中核を構成しているのは**「地域医療構想」**の策定である。さらに、同年4月には、**消費税率**が予定どおり5％から8％へと引き上げられている。また、同年11月には、2015年10月に予定されていた消費税率10％への引き上げについて、2017年4月へと1年半延期することが決められた。

次いで、2015年には**持続可能な医療保険制度を構築するための国民健康保険法等の一部を改正する法律**（医療保険制度改革法）が成立した。同法によって、国民健康保険については、市町村に加えて都道府県も保険者となり、制度運営の安定化が図られることとなった。また、紹介状なしの大病院受診時の定額負担の導入や保険外併用療養費制度の拡大（患者申出療養制度の創設）も実施されている。

2016年には、**オプジーボ**の高薬価が大きな問題となり、通常の薬価改定と

は別に，きわめて異例な薬価引き下げが行われることとなった。また，消費税率の引き上げを2017年4月から2019年10月へと，2年半再度延期することが決められた。

　2017年には，**地域包括ケアシステムの強化のための介護保険法等の一部を改正する法律**が成立し，**介護医療院**という新たな介護保険施設が創設されることになった。介護医療院は，看取りを含む住まいの機能を重視した医療提供施設として位置づけられており，多死社会を迎えたわが国における看取りの一翼を担うことが期待されている。

　次の2018年は，関係者の間では**「惑星直列」の年**であると言われていた。同年は，6年に一度の診療報酬・介護報酬同時改定の年であるとともに，上述した国保の都道府県単位での財政運営への移行や新たな介護保険施設としての介護医療院の始動といった大きな改革の実施が目白押しとなった年であった。

　2019年10月には，**消費税率**が2回の引き上げ延期の末，8％から10％へと引き上げられた。これでようやく2012年の消費税法改正が7年越しで完全実施となったことになる。

　2020年に入ると，**新型コロナウイルス感染症**（Covid-19）が世界的なパンデミックとなり，社会経済政策もコロナ対策一色となった感があった。

　そうした中で，2021年には**医療法**が改正され，医師の働き方改革等に関する措置が講じられるとともに，新興感染症への対応が医療計画に追加されることとなった。また，併せて外来機能報告制度が導入されることとなった。

2

第2次安倍政権における
医療政策に関する考察

（1） はじめに：問題の所在

　安倍政権の後を継いだ菅政権が約1年で退陣し，2021年10月から岸田政権となっている。その間，未曽有のコロナ禍の中で，医療政策と言っても事実上コロナ対策一色になっているのはやむを得ないところだろう。しかしながら，そうした中でも容赦なく時間は過ぎ，当面の医療政策の目標年次である2025年は刻々と迫ってきている。今後を展望するうえでは，2020年9月まで7年8カ月の長期に及んだ第2次安倍政権における医療政策についていったん総括を行う必要があるものと思われる[(注4)]。良きにつけ悪しきにつけ，現在の医療政策を規定しているのは，歴代最長の連続政権となった**第2次安倍政権時代に打ち出された諸政策**であるからである。

　初めに，第2次安倍政権における医療政策を考えるにあたっての1つの参考として，Wikipediaに掲載されている「安倍晋三」の「政見，政策」という項目を見てみよう。さまざまな政策分野の中に「社会保障」が位置づけられ，その中に「医療制度」という事項がある。その記載内容は次の通りである（2022年4月18日確認，脚注番号は割愛）。

医療制度

　　官民一体で創薬・再生医療を推進する「日本版NIH」の構想を提案した。また，ビッグデータや人工知能を活用した「予防・健康管理」や「遠隔医療」の推進も表明している。

　これは率直に言って少々驚きなのだが，書かれているのはこれだけである。これが一般に受け止められている安倍政権における医療政策の内容ということなのだろうが，いささか拍子抜けさせられる記述ではある（もう少し時間が経てば，これに「新型コロナウイルス感染症対策」（の迷走？）の記述が加わるのかもしれないが）。ちなみに，同じWikipediaの「小泉純一郎」の項を見ると，「医療制度改革」という独立した項目が設けられ，2006年の医療制度構造改革を中心に10行に及ぶ記述が見られる。同じ長期政権でありながら，安倍政権とはだいぶ扱いが異なっていることがわかる。もちろん記述の分量の多寡が政策の内容や「質」を規定しているわけではないが，それにしてもこれでは，安倍政権における医療政策についてバランスのとれた記述になっているようには思われない。私見に

（注4）
安倍政権の医療政策については，参考文献に掲げた二木立氏の諸著作が基本文献である。なお，以下の論稿は，尾形裕也：第2次安倍政権における医療政策に関する考察，社会保険旬報，2021年4月21日号，p.14-18に一部加筆したものである。

よれば，第2次安倍政権における医療政策は（小泉構造改革のような）派手さはなかったが，内容的には長期的に大きな影響を与える可能性のある重要な改革を含むものであった。今後の医療政策のあり方を展望するうえで，現時点でその総括を行っておくことは意義があると思われる。以下では，第2次安倍政権下における医療政策の推移を振り返るとともに，特に今後の政策展開への影響という視点から検討を行うこととしたい。

（2） 第2次安倍政権における医療政策の動向

　　表1-1に第2次安倍政権における医療政策の動向を簡単な年表で示した。以下，この年表に従って，具体的に各事項を検討してみよう。

　　まず，2012年12月の総選挙において，3年間続いた民主党政権から自公政権への**政権交代**があり，これに伴い，第2次安倍内閣が発足した。民主党政権は，その「マニフェスト」において後期高齢者医療制度の廃止を掲げるなど，従来の医療政策を大きく転換することを宣言していた。しかしながら，その3年間の統治を通じて，重要な公約の1つであった後期高齢者医療制度の改革には全く手をつけることができなかったことを典型に，医療政策に関しては全体としてかけ声倒れに終わったといえる[注5]。民主党政権の間に実施されたこと

表1-1 第2次安倍政権における医療政策の動向

2012年　民主党政権からの政権交代，第2次安倍政権発足
2013年　「社会保障制度改革プログラム法」成立
2014年　「医療介護総合確保推進法」成立　消費税率5％→8％へ引き上げ
2015年　「医療保険制度改革法」成立，医療法改正
2017年　介護保険法改正（介護医療院の創設）
2019年　消費税率8％→10％へ引き上げ

表1-2 近年の診療報酬等の改定率（%）の推移

年次	診療報酬	薬価等	合計	備考
1998（平成10）年	1.5	▼2.8	▼1.3	
2000（平成12）年	1.9	▼1.7	0.2	
2002（平成14）年	▼1.3	▼1.4	▼2.7	史上初の本体マイナス改定
2004（平成16）年	0.0	▼1.0	▼1.0	
2006（平成18）年	▼1.36	▼1.8	▼3.16	「史上最大」のマイナス改定
2008（平成20）年	0.38	▼1.2	▼0.82	
2010（平成22）年	1.55	▼1.36	0.19	民主党政権下の改定
2012（平成24）年	1.38	▼1.38	0.004	〃
2014（平成26）年	0.73	▼0.63	0.1	消費税増税分を含む
2016（平成28）年	0.49	▼1.33	▼0.84	
2018（平成30）年	0.55	▼1.74	▼1.19	
2019（令和元）年	0.41	▼0.48	▼0.07	消費税増税分を含む
2020（令和2）年	0.55	▼1.01	▼0.46	

と言えば，表1-2に示したように，民主党政権に代わって最初の2010年の診療報酬改定が，薬価等のマイナスを差し引いても久々にトータルでプラス改定になったことぐらいであろう（当時は10年ぶりのトータルプラス改定と呼ばれていた）。これは，表1-2に示されているように，小泉政権時代の2回の診療報酬本体マイナス改定実施（2002年および2006年）による医療機関経営の悪化をある程度食い止める効果があったことは事実であると思われる。しかしながら，財源の手当てをしない中での「大幅プラス改定」路線はたちまち行き詰まり，次の2012年改定では，トータルでは「限りなくゼロに近い（＋0.004％）」改定率になっている。このことは，医療を含む社会保障に関しては，「給付と負担」を考えない政策は持続可能ではないという基本的な事実をよく表している。

こうした中で再登場した安倍内閣の2年目である2013年に**持続可能な社会保障制度の確立を図るための改革の推進に関する法律**が国会に提出され，成立した。この法律は，いささか異例な法律であり，具体的な法改正事項が記載されているわけではなかった。その代わりに，医療制度，介護保険制度等の改革について，①改革の検討項目，②改革の実施時期と関連法案の国会提出時期の目途を明らかにするものとなっていた。このため，この法律は通称**社会保障制度改革プログラム法**と呼ばれている。具体的には，医療サービスの提供体制，介護保険制度等については2014年通常国会に，医療保険制度については2015年通常国会に必要な法律案を提出することを目指すものと規定されていた。そして，その後，ほぼこのスケジュールに沿った形で，実際の改革が動き出した。

まず，表1-1に示したように，2014年には**地域における医療及び介護の総合的な確保を推進するための関係法律の整備等に関する法律**（医療介護総合確保推進法）が成立した。この法律によって，地域医療構想が医療計画の一部として位置づけられた。地域医療構想は，民主党政権時代に策定されたいわゆる「2025年ビジョン」をふまえ，その具体的な制度化を図ったものである。併せて，2014年4月には，消費税率が予定どおり5％から8％へ引き上げられている。

次いで，2015年には，国民健康保険（国保）の改革を中心とした**医療保険制度改革法**が成立した。これは，従来の国保の保険者である市町村に加えて，都道府県も保険者とするという大きな改革であった。これによって，国保は市町村と都道府県という「二重保険者」制がとられることになった。都道府県は国保の財政運営の単位として，国保財政に最終的な責任をもつことになった。これは，小泉構造改革以来の基本的な政策路線である医療サービスの需要および供給を都道府県単位で考えていこうという方向性に沿った改革であると言える。この結果，わが国の公的医療保険制度においては，今や協会けんぽ，国保，さらには後期高齢者医療制度が都道府県単位の地域保険となり，都道府県単位の財政運営が多数派になったわけである。このことは，医療計画や地域医療構想等の医療提供政策と併せ，都道府県が医療政策の（需要・供給両面における）重要な政策主体として位置づけられたことを意味している。また，2015年には医療法が改正され，地域医療連携推進法人制度の創設等の改革が行われている。

さらに，1年おいて，2017年には**介護保険法の改正**が行われた。そして，この改正の中で，新たな介護保険施設である**介護医療院**が創設されることになった。介護保険施設でありつつ，看取りまで行う医療提供施設でもある介護医療院は，当面，介護療養病床等の転換先として位置づけられているが，今後の多死社会，超少子・高齢社会において重要な役割を果たすことが期待されている。介護医療院はその後着実に増加しており，2021年12月末現在で，全国で662施設，療養床数4万383床が整備されている。

　そして，2019年10月には，**消費税の税率**が，ようやく8％から10％に引き上げられた。これは，本来，2015年10月に引き上げられるはずだったものを，2回延期して，結局予定より4年遅れで実施されたものである。安倍政権における地域医療構想等の社会保障制度改革は，消費税率の10％への引き上げを前提として組み立てられていたものなので，これでようやく本来の姿が実現したということになる。それにしても，第2次安倍政権のような（その評価は別としても）圧倒的な「一強」政権においてすら，消費税率の引き上げが容易でなかったということは，今後の政策展開を考えるうえで留意すべき事実であると思われる。

（3）　第2次安倍政権における医療政策の評価

　以上をふまえて，以下，7年8カ月に及んだ第2次安倍政権における医療政策について，若干の私見を述べてみたい。

　第1に，安倍政権における医療制度改革は，小泉政権時代の「医療制度構造改革」に比べると，関係者の基本的な利害が激突するような内容のものではなく，政治的な「派手さ」には欠ける面があったように思われる。そのことが，上述したような Wikipedia の記載の違いにもよく表れている。たとえば，小泉構造改革における後期高齢者医療制度の創設は，民主党への政権交代の一因となったほど，当時は評判の芳しくない政策であった[注6]。また，診療報酬の改定率も，表 1-2 に見られるように，2014年以降少なくとも診療報酬本体についてはプラス改定が維持されており，小泉政権時代のような激しいマイナス改定は行われていないことがわかる。全体として，安倍政権における医療政策の内容は，**大きな政治的対立をもたらすようなものではなかった**と言える。

　第2に，それでは安倍政権下における医療制度改革は大した内容ではなかったかと言うと，決してそうではない。もちろん小泉構造改革のような派手で大きな制度の改変ということはなかった。しかし，実は，表 1-1 に見られるように，派手ではないが，わが国の医療政策の本質にかかわるような重要な（玄人受けのする？）改革が行われている。1つは，言うまでもなく**地域医療構想の策定・推進**である。地域医療構想を巡ってはさまざまな混乱や誤解があるが，ここで強調しておきたいのは，これが伝統的なわが国の「自由放任型」の医療提供政策を大きく転換しようとするものであったという点である。2025年における病床機能ごとの必要病床数を推計し，そこに収斂するような政策をとっていく

というのは，伝統的な「自由放任」の放棄にほかならない。その成否についての評価はしばらく措くとしても，そこには大きな考え方の転換があるということは強調しておきたい。2つ目は，上述した**国保の改革**である。これによって，長らくとられてきた国保における「市町村（単独）保険者」制が終焉した。今回とられた「二重保険者」制というのは，私見では，今後，介護保険制度の改革への応用も考えられる重要な改革であると思われる[注7]。そして，3つ目が**介護医療院の創設**である。実は，これは小泉構造改革の失敗（介護療養病床等の転換政策の失敗）を，筋の通った形で転換したものである[注8]。上述したように，これまでのところ順調に介護医療院の増加が続いているのは，この政策転換の基本的な正しさを支持するものであると思われる。

第3に，こうした安倍政権下の医療政策を支えてきたのは，実は民主党政権，さらにはその前の福田，麻生政権における**レガシー**であり，安倍政権は基本的にその「レガシー」を継承したものであるという点である。たとえば，消費税増税問題，あるいは2025年を見据えた長期的な医療や介護に関するビジョンの策定の必要性ということは，自公政権，民主党政権という政権の枠組みを超えた当時の共通認識であった。その結果，民主党政権時代に三党合意という形で消費税の増税法案が国会に提出され，成立したわけである。また，長期ビジョンについても，福田，麻生政権時代の「シミュレーション」（2008年）から，それを修正した民主党政権時代の「2025年ビジョン」（2011年）を経て，その具体化・制度化を図った地域医療構想の策定へとつながったわけであり，こうした「下準備」なしに，急に安倍政権のもとで実現したというようなものではない。むしろ，安倍政権の功績を挙げるとするならば，こうしたこれまでの「レガシー」をきちんとふまえて，それを現実の改革に反映させたという点であると言えるだろう。社会保障政策，中でも多くの利害関係者と既得権益が存在する医療政策においては，できる限り超党派の形で長期的なビジョンを策定し，それを粘り強く実現していく努力が求められる。第2次安倍政権における医療政策の展開は，消費税率の引き上げという負担面も含め，ある程度そうした基本的な方向性に沿ったものであったと評価できるものと思われる[注9]。

(注7)
今後の「多死社会」における看取り需要増大の問題等をふまえれば，「医療」から「介護」へのある程度のシフトは不可避であると思われる。新設された介護医療院は，当面介護療養病床（および看護職員配置25対1の医療療養病床）からの転換が優先されているが，将来的には医療療養病床全般，さらには一般病床からの転換も必要になってこよう。その際には「医療」から「介護」へのコスト・シフティングが大きな問題になることが予想される。その場合，現在のような市町村保険者を前提とした介護保険制度の持続可能性が問題になってくる。私見では，現行国保の「二重保険者」制がこの問題に対する1つの解決策を提供する可能性があるものと考えている。
(注8)
小泉構造改革のこの点に関する基本的な問題は，介護療養病床等の転換先として，介護療養型老人保健施設なるものを設定した点にあった。そもそも施設と在宅の中間に位置する「中間施設」，すなわち「在宅復帰」のための施設として制度化された老人保健施設にこのような役割を担わせようとしたことには制度設計上基本的なムリがあり，実際この政策はうまく機能しなかった（2013年のデータでは0.7万床の転換に留まっていた）。施設類型区分には，それぞれが担うべき中心的なミッションがあるはずであり，それを無視した政策は結局うまくいかないということをこの事例はよく示している。
(注9)
一方で，安倍首相（当時）が消費税率の10%への引き上げ（2019年）にあたって，消費税率は「今後10年くらいは上

げる必要はない」と発言したことは、「社会保障と税の一体改革」あるいは「給付と負担の一体改革」の発想からすると，問題があったと言わざるを得ない。菅首相も，2020年の自民党総裁選挙戦の中で，当初は将来の引き上げに含みを持たせる発言をしながら，結局安倍前首相と同じラインに戻ったように見えるのは残念なことであった。2025年が目睫の間に迫った今日，そろそろ次の長期ビジョンを構想すべきときが近づいている。たとえば高齢化がピークを迎える2040年を目途とした次期長期ビジョンの策定がやがて日程に上ってくると思われるが，その際には消費税率の引き上げを含む新たな「社会保障と税の一体改革」の構想が問われることになろう。

参考文献
1）尾形裕也：保険者機能と世代間利害調整〈田近栄治, 佐藤主光編著：医療と介護の世代間格差, 東洋経済新報社, 2005, p.241-260〉.
2）尾形裕也：『高齢者医療制度改革会議最終取りまとめ』に関する考察, 月刊基金, 2011, 52（3）, p.2-4.
3）尾形裕也：この国の医療のかたち 第78回, MEDIFAX web, 2020年10月24日.
4）二木立：安倍政権の医療・社会保障改革, 勁草書房, 2014.
5）二木立：地域包括ケアと地域医療連携, 勁草書房, 2015.
6）二木立：地域包括ケアと福祉改革, 勁草書房, 2017.
7）二木立：コロナ危機後の医療・社会保障改革, 勁草書房, 2020.
8）二木立：第二次安倍内閣の医療・社会保障改革の総括, 文化連情報, 2021年1月号（514）, p.12-22.

第 **2** 部

この国の医療のかたち：2014〜2021年
40の論説と問題提起

1

「医療介護総合確保推進法案」を巡って

　本稿では，2014（平成26）年2月に国会に提出された医療・介護の一括改正法案（地域における医療及び介護の総合的な確保を推進するための関係法律の整備等に関する法律案：医療介護総合確保推進法案）を取り上げてみよう。実に長い名称の法案だが，後述するように，そのことがはしなくもこの法案の特質を表している。図2-1に当該法案の概要を示した。

趣　　旨

　持続可能な社会保障制度の確立を図るための改革の推進に関する法律に基づく措置として，効率的かつ質の高い医療提供体制を構築するとともに，地域包括ケアシステムを構築することを通じ，地域における医療及び介護の総合的な確保を推進するため，医療法，介護保険法等の関係法律について所要の整備等を行う。

概　　要

1．新たな基金の創設と医療・介護の連携強化（地域介護施設整備促進法等関係）
　①都道府県の事業計画に記載した医療・介護の事業（病床の機能分化・連携，在宅医療・介護の推進等）のため，**消費税増収分を活用した新たな基金を都道府県に設置**
　②**医療と介護の連携を強化**するため，厚生労働大臣が基本的な方針を策定

2．地域における効率的かつ効果的な医療提供体制の確保（医療法関係）
　①医療機関が都道府県知事に**病床の医療機能（高度急性期，急性期，回復期，慢性期）**等を報告し，都道府県は，それをもとに**地域医療構想（ビジョン）**（地域の医療提供体制の将来のあるべき姿）を医療計画において策定
　②**医師確保支援**を行う地域医療支援センターの機能を法律に位置付け

3．地域包括ケアシステムの構築と費用負担の公平化（介護保険法関係）
　①在宅医療・介護連携の推進などの**地域支援事業の充実**とあわせ，**全国一律の予防給付（訪問介護・通所介護）を地域支援事業に移行し，多様化**　※地域支援事業：介護保険財源で市町村が取り組む事業
　②**特別養護老人ホーム**について，在宅での生活が困難な中重度の要介護者を支える機能に重点化
　③**低所得者の保険料軽減を拡充**
　④**一定以上の所得のある利用者の自己負担を2割へ引上げ**（ただし，月額上限あり）
　⑤低所得の施設利用者の食費・居住費を補填する**「補足給付」の要件に資産などを追加**

4．その他
　①診療の補助のうちの**特定行為を明確化**し，それを手順書により行う看護師の研修制度を新設
　②**医療事故に係る調査の仕組み**を位置づけ
　③医療法人社団と医療法人財団の合併，持分なし医療法人への移行促進策を措置
　④介護人材確保対策の検討（介護福祉士の資格取得方法見直しの施行時期を27年度から28年度に延期）

施行期日（予定）

　公布日。ただし，医療法関係は平成26年10月以降，介護保険法関係は平成27年4月以降など，順次施行。

図2-1　地域における医療及び介護の総合的な確保を推進するための関係法律の整備等に関する法律案の概要

［出典］厚生労働省：地域における医療及び介護の総合的な確保を推進するための関係法律の整備等に関する法律案の概要, 2014年2月

（1） 2014年の法改正の位置づけおよび特徴

　2014年の法改正以前の大きな制度改革というと，2006（平成18）年の「医療制度構造改革」まで遡ることになる。いわゆる「小泉構造改革」「聖域なき構造改革」の一環として，大きな医療制度改革が実施された。2006年改革は，（前期および後期）高齢者医療制度や協会けんぽ，さらには特定健診・特定保健指導，7対1看護といった現在の医療制度における重要なパーツが出揃った改革であった。その後，8年近くの歳月が経っているが，その間，医療に関しては，あまり大きな改革は行われることはなかった（民主党政権への政権交代の際に謳われた「後期高齢者医療制度の廃止」等の改革は全く動いていない）。そういった意味では，これは久しぶりの大きな制度改革ということになる。

　それでは，2014年の法改正の特徴をどうとらえたらよいだろうか。これにはいろいろな考え方があり得るが，少なくとも次の3点についてはあまり異論がないものと思われる。

　まず，第1に，この改革は，全体として，2025年時点における医療・介護提供体制のビジョン（いわゆる**2025年ビジョン**）をふまえたものであるということだ。いわゆる「団塊の世代」（1950年以前生まれの人々）が皆75歳以上の後期高齢者になるのが2025年であり，それまでの間に超少子・高齢社会にふさわしい持続可能な医療・介護サービスの提供体制を整備しておこうというのが，その基本的な発想である。具体的には，急性期医療の確立と，居住系サービスを重視した在宅ケアの拡充を「楯の両面」とし，そのために必要な制度改正や診療報酬・介護報酬改定を順次実行していこうとしている。前述したように，この改正法案が長い名前になっているのも，こうした「2025年ビジョン」をにらんで，医療法のみならず，介護保険法や保健師助産師看護師法その他多数の関連法律も一緒に改正しようとしている結果である。同法案は，種類の異なる雑多な車両を長々とつないだ「列車」にたとえられているゆえんである。

　第2に，この改正法案の頭についている「地域における」ということが，もう1つの特徴である。「2025年ビジョン」においては，一般急性期病床の平均在院日数を9日に短縮するほか，居住系サービスの対象者数を現在の2倍近くにまで増やすなど，いろいろ具体的な目標値が示されているが，これらはあくまでも日本全体の姿であるという点については注意する必要がある。医療や介護等のサービスの提供については，それぞれの地域の実情を背景とした一定の「地域差」が存在する。たとえば，一般病床の都道府県別人口当たり病床数には2倍強の差があるし，療養病床となると，6倍強の大きな差となる。こうした「地域差」の存在を無視して，「2025年ビジョン」を単純に47で割れば，各都道府県のビジョンになるかというと，そうはいかない。どうしてもそれぞれの地域の実情をふまえた**地域ビジョン**が必要であり，それらを集計すると，その結果として「2025年ビジョン」になるというのが本来の姿であろう。この法案の目玉の1つとして，医療機関はその有する病床について，当該病床が担っている機能を病棟単位で報告し，都道府県は，この**病床機能報告**等に基づき，

「地域医療ビジョン」(法律用語では**地域医療構想**)を策定するしくみを導入することが挙げられる。改正法案が，その頭に「地域における」という形容句をつけていることも当然であると言える。こうした「地域医療ビジョン」によって，「2025年ビジョン」が現実のものとなることが期待される。

　第3に，**消費税増税の影響**である。2014年4月から消費税率が8％に引き上げられ，さらに2015年には10％への引き上げも予定されていた[注1]。この消費税増税分はすべて社会保障関係費に充当されることになっているが，すでに手形を切ってしまっている分を除くと，今後の社会保障の充実に使えるのは1％分と言われていた。この1％の一部を実際に医療にもってくるためには，日本全体の姿を示した「2025年ビジョン」だけでは十分ではない。やはり，地域ごとにどのようなサービス提供体制を構築しようとしているのかが問われてくる。そうでないと，実際にどこにどのような形でおカネを配分したらよいのかが決まってこない。今回，まだ法律も成立していないのに，病床機能報告制度の運用は2014年度から，また，地域医療構想は2015年度から策定が始まるという異例のスケジュールになっていたのは，こうした消費税増税分の配分問題が背景にあるからだ。つまり，この法改正は，全体として「税と社会保障の一体改革」という，近年の基本的な政策路線の枠内にあるものであり，消費税増税の大きな影響下にある改正であると考えられる。

（注1）
消費税率の10％への引き上げはその後2回延期され，2019年10月から実施された。

（2） 残された課題

　病床機能報告制度や地域医療構想が今後の医療機関の経営にどのような影響を与えるのかは大きな問題である。この問題については，また稿を改めて考えてみることとし，2014年時点で，これらの制度が実際に動き出したときに問題になると思われた点を何点か指摘することとする。

　まず，第1に，病床機能報告制度のしくみについての問題である。法案では，各医療機関は，省令で規定される4つの病床機能区分（高度急性期，急性期，回復期，慢性期）に従って，病棟単位で都道府県知事に報告するしくみとされている。しかしながら，「病床機能情報の報告・提供の具体的なあり方に関する検討会」等における議論では，これらに加えて，亜急性期機能というもう1つの機能が事務局から提案されていたが，この機能は，検討会における議論を経て，現在は消えている。亜急性期については，sub-acute（病期としては急性期ではあるが，急性期病床ほど診療密度が高くない医療）および post-acute（病期としての回復期における急性期医療に準ずる医療）という2種類の機能として提示されたものだが，前者は急性期機能に，後者は回復期機能に包含されるということで，病床機能区分からは消えたわけである。しかしながら，こうした機能が本当に不要だったのかどうかについては疑問なしとしない[注2]。

　第2に，地域医療構想の策定についての問題である。都道府県は，病床機能報告や地域における医療需要の動向等をふまえ，地域医療構想を策定することになるが，これは，文字どおり「言うは易く，行うは難い」政策である。都道

（注2）
実際，その後の病床機能報告と必要病床数の間のギャップについては，急性期の過大な報告と回復期の過少な報告というアンバランスが目立っている（第6項の図2-4を参照）。これは亜急性期機能という選択をなくした結果，急性期か回復期かという事実上二者択一となったことの帰結であると考えられる。実際，その後，急性期を重症急性期と軽症急性期に分けて報告を求めた奈良県のいわゆる「奈良方式」では，重症急性期の報告が急性期の必要病床数に，また軽症急性期＋回復期の報告が回復期の必要病床数にかなり近い数値となっており，こうした推測を裏づけているものと考えられる。

府県は，構想区域（通常は2次医療圏）における「病床の機能区分ごとの将来の病床数の必要量等」に基づいて地域医療構想を策定しなければならないが，そのためには，地域の現状をきちんと把握し，それを分析するスキルが不可欠である。幸い，近年におけるレセプトの電子化の進展等に伴い，ナショナル・データ・ベース（NDB）が構築されるなど，分析のツールは整備されつつある。問題は，こうしたツールを使いこなせるスキルをもった人材の有無ということになるが，率直に言って，これまでの都道府県は，はなはだお寒い状況にあったと言わざるを得ない。よく揶揄されるように，昨日まで土木部にいた人が異動で今日から地域医療構想をつくれ，と言われても，それはとうていムリな話であろう。やはり，医療のような専門性の高い領域については，日頃から，それなりの知見をもった人材を地道に養成しておく必要がある。保健医療科学院の活用等も含め，組織的な医療政策人材養成のしくみを構築することが，今後の大きな課題であると思われる。

第3に，「新たな基金の創設と医療・介護の連携強化」の問題である。これは，社会保障制度改革国民会議報告書（2013年8月）に盛り込まれていた「診療報酬・介護報酬とは別の財政支援の手法」に対応するものである。この基金（地域医療介護総合確保基金）の財源については，国が2/3，都道府県が1/3を負担することになっており，国の負担分については，まさに消費税増税分が充当されることになっている。対象となる事業内容としては，①地域医療ビジョンの達成に向けた医療機関の施設・設備の整備に関する事業，②居宅等における医療の提供に関する事業，③公的介護施設等の整備に関する事業，④医療従事者および介護従事者の確保に関する事業，⑤その他厚生労働省令で定める事業，とされている。そもそも，こうした「診療報酬・介護報酬とは別の財政支援の手法」の妥当性については，疑問なしとしない。①，③，④といった物的・人的資本に対する資金投入（投資的経費）であっても，結局は，最終的には医療費（増）という形で経常的な経費に反映されることを考慮すれば，都道府県ではなく，最終的な財政責任を負う保険者こそがこうした投資的資金の配分に責任を負うべきであるとも考えられる[注3]。また，②については，診療報酬上の在宅医療の評価と重複するおそれがある。今後，基金の実際の運用にあたっては，診療報酬や介護報酬との基本的な関係整理には十分配慮する必要があると思われる。

そのほか，2014年の改正に関しては，まだ運用の細部にわたって詰めるべき点が多数残されていた。現場の率直な意見もふまえつつ，新しい制度が有効に機能するよう，関係者が知恵を出し合っていく必要があるものと思われる。

（注3）
こうした保険者機能に関しては，尾形裕也：動学的な保険者機能の充実による医療供給の改革〈山崎泰彦，尾形裕也編著：医療制度改革と保険者機能，東洋経済新報社，2003, p.43-57〉ほかを参照。

問題提起 1　地域医療構想における病床機能として当初考えられていた「亜急性期」機能が消えたことの影響について，どう考えるか。

2

医療における地域差を巡る諸問題

（1）「地域差」考

　本項では，**医療における「地域差」**の問題を考えてみたい。前項でもふれたように，団塊の世代が皆後期高齢者になる年次である 2025 年に向けた医療・介護提供体制のビジョン，いわゆる「2025 年ビジョン」やそれをふまえた地域医療構想については，日本全体の姿（いわば「標準語」）を示したものにすぎない。表 2-1 には，2025 年ビジョンの全体像を示したが，これはあくまでも日本全体のトータルのイメージであって，そこには地域差の問題は考慮されていない。しかしながら，医療や介護については，地域の実情を反映した一定の「地域差」（「方言」）が存在することを無視できない。

　表 2-2 には，病床種別に見た都道府県別人口 10 万対病院病床数を示している。これを見ると，一般病床の場合，最大（高知県）と最小（埼玉県）の比をとると 2.2，つまり 2 倍強の差となっていることがわかる。2 倍強の差というのはなかなか微妙なところで，選挙における 1 票の格差を巡る議論において，衆議院選挙（小選挙区）については 2 倍が 1 つの目安とされてきたことを思い起こさせる。

　それに比べて顕著な差があるのが療養病床である。療養病床の最大（また高知県！）最小（神奈川県）比はなんと 6.1 という大きな差になっている。この 6.1 倍という差を考えてみると，これが両県における患者の実際の医療ニーズの差を表したものであるとは思えない。人口当たりで見て，高知県は神奈川県の 6.1 倍長期療養を必要とする患者がいるとは到底考えられないわけである。もちろん厳密な議論を行うためには，両県における高齢化の程度の相違や寝たきりの人の数の相違等を考慮に入れる必要があるが，それらをいくら考慮してみても，需要側の要因だけでこの 6.1 倍という大きな差は説明しきれない。これは，やはり患者のニーズだけではなく，その他の要因，特に供給側の要因が大きいものと考えられる。ちなみに，精神病床は，ちょうど一般病床と療養病床の中間の格差で，最大（鹿児島県）最小（神奈川県）比は 4.0 となっている。

　表 2-2 は，このほかにもいろいろ興味深い考察につながる可能性をもったデータになっている。たとえば，ここに示された都道府県名をざっと見渡すと，北海道を例外として，病床の多いトップ 5 県は九州，四国，中国地方に集中していることがわかる。それに対して病床の少ない 5 県は，関東，東北地方が多

表2-1 2025年ビジョンの全体像

医療・介護サービスの需要と供給（必要ベッド数）の見込み				
パターン1	平成23年度（2011）	平成37（2025）年度		
		現状投影シナリオ	改革シナリオ	
			各ニーズの単純な病床換算	地域一般病床を創設
高度急性期	【一般病床】107万床 75%程度 19〜20日程度 退院患者数 125万人/月	【一般病床】129万床 75%程度 19〜20日程度 （参考）急性 15日程度 高度急性 19〜20日程度 一般性 13〜14日程度 亜急性リハ等 75日程度 亜急性リハ等 57〜58日程度 長期ニーズ 190日程度 ※推計値	【高度急性期】22万床 70%程度 15〜16日程度 30万人/月	【高度急性期】18万床 70%程度 15〜16日程度 25万人/月
一般急性期			【一般急性期】46万床 70%程度 9日程度 109万人/月	【一般急性期】35万床 70%程度 9日程度 82万人/月 ／ 【地域一般病床】24万床 77%程度 19〜20日程度 29万人/月
亜急性期・回復期リハ等		152万人/月	【亜急性期等】35万床 90%程度 60日程度 16万人/月	【亜急性期等】26万床 90%程度 60日程度 12万人/月
長期療養（慢性期）	23万床, 91%程度 150日程度	34万床, 91%程度 150日程度	28万床, 91%程度 135日程度	
精神病床	35万床, 90%程度 300日程度	37万床, 90%程度 300日程度	27万床, 90%程度 270日程度	
（入院小計）	166万床, 80%程度 30〜31日程度	202万床, 80%程度 30〜31日程度	159万床, 81%程度 24日程度	159万床, 81%程度 25日程度
介護施設 特養 老健（老健＋介護療養）	92万人分 48万人分 44万人分	161万人分 86万人分 75万人分	131万人分 72万人分 59万人分	
居住系 特定施設 グループホーム	31万人分 15万人分 16万人分	52万人分 25万人分 27万人分	61万人分 24万人分 37万人分	

（注1）医療については「万床」はベッド数，「％」は平均稼働率，「日」は平均在院日数，「人／月」は月当たりの退院患者数。介護については，利用者数を表示。

（注2）「地域一般病床」は，高度急性期の1/6と一般急性期及び亜急性期等の1/4で構成し，新規入退院が若干減少し平均在院日数が若干長めとなるものと，仮定。ここでは，地域一般病床は，概ね人口5〜7万人未満の自治体に暮らす者（今後2000〜3000万人程度で推移）100人当たり1床程度の整備量を仮定。

［出典］内閣官房：「社会保障改革に関する集中検討会議（第10回）」，2011年6月，配付資料「医療・介護に係る長期推計」（主にサービス提供体制改革に係る改革について）

表2-2 病床数の地域差（都道府県別人口10万対病院病床数：2019年10月）

一般病床 703.7床（最大最小比2.2）				
1. 高知 1114.8	2. 大分 1047.8	3. 北海道 997.4	4. 鹿児島 964.0	5. 熊本 949.4
47. 埼玉 508.8	46. 神奈川 509.4	45. 愛知 527.6	44. 静岡 576.3	43. 千葉 577.2

療養病床 244.5床（最大最小比6.1）				
1. 高知 870.8	2. 山口 640.1	3. 徳島 566.1	4. 鹿児島 497.4	5. 佐賀 495.1
47. 神奈川 142.9	46. 宮城 148.8	45. 埼玉 154.1	44. 岐阜 157.8	43. 千葉 170.2

精神病床 258.9床（最大最小比4.0）				
1. 長崎 593.0	2. 鹿児島 590.2	3. 宮崎 545.9	4. 佐賀 515.2	5. 高知 510.5
47. 神奈川 149.9	46. 東京 157.8	45. 滋賀 162.2	44. 愛知 165.2	43. 静岡 181.8

［出典］厚生労働省：「令和元（2019）年医療施設（動態）調査・病院報告の概況」，2020年9月より作成

い。昔から言われてきた，いわゆる**「西高東低」傾向**がはっきり表れている。なぜわが国の病床の分布がこのような「冬型の気圧配置」にならっているのか（⁉）といった「西高東低」の要因分析はさておき，ここで注目すべきなのは，この地域差が必ずしも地域間の所得格差を反映したものとはなっていないという点である。欧米諸国の分析では，こうした医療の地域差の説明要因として所得格差が取り上げられることがあるが，幸い日本ではそうなっていないように見える。所得の高い東京，愛知，神奈川等は人口当たりの病床数は少なくなっているのに対し，病床数の多い県には比較的所得水準が低い県が多い。この要因については厳密な統計分析が必要であるが，少なくともわが国では，所得水準が低い地域について病床数が少なく，医療へのアクセスも悪いというような事態にはなっていないようである。これは，おそらく国民健康保険や生活保護制度，さらには地方交付税制度をはじめとする地域間の巨大な財政移転（国庫負担の傾斜配分）のしくみ^{（注4）}が大きく寄与した結果であると考えられる。

（2） 今後の課題

こうした医療の「地域差」の問題をどのように考えたらよいだろうか。前項でもふれたように，2014年6月1日時点において国会で審議されていた医療・介護の一括改正法案（医療介護総合確保推進法案）に盛り込まれている「地域医療ビジョン（構想）」は，それぞれの地域の実情をふまえた**地域医療モデル**を構築していこうというものである。前述したような医療における大きな地域差の存在をふまえれば，全国一律の「金太郎あめ」のような医療モデルというのは現実的ではない。行政のみならず，保険者や地域住民，医療提供者等の地域の利害関係者（ステークホルダー）が知恵を出し合って，それぞれの地域の実情に即したモデルをつくっていく必要がある。

一方，こうした地域モデルは，いわば「方言」のようなものであると言えるかもしれない。多様な方言が日本語の豊かな広がりにつながっているように，多様な地域医療モデルによって，日本全体の医療が豊かな広がりをもったものとなることが期待される。そのためには，方言がどんなに多様であっても，全体としては大きな「日本語」の体系に属しているように，地域医療モデルも，大きな目で見れば，全体としての日本の医療の姿（たとえば，「2025年ビジョン」）に沿ったものである必要がある。こうした多様で豊かな，しかも基本線では日本の医療の全体の方向性に沿った地域医療モデルを地域ごとに構築できるかどうかが問われている。ちょうど標準語と方言のように，標準化と多様性といういわば「二兎を追う」チャレンジングな課題が私たちの前に示されているのである。

C o l u m n

「朝ドラ」における方言の豊かさ

わが家では毎朝NHKの連続テレビ小説（いわゆる「朝ドラ」）を少なくともここのところ毎年観続けている。こうした「朝ドラ」を観ていて，最近多少気になっているのが，「方言」の扱いである。関西制作の「朝ドラ」が関西弁（と言うと，関西の方は怒られるかもしれない。「関東弁が何ぼのものじゃ！」）なのは当然として，東京制作の場合でも，「あまちゃん」や「花子とアン」のように，方言が積極的に取り入れられているように思われる。「あまちゃん」の「じぇじぇじぇ」が2013年の「新語・流行語大賞」に選ばれたのは記憶に新しいところだ（ちなみに，「じぇじぇじぇ」とは，岩手県三陸地方において使われているとされる，大きな驚きや感動を表現する際に発せられる間投詞のことである。念のため）。

2014年に放送された「花子とアン」では，主人公の村岡花子の出身が山梨県ということで甲州弁が頻出し，また，副主人公ともいうべき柳原白蓮（ドラマでは葉山蓮子）が嫁いだ先が筑豊なので，筑豊言葉が登場していた。私は神戸生まれの東京育ちだが，母方の田舎が山梨（現在は北杜市となっている八ヶ岳山麓の町）であることと，2013年まで12年間福岡に単身赴任していたこととで，両方につい反応してしまう。甲州弁では，文章末尾につける「ずら」が有名だが，「ぼこ」（子ども），「ほうけ」（そうですか），「おじやん，おばやん」（おじさん，おばさん）などと聞くと，子どもの頃夏休みに遊びに行って聞いたアクセントとイントネーションが懐かしく思い出される。ちなみに，当時流行っていた「こぴっと」（しっかり，きちんと）という言葉は聞いた記憶がない。同じ山梨でも甲府と八ヶ岳の辺りでは少し言葉が違うのかもしれない。

一方，「大正三美人」の1人として有名な歌人・柳原白蓮（仲間由紀恵さん）の波乱万丈の人生については，書き出すときりがないが，本題ではないので，ここでは詳しくふれずにおく。興味のある方は，林真理子『白蓮れんれん』（集英社文庫）をご参照いただきたい。この白蓮が再婚で嫁いだ先が，筑豊の炭鉱王・伊藤伝右衛門（ドラマでは嘉納伝助。吉田鋼太郎さん）だが，「年の離れた」「生まれも育ちも違う」（白蓮は大正天皇の従妹にあたる），絵に描いたような不釣り合いな夫婦で，やがて「白蓮事件」と呼ばれる不倫・駆け落ちにつながることになる。それはともかく，私は毎回，12年間お世話になった福岡がひどく描かれていないか，大いに気にしながらドラマを観ていた（福岡ないしは筑豊は，白蓮の目から見れば，ほとんど「敵役」のようなものであるから）。白蓮が「ごきげんよう」などと東京のお嬢様言葉を振り回すのに対して，筑豊人が「しぇからしか」（うるさい）と切り返すのに，ついうなずいてしまったりした。その時，私は東京人ではなく，すっかり福岡人の心情になっていたようだ。

それにしても，こうした「朝ドラ」を通じて見られるわが国の方言の多様さ，豊かさには改めて目が覚める思いがする。同じ「日本語」という（かなり）ゆるい紐帯のもとで，それぞれの地域において特色ある言葉が話されているというのは，日本語の豊かな広がりと可能性を示したものにほかならない。今さら「地方分権」などと事々しく言わなくても，言葉においては「分権」が現実のものになっていると言えるだろう。NHK的標準語のみならず，こうした多様性は今後とも大事にしていきたいものだ。

3

「平家・海軍・国際派」と医療

（1） 医療における「平家・海軍・国際派」

　　かつて駐日大使を務めたこともあるジャパノロジストの草分けの１人である故ライシャワー教授は，太平洋戦争当時の日本陸軍をアメリカ陸軍と比べ，その「民主主義的傾向」に大きな差違があったことをとらえて，その原因を「陸軍」という組織の「海軍」という組織との基本的な相違に求める興味深い見解を述べている。つまり，海軍が，どこの国でも，その組織としての基本的性格（軍艦を製造し動かすというその時代の産業技術における最先端のスキルが求められる，各国海軍との交流・接触等国際外交的な要素が大きい，陸軍に比べて所帯の小さいエリート集団であるなど）が多かれ少なかれ共通し，「似た者同士」となりやすいのに対し，陸軍は，逆にそれぞれの国の実態を色濃く反映した「内向き」の独自の組織になりやすい，ということだ。事実日本の旧陸軍は，農村の次・三男等の過剰労働力を吸収する一種の「安全装置」の役割を果たしていたと考えられるし，二・二六事件で決起した陸軍の青年将校たちが「困窮した農村の救済」を「昭和維新」の目標に掲げていたことも偶然ではないだろう。つまり，陸軍こそが当時の日本の社会の「縮図」であったのに対し，海軍はそうした日本社会の実態からは一種「浮いた」組織であった，ということだ。このことが結局，重要な政治的決定において，旧海軍を常にマイノリティ，敗者（**平家・海軍・国際派**！）の立場に追いやった主要な原因であると考えられる。ちなみに，ライシャワー教授の説は，こうしたそれぞれの社会の実態をストレートに反映した陸軍のあり方が，日本陸軍においては家父長制的な非民主主義的な形態（という当時の日本社会の反映）をとったのに対し，アメリカ陸軍においてはアメリカ社会の民主主義的傾向が反映されたものとなった，というものだ（若干アメリカについて点が甘いという感じもするが，大筋としてはうなずける説明であろう）。

　　さて，わが国の医療について，こうした視点から考えてみると，どうなるだろうか。まず，基本的な**医学・医療技術**という意味では，間違いなく「平家・海軍・国際派」サイドにあると考えられる。多くの医学部における博士号の授与が，欧米の国際的な権威あるジャーナルへの投稿論文の採択を前提としていることや，新たに開発された医薬品や医療機器が少なくとも先進諸国の間では比較的短時日の間に急速に普及することに象徴されているように，こうした分野においては国境というハードルはきわめて低いものになっている。2015年

4月，日本を代表する医薬品メーカーである武田薬品工業の社長に，フランス人で，イギリスのグラクソ・スミスクライン社幹部だったクリストフ・ウェバー氏が就任し，話題を呼んだが，こうしたことが十分起こり得る世界だと言っていいだろう。

　一方，実際の**医療提供体制**ということになると，こちらはどちらかというと「源氏・陸軍・国内派」の性格が色濃く出てくる。次のセクションに具体的なデータを示したように，医療提供体制については（そもそも国際比較自体が困難だという面もあるが），各国の諸事情を反映して，想像以上に大きな差違が見られる。基本的な医学・医療技術が国境を軽々と越えているのに，医療提供体制については依然として大きな国ごとの差違が残っているというのは，興味深い事実であると思われる。言わば，「平家・海軍・国際派」と「源氏・陸軍・国内派」が共存している状況にあるわけで，この辺をどう考えるかは，今後の医療政策を考えていくうえで，1つの視点を提供してくれる可能性があるのではないだろうか。

（2）　医療および医療提供体制に関する国際比較データの示すもの

　ここで，いくつか**医療および医療提供体制に関する国際比較データ**をご紹介しておこう。これらは皆，OECD（経済協力開発機構）の Health Statistics からとったものである。

　まず，表2-3は，各国の経常医療費の対GDP（国内総生産）比を示したものである。これを見ると，日本はG7諸国の中では上から4番目のちょうど真ん中の位置にあることがわかる。日本は高齢化が最も進んだ国であることを考えると，比較的医療費はコントロールされていると言えるだろう。しかし注意しなければならないのは，これはあくまでも経済との相対的な関係を表したデータにすぎないということだ。かつて民主党政権時代に，この比率を（当時はOECD全体の平均値より日本は低かったため）OECD全体の平均並みに引き上げることを政策目標として掲げるという議論があったが，この目標はその後容易に達成された。ただし，分子の医療費が大幅に増大したわけではなく，分母の経済（GDP）の不振によって達成されたという皮肉な結果ではあったわけだが。

表2-3 経常医療費の対GDP比率（2020年）

国名	経常医療費/GDP
日本	11.0*%
カナダ	10.8*
フランス	12.4
ドイツ	12.5
イタリア	9.7
イギリス	10.2*
アメリカ	16.8*

［出典］OECD：OECD Health Statistics 2021（*2019年）より作成

次に，病床や，CT や MRI 等の医療機器といった医療における「資本」の状況を見てみよう。表2-4 で見ると，どういう指標をとっても，日本は医療における資本が「世界一」潤沢な状況にあることがわかる。これは日本の医療提供体制の整備が民間主導で行われてきたことがその背景にあるものと考えられる。皆保険体制における競争的な医療環境のもとで，病床数拡大や先進的医療機器導入に関する民間医療機関の積極的な設備投資意欲がこうした状況をもたらしてきたものと思われる。

さらに，医療における「労働」の状況を医師数，看護職員数について見てみよう。表2-5 を見ると，病床100床当たりの人員配置は，医師も看護職員もわが国は G7 諸国の中で際立って低い。これに対して，人口1000人当たり医師数はかなり低いが，人口1000人当たり看護職員数は G7 諸国の中でも遜色のない水準にあることがわかる。つまり，非常に多くの病床に医師や看護職員がまばらに配置されているというのが日本の医療提供体制の基本的なイメージである。経済学的に言えば，日本の医療サービスの提供は決して「労働集約的」ではなく，むしろ**資本集約的＝労働節約的**に行われているということになる。この点をどう考えるか，特に今後の超少子・高齢社会の中で，どのような医療サービスの提供体制を構想していくかは，わが国の医療のあり方を考えるにあたって，非常に重要な課題であると思われる。

表2-4 医療における「資本」の状況（2017年）

国名	人口1000人当たり病院病床数	人口100万人当たりCT台数	人口100万人当たりMRI台数
日本	13.05	111.49	55.21
カナダ	2.52	15.28	9.97
フランス	5.98	17.36	14.21
ドイツ	8.00	35.13	34.71
イタリア	3.18	34.71	28.61
イギリス	2.54	9.46**	7.23**
アメリカ	2.77*	42.64	37.56

[出典] OECD：OECD Health Statistics 2019 (* 2016 年，** 2014 年) より作成

表2-5 医療における「労働」の状況（2017年）

国名	病床100床当たり臨床医師数	病床100床当たり臨床看護職員数	人口1000人当たり臨床医師数	人口1000人当たり臨床看護職員数
日本	18.5*	86.5*	2.43*	11.3*
カナダ	105.1	395.2	2.65	10.0
フランス	52.8	175.3	3.16	10.5
ドイツ	53.1	161.6	4.25	12.9
イタリア	125.4	182.3	3.99	5.8
イギリス	110.8	308.5	2.81	7.8
アメリカ	93.4*	427.6*	2.61	11.7

[出典] OECD：OECD Health Statistics 2019 (* 2016 年) より作成

資本集約的＝労働節約的なわが国の医療提供体制は，どのようなメリット，デメリットを有していると考えられるだろうか。

C o l u m n

「平家・海軍・国際派」の意味

「平家・海軍・国際派」という言葉の由来については，浅学にしてよく知らないが，その意味するところはだいたい理解しているつもりだ。つまり，日本においては，「スマートな」平家・海軍・国際派は（格好ばかりで？）だいたいにおいて分が悪く，「武骨な」（格好悪い？）源氏・陸軍・国内派が強くて勝利を収める，という基本的な構図である。

2012 年の NHK 大河ドラマは「平清盛」だったが，そこでも対宋貿易を通じた豊かな国際感覚をもち，優雅な殿上人を目指した平家に対し，源氏はあくまでも「泥臭く」坂東の地に蟠踞（ばんきょ）して武力を養っているというイメージで描かれていた。保元・平治の乱以来の源平の争乱は，結局周知のように「驕る平家は久しからず」，源氏の完勝で終わるわけだ。しかし，一方で，源平の争いについてはそう単純に割り切れない面もあり，「源平交代思想」がまことしやかに唱えられたこともある。その場合，清盛の平氏から家康の（かなり怪しい）源氏まで，わが国の政権は基本的に源平交代で来ているということになるわけだ。

ここで興味深いのは，源平両氏の指導者の「リーダーシップ」のあり方の相違だ。このことは，清盛・信長（平家）と頼朝・家康（源氏）という組み合わせを比較してみると，はっきりしてくる。前者が海軍・国際派につながる面をもっていた（たとえば，信長の南蛮好きや大鉄甲船建造による毛利水軍撃破を思い起こされたい）のに対し，後者は陸軍・国内派のイメージが強い。もちろん，家康は晩年にウィリアム・アダムズ（三浦按針）やヤン・

ヨーステン（耶揚子（やようす））を重用したりしているので，単純ではないが，信長ほどの南蛮好みであったとは思えない。そして何よりも，前者がトップ・ダウンの「独裁者」のイメージが強いのに対し，後者はどちらかといえばボトム・アップを重視する「調整型」のリーダーであるように思える。特に家康は，家来の本多忠勝などからも，何事も「ハキとせぬ殿」などと言われていたようだ。信長が「独断専行型」なのに対し，家康は，家来にいろいろ意見を言わせておいて，最後におもむろに自分の意見を（それも家臣誰それの意見を採用するような形で）述べる，といったイメージがある。家康は，三方ヶ原の戦いに際しては，家臣の止めるのも聞かず，死に物狂いで武田信玄に挑戦し，予想どおり大敗したことにも見られるように，一筋縄ではいかない面をもった政治家だが，信長と比べれば，やはり基本的にボトム・アップ型，調整型のリーダーと言ってよいだろう。

また，阿川弘之之の諸著作（『米内光政』『山本五十六』『井上成美』等）に見られるように，国際感覚をもち，「スマートさ」を重視した旧帝国海軍に比べ，旧帝国陸軍は何かと分が悪いようだ。陸軍＝悪玉，海軍＝善玉論はさすがに単純すぎるが，東京裁判（極東国際軍事裁判）で死刑になった被告 7 名のうち 6 名は陸軍軍人（あと 1 人は文官である広田弘毅元首相）で，海軍軍人が 1 人も含まれていなかったことも，こうしたイメージ形成に寄与してきたように思われる。

4

官邸で医療問題を考える

（1） 首相官邸にて

　2014年8月，**医療・介護情報の活用による改革の推進に関する専門調査会**の第1回会合に出席するため，猛暑の中を，永田町の首相官邸に行ってきた。現在の官邸は，2002年に竣工したものだそうだが，地上5階建て，ただし傾斜地に立っているので，正面から入ると3階建てのモダンな立派な建物だった。旧官邸には，厚生省（当時）の役人時代には何度も行ったことがあるが，新官邸に入るのは初めての経験だった。

　旧官邸は，曳家工事により敷地内で移設され，場所を変えて今でも総理公邸として健在だが，レンガ造りの重厚な建物はなかなか趣きのある造りだったことを覚えている。この旧官邸については，有名な「幽霊伝説」があって，安倍首相が公邸に住まないのは幽霊が出るからではないかという質問主意書が国会に出されたこともあった（ちなみに，これに対する「政府答弁書」は，「承知していない」というものだった（笑））。

　確かに旧官邸は，5.15事件で犬養毅首相が暗殺され，2.26事件でも岡田啓介首相の身代わりに義弟の松尾伝蔵総理秘書官や複数の警察官が射殺されており，血なまぐさい歴史に彩られている建物である。また，建物自体が堂々とした重厚な造りの分，昼なお暗く陰気なところもあって，いかにも幽霊話にふさわしい雰囲気があるのも事実だ（この点，幽霊話が好きなイギリスの建物と似ているかもしれない）。しかし，この「都市伝説」でいささか解せないのは，出てくる幽霊が，（伝聞によれば）殺した側の2.26事件の青年将校たちであって，殺された犬養首相や松尾秘書官ではないという点だ。これは，三島由紀夫の『英霊の声』ではないが，あるいは岡田首相を「撃ち漏らした」ことを今でも恨みに思って，亡霊が公邸に出没しているのかもしれない。そうなると，現職の首相にとっては，いささか気味の悪い話で，公邸に住みたくなくなるのも，むべなるかなと思われる。

（2） 医療・介護情報の活用の契機

　本会合は，お盆休みに入った8月12日の午後に開催されたものだが，開催日もさることながら，**医療・介護情報の活用による改革の推進**といった，かな

り専門的なトピックについて，直接の所管官庁である厚生労働省や，医療費適正化という観点からかかわりがある財務省などではなく，官邸主導の会合であったということは，かなり異例の展開であったと言える。当日，会議を主催したのは，甘利明経済再生担当大臣（社会保障・税一体改革担当大臣）であり，加藤勝信官房副長官や小泉進次郎内閣府政務官も出席していた（役職はすべて当時）。このことは，この問題が，安倍内閣における政策上の重要課題の1つとして位置づけられていることを意味しているものと思われる。

　いわゆる「アベノミクス」における「第3の矢」である成長戦略（日本再興戦略）の目標の1つとして，国民の**健康寿命の延伸**が掲げられ，そのための施策の1つとして，保険者が**データヘルス計画**を推進することが決められた（アベノミクス→〈第3の矢〉成長戦略→戦略市場創造プラン→健康寿命の延伸という一連のいささか複雑な流れについては，図2-2を参照されたい）。

　レセプトの電子化に伴い，すでに電子化されている健診データや介護保険データと組み合わせることによって，医療・介護情報の利用可能性は飛躍的に高まってきている。「データヘルス計画」は，こうした情報インフラの整備をふまえ，レセプト情報の最終的な保有者である保険者に対して，データの分析およびそれに基づく加入者の健康保持増進のための事業計画の策定を求めたものだ。これは，いわゆる**保険者機能**を具体的に発揮するための重要な契機であると言える。今回の専門調査会の設置は，こうした大きな政策の動向の中に位置づけられるものと思われる。

（3）今後の課題

　本専門調査会においては，「医療・介護情報の分析・検討ワーキンググループ」が設置され，具体的な検討をワーキンググループで行った後に，親調査会に議論を上げるという形がとられることになった。第1回ワーキンググループ会合が9月1日に開催され，医療・介護における地域差の問題等について検討が行われた。2014年時点で，今後の専門調査会の検討については，次のような課題があるものと思われた。

　第1に，いわゆる「2025年ビジョン」との関係である。第1項でも述べたように，団塊の世代の後期高齢者への移行をにらんで，2025年を目途とした将来の医療（介護）提供体制の姿がすでに示されている。これは，もともとは2008年の社会保障国民会議の最終報告において出されたいわゆる「シミュレーション」が，民主党政権下での若干の計数の見直し等を経て，基本的な姿は変えることなく，今日に引き継がれているものだ。この「2025年ビジョン」との関係，特に，本専門調査会における検討が「2025年ビジョン」に具体的にどのような影響を与えることになるのかは重要なポイントであると思われる。

　第2に，一方で，すでに6月の医療法等の改正を経て，病床機能報告制度や地域医療構想が動き出そうとしている。このうち，2015年度以降，都道府県が策定することになる地域医療構想においては，いずれ病床機能報告制度に「定

「日本再興戦略」の概要

〈三本の矢〉

　安倍政権は，日本経済の再生に向け，①大胆な金融政策，②機動的な財政政策，③民間投資を喚起する成長戦略という３つの政策を，「三本の矢」として同時展開していくこととしています。

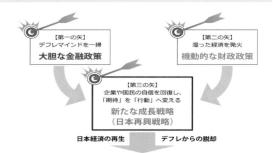

〈「日本再興戦略」の３つのアクションプラン〉

　このような考えのもと，「日本再興戦略」においては，成長実現に向けた具体的な取組みとして，「日本産業再興プラン」，「戦略市場創造プラン」，「国際展開戦略」の３つのアクションプランを掲げています。

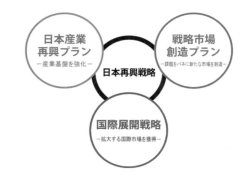

（1）日本産業再興プラン　（省略）

（2）戦略市場創造プラン

・世界や我が国が直面している社会課題のうち，日本が国際的強みを持ち，グローバル市場の成長が期待でき，一定の戦略分野が見込める４つのテーマを選定し，これらの社会課題を世界に先駆けて解決することで，新たな成長分野を切り開きます。

戦略市場創造プラン

◆戦略市場創造プランでは，以下の４つのテーマについて，その実現に向けての具体的取組とともに，各テーマについて，2030年時点の達成すべき社会像，成果指標，ライフスタイルを設定し，戦略分野毎の施策展開を示した行程表（ロードマップ）を作成しています。

┌─────────────────────────┐
│ **テーマ１：国民の「健康寿命」の延伸** │
└─────────────────────────┘

〈目指す社会像〉

予防から治療，早期在宅復帰に至る適正なケアサイクルを確立。

〈具体策〉

●効果的な予防サービスや健康管理の充実により，健やかに生活し，老いることができる社会に向け，健康寿命伸長産業の育成，予防・健康管理の推進に関する新たな仕組みづくり，医療・介護情報の電子化の推進，一般用医薬品のインターネット販売などを実施します。

●医療関連産業の活性化により，必要な世界最先端の医療等が受けられる社会に向け，医療分野の研究開発の司令塔機能（「日本版NIH」）の創設，医薬品・医療機器開発・再生医療研究を加速させる規制・制度改革，医療の国際展開などを実施します。

●病気やけがをしても，良質な医療・介護へのアクセスにより，早く社会に復帰できる社会に向け，医療・介護サービスの高度化，生活支援サービス・住まいの提供体制の強化，ロボット介護機器開発５ヶ年計画の推進などを実施します。

┌──┐
│ 市場規模：国内 26兆円（2020年），37兆円（2030年）※16兆円（現在） │
│ 　　　　　海外 311兆円（2020年），525兆円（2030年）※163兆円（現在）│
│ 雇用規模：160万人（2020年），223万人（2030年）※73万人（現在） │
└──┘

（3）国際展開戦略　（省略）

図2-2　アベノミクスの構造

[出典] 首相官邸 Web サイト：「アベノミクス成長戦略〜これまでの更新情報〜」（2022年3月確認）より抜粋して構成

量的基準」を導入し，地域における病床機能ごとの必要量を決めていくこととされている。こうした「定量的基準」や地域における病床機能別必要量のあり方を検討するにあたって，本専門調査会における検討がどのように寄与するのかも重要なポイントと考えられる。

　第3に，さまざまなツールを使って分析した医療・介護情報をどのように開示し，提供するかという問題がある。この点については，情報のユーザーごとに，そのニーズに応じた形で適切な情報開示・提供の姿を考えていく必要がある。たとえば，患者や一般国民への情報提供に関しては，これまで医療機能情報提供制度が制度化される等の一定の進展はあったものの，その利活用ということになると，はなはだお寒い状況にあったと考えられる。そのことが，逆に，いわゆる「病院ランキング本」の隆盛という現象にも表れている。患者や一般国民は，現在の情報開示や情報提供に満足しているようには思えない。今後，患者や一般国民のニーズに応じた情報提供を進めて行くためには，たとえばアメリカにおける Hospital Compare や Nursing Home Compare などの先行事例（Web サイト，第14項で解説）も参考にしつつ，基本的に「比較」情報としての開示・提供を目指していくことが求められるものと考えられる。

問題提起 4　日本の医療におけるサービスとおカネの流れの全体像を簡単な図で表し，簡潔な説明を加えなさい。

C o l u m n
「レセプト」に関する話

　医療関係者や行政関係者等の間では，レセプト（診療報酬明細書）という用語は定着しており，何の疑問もなく使われているが，よく考えてみると，この言葉は多少「変」だ。「レセプト」とは，もともとはドイツ語の Rezept から来ている言葉のようだが，英語で言えば receipt である。しかし，これを「レセプト」と読んだら，入試は通らないだろう。もちろん普通に日本語にもなっているとおり，これは「レシート」と読む。しかしながら，これは単なる発音の問題だし，原語が英語でなくドイツ語だからということもあり，大した問題ではないかもしれない（もっともドイツ語なら「レツェプト」だろうという声が聞こえてきそうだが）。

　問題は「レセプト」が「レシート」ではないという点にある。「レシート」とは何か。これは通常「領収書」のことである。それに対して，「レセプト」とは何か。これは「領収書」ではなく「請求書」の

ことだ。医療機関が，支払基金や国保連といった審査支払機関を通じて，保険者に対して（患者一部負担を除く）医療費を請求する，その請求明細書のことである。したがって，（いささかややこしいのだが）英語では「レセプト」は receipt ではない。通常それは claim(s) と呼ばれている。まさに「クレーム」，請求書のことだ。では，請求書は最終的に誰のところに行くのか。言うまでもなく，おカネを支払ってくれる人のところに行く（おカネを払わない人に「ツケ」は回せない！）。医療の場合，おカネを払う人は誰か。言うまでもなく，それは，わが国のような皆保険体制のもとでは，保険者である。したがって，請求書であるレセプトは，最終的には保険者の元に集まることになる。「データヘルス計画」というのは，実は，この情報の「宝の山」を保険者がもっと活用することを求めたものと考えられるわけである。

5

アメリカと私，日米医療（病院）比較

　2014年10月中旬に，2泊4日という強行スケジュールで，アメリカに出張に行ってきた。この出張目的は，2014年現在，東京大学で取り組んでいる**健康経営**研究に関して，2015年2月に国際ワークショップを日本で開催するための事前打ち合わせということだった。このため，この分野における国際的にも中心的な研究機関となっているミシガン大学の健康マネジメント研究センター（University of Michigan, Health Management Research Center）に，オドネル所長（Michael P. O'Donnell 氏）を訪ね，ランチを含め，4時間近く懇談してきた。大学のあるミシガン州 Ann Arbor の辺りはちょうど紅葉がきれいで，しかも滞在中は雨模様だったこともあって，この季節にしては気温も高く，過ごしやすい2日間だった。健康経営に関する内容的なことについては，また機会を改めてお話しすることにして，今回は，「アメリカと私」ということで，いささか個人的な感想を述べることとしたい。

（1）　アメリカと私：そもそもの「ボタンの掛け違い」

　私は，厚生省時代は2回海外に赴任（パリおよびジュネーヴ）しており，また仕事で海外に出かける機会も比較的多かったことから，アメリカにもすでに何回も行っているとお考えになるかもしれない。しかし，実は，今回のアメリカ出張が，わが人生2回目のアメリカということになる。恥ずかしながら，私はハワイもグアムも行ったことがない。今どきの平均的な日本人としても，むしろアメリカ体験は少ないほうかもしれない。

　だいたい，もう1回の，つまり初めてのアメリカ体験というのが，きわめて不幸なものだった。それは1992年の秋，ビル・クリントン氏が初めて大統領に選出されたときのことだった。当時，私は厚生省大臣官房国際課の課長補佐として，「日米経済構造協議（！）」のための日本側代表団の一員として，初めてアメリカの地を踏んだ。それから1週間にわたってワシントンの商務省の建物に缶詰めになって，きわめて「タフな」経済交渉を経験させられた。当時は日本の国際収支の黒字が大きな経済問題となり，貿易摩擦や非関税障壁の問題が医薬品や医療機器にまで及んでおり，私までが引っ張り出されたという次第だ。

　そもそも国際収支の不均衡を黒字国の責任だというのは理論的には全くナン

センスな話である（詳しくは，わが恩師である小宮隆太郎教授の『貿易黒字・赤字の経済学』（東洋経済新報社）ほかの諸著作をご参照いただきたい）。しかしながら，アメリカ側は理不尽にも，たとえば「これこれの医薬品（なり医療機器なり）のアメリカ製品の世界的なシェアは60%である。しかるに日本市場でのシェアは30%に留まっている。これは何か日本が目に見えない非関税障壁を設けて不当にもアメリカ製品を締め出している結果ではないか」などといった議論を展開してくる。これが自由貿易の旗手を任じているアメリカの発言であろうか。よほど「ナーンセンス！」と諸先輩が学園紛争時代にのたまわっていたような調子でやり返してやろうかと思ったが，一応「日本側外交団の一員」なのだから，そうもいかない。「物言わぬは腹ふくるるわざ」と言うが，ここはぐっと呑み込んで我慢する。実際，きわめてストレスのたまる1週間だった（余談だが，後日，太平洋戦争直前の日米協議や，古くはペリー来航時の幕府役人の苦衷を描いた文章を読んだとき，実に同情措く能わざるものがあった）。

　それにしても，これがこれまで唯一の私のアメリカ経験であるから，印象がいいわけはない。その後，チャンスがあり，お隣のカナダには3回も行っているのだが，そのときもついにアメリカには足を延ばさなかった。しかし，実は，アメリカと私の間にはもっとずっと前に大きな「ボタンの掛け違い」があり，それが今日まで尾を引いてきている面がある。というのは，役所に入って3年目に，人事院が実施している海外留学に行かないかという話があり，かねて留学希望もあったことから，それはぜひお願いしますと答えた。そして前出の恩師にもお願いして，アメリカの大学院への推薦状を書いていただいた。当時の私は，とにかく留学するならアメリカだと思っていたし，アメリカの大学で勉強することに大いに期待していた。

　ところが，留学準備をしていたある日，突然厚生省の官房に呼び出され，「君，フランスに行ってみないか」との話である。そんなことを急に言われても私は大学での第二外国語はドイツ語で，フランス語は全く何も知らない。その旨伝えると，「大丈夫，大丈夫。フランスと言っても行く先は**OECD**（経済協力開発機構）^{（注5）}という国際機関だから，英語で大丈夫だよ」との話である。これが，フランス語を全く知らずにパリで暮らすなどという「天を恐れぬ所業」であることはちょっと考えればわかることだが，そんなものかなと考えた当方もいい加減だったが，当時の厚生省もかなりいい加減な役所であったと言える。

　ともかくこれも「人事異動」の一環なので，否応なく，アメリカではなく，フランスに行くということになった。しかし赴任の時期が近づいてくると，ノーテンキな私もさすがに憂鬱になってきた。「フランスになんか行きたくない，自分が行きたいのはアメリカなんだ」との思いが強まり，ある日，フランスから帰ってきたばかりの先輩にその話をしたところ，「何をもったいないことを言ってるんだ。お前，そんなに行きたくないなら俺が代わりに行ってやるよ」との返事だ。その時は，「変わったことを言う人だな」と思ったものだが，2年後に自分も全く同じセリフを吐くようになるとは，不明にしてわからなかった。2年間のパリ生活で，私はすっかりFrancophile（フランスびいき）になってしまい，

（注5）
OECD (Organisation for Economic Co-operation and Development) は，欧米・日本等の先進諸国を中心に設立された国際機関で，パリに本部がある。OECDは加盟国間の自由な意見・情報交換を通じて，経済成長・自由貿易・途上国支援に貢献することを目的としている。2021年現在，加盟国数は38で，日本は1964年に加盟した。OECDは幅広い政策分野をカバーしており，医療政策については，雇用労働社会問題局 (ELS) において担当している。さまざまな報告書・ワーキングペーパー等を公表しているほか，毎年各国の医療データを編集した Health Statistics を公表している。

「英語圏の国はメシがまずいからなあ」とか，「何しろ世界でも敬語がつく国は
フランスだけだから（「おフランスでは」と言うではないか!?）」とか，アメリカ人
から見たら全く鼻持ちならないことを平気で言うようになってしまった。アメ
リカ留学に憧れていたころと比べると，正に180度の「転身」である。こうし
た態度がたたってか（?），結局その後アメリカとの縁は文字どおりの「逆縁」
となって，今日に至ってしまった。

　今から思うと，もしあの時予定どおりアメリカに留学していたら，きっと私
はたいへんなアメリカびいき，フランス嫌い（Francophobia）になっていたと思
う（フランス人というのは何てきざでいやらしい人種なんだ!?）。最初のボタンのかけ
違いが後々まで大きく影響するというのはよくあることだが，アメリカと私の
関係についても同じことが言えるようだ。ちなみに本項の「アメリカと私」と
いう題は，江藤淳の有名な著作から拝借したものだが，アメリカとの関係につ
いては，このほか，安岡章太郎の『アメリカ感情旅行』（岩波新書），司馬遼太郎
の『アメリカ素描』（新潮文庫），そして推薦状を書いてくださった小宮隆太郎教
授の『アメリカン・ライフ』（岩波新書）などが示唆に富んだ洞察を与えてくれる
ので，ご参考まで。

（2）　日米医療（病院）比較

　ここで，**日米の医療の比較**を行ってみよう。と言っても，たとえば「オバマ・
ケア」の評価を含む本格的なアメリカ医療の分析などということではなく，ご
く基本的な病院データについての比較である。厚生労働省の「令和元年医療施
設調査」によれば，わが国における**病院の総数**は現在8,300（2019年10月）であ
る。病院数はピーク時には1万を越えていたことから見ると，長期漸減傾向に
あると言える。

　それでは，アメリカの病院数はどのくらいだろうか。この問題を考えるため
に，日米比較にあたっていろいろな前提となるデータを検討してみよう。まず，
病院数を考えるにあたって大前提となる**人口規模**だが，アメリカの人口は現在
3億人を超えてなお増加しつつあり，日本の人口が1億2000万人台で減少に
転じていることとは対照的である。現在アメリカの人口は日本の人口約2.5倍
の規模がある。

　次に**国土面積**はどうだろうか。一般に国土面積が広ければ，それだけ医療施
設数も必要になるものと考えられる。これは，小学校以来習ってきたように，
アメリカは日本の約25倍の国土面積を有している。

　最後に，使われている**医療費**はどうだろうか。OECDのHealth Statistics 2021
によれば，経常医療費の対GDP比率は，日本が11.0％なのに対し，アメリカ
は16.8％（いずれも2019年データ。以下同じ）となっている。単純に言えば，経済
に占める医療費の比率としては約1.5倍の規模ということになる。また，1人
当たり医療費は日本が4,691.5ドルなのに対し，アメリカは10,948.5ドルだか
ら，米ドル比較では約2.33倍の水準にある。

それでは，これまで述べてきたとおり，人口で2.5倍，国土面積で25倍，医療費で1.5〜2.3倍の違いがあるアメリカには病院が何施設あるのだろうか。答えは6,090（2019年）だ（The American Hospital Association, 2019 AHA Annual Survey）。してみると，わが国の病院総数8,300というのはアメリカの約1.36倍であり，決して少なくない数だということがわかる。逆に言うと，アメリカではあの広大な国土で日本の2倍半もの人口を抱えながら，日本の7割程度の病院数でやっている（しかも世界一の医療費を使っている！）ということだ。

このことは，医療提供体制のあり方が，アメリカと日本では相当異なっているということを意味している。たとえば，アメリカの急性期病院の平均在院日数は5.5日と，世界でも最も短い水準となっているが，これは，明らかに少ない病院（病床）数を前提とした結果である。少ない病床を効率的に使用する必要から，在院日数の急速な縮減が達成されてきたものと考えられる。また，いわゆる **NP**（**Nurse Practitioner**）が最も普及している国の1つがアメリカだが，これも広大な国土に病院が少ない状況のもとで，地域におけるプライマリ・ケアの担い手として，医師に加え，NPの役割が重要であることの反映であると考えられる。そういった意味では，日本における状況とは，かなり前提が異なっていると言えるだろう。日米の医療を考えるときには，こうした前提条件の相違を十分ふまえる必要があるものと思われる。

問題提起 ❺　日本では当然のように「医療は社会保障の一環である」と考えられている。しかしながら，アメリカでは医療は必ずしも社会保障であるとは考えられていない。なぜ日本では，医療は社会保障となっているのだろうか。

C o l u m n

映画「SiCKO」について

アメリカの医療を知るうえでおすすめの映画がある。それは，マイケル・ムーア監督の「SiCKO（シッコ）」（2007年）である。これはアメリカの医療がいかにひどい状況にあるかを鋭くえぐったドキュメンタリー映画である。題名はもちろんsick（病気の）をもじったものだが，sickoという言葉には，アメリカの俗語で変質者，狂人という意味もあるようだ。内容的には多少首を傾げざるを得ないところもある（たとえばキューバの医療がアメリカより素晴らしいかのような描写等）が，

少なくともアメリカの医療の問題点が具体的事例に基づいて説得的に映し出されていることは間違いない。ムーア監督は「Bowling for Columbine（ボウリング・フォー・コロンバイン）」（2002年）では，アメリカにおける銃規制の問題を取り上げており，緩い銃規制と（皆保険でない）医療という，先進諸国の中ではきわめて特異な立ち位置にあるアメリカの問題点について十分自覚的であるようだ。

6

地域医療構想における
必要病床数の推計を巡って

（1） 地域医療構想における病床機能別必要病床数推計の基本的な考え方

　本項では，2014（平成26）年末に公表されたデータについて解説しよう。2014年末は，思いがけない総選挙などもあり，予算編成は越年，消費税増税も1年半先送りということで，懸案だった医療制度改革も多少気勢をそがれたような感もあった。ムーディーズによる政府債務の格付けが2014年末に1段階引き下げられたのも，「財政赤字削減目標の達成可能性に関する不確実性の高まり」が第1の理由に挙げられていたようだ。今後，仕切り直した消費税増税に向けて，正に「アベノミクス」の真価が問われる1年ということになりそうであった。

　そんな中で，2014年末に開催された厚生労働省の「地域医療構想策定ガイドライン等に関する検討会」において，注目すべきデータが公表された。図2-3に掲げた**入院後経過日数に対応した医療資源投入量の推移**を示したグラフである。

　これは，すべてのDPC対象病院のデータに基づき，2013（平成25）年度1年間のデータを集計したものだ。つまり，2013年度1年間の患者を，DPCごとに，入院初日を始点として揃え，1日当たりの医療資源投入量の中央値を（入院期間の平均ではなく，入院1日ごとに計算）入院からの経過日数順に並べている。なお，医療資源投入量から入院基本料は除かれており，毎日変化する手術や処置等のデータになっていることに留意する必要がある。図2-3では，入院患者数の多い傷病小分類・上位255の疾患を選び，DPCにおいて対応する255の疾患についての結果が示されている。

　これを見ると，全体の趨勢とは異なる動きをするDPC・疾病（たとえば白血病など）がいくつか見られるが，そういった例外を除くと，多くのDPC・疾病について，①入院初日から2〜3日は，医療資源投入量が特に高い状態があるが，②その後，一定の水準で医療資源投入量が落ち着き，安定していることがわかる（きれいなL字カーブとなっている）。病床機能のうち，いわゆる「急性期機能」については，**病床機能報告制度**において「急性期の患者に対し，状態の早期安定化に向けて医療を提供する機能」と定義されているが，この図は，多くの疾病について，実際に急性期とそれ以外（回復期，慢性期）が区分されている実態をデータによって可視化し，明らかにしたものと言える。

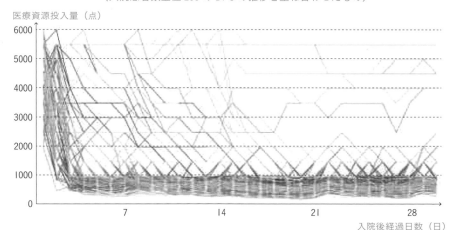

医療資源投入量（中央値）の推移
（入院患者数上位 255 の DPC の推移を重ね合わせたもの）

医療資源投入量（点）

入院後経過日数（日）

○ 各 DPC ごとに１日当たりの医療資源投入量（中央値）を入院後経過日数順にプロットしたもの
　を同一平面に重ね合わせたもの
○ 患者数上位 255 の DPC についてプロット（平成 23 年度患者調査）
○ 中央値は，1000 点以上の場合，500 点刻み，1000 点未満の場合，50 点刻みで集計

図2-3 入院後経過日数に対応した医療資源投入量の推移

［出典］厚生労働省：「地域医療構想策定ガイドライン等に関する検討会（第 6 回）」，2014 年 12 月，参考資料 1

　図 2-3 を前提に考えると，まず，多くの疾病について，急性期とそれ以外のところを区分することは理論的のみならず，現実的にも可能なのではないかということになる。日本の医療については，急性期医療の在院日数が諸外国に比べて長い（たとえば，2019 年の日本の一般病床の平均在院日数が 16.0 日なのに対して，フランスは 5.4 日，アメリカは 5.5 日）ということがよく言われてきたが，これは「一般病床＝急性期病床」という虚構の上に成り立った主張にすぎない。図 2-3 を見る限り，多くの疾病について，たとえば入院初日から１週間程度を経た時点というのは，医療資源投入量が一定程度落ち着いてフラットになった状態にあることがわかる。そうしてみると，**医療・介護提供体制の長期ビジョン（2025年ビジョン）** が想定していた一般急性期病床の平均在院日数９日というのも，少なくとも医療資源投入量という観点からは，それほどおかしな水準ではないと考えられる。今後の課題としては，急性期と回復期の境界点をどの程度の水準に設定するか，また，急性期の中で，高度急性期と（一般）急性期の境界点をどう考えるかということになる。2014 年末の検討会では，図 2-3 で，前者は1000 点，後者は 3000 点程度が１つの目安と考えられるという議論が出されていたが，その具体的水準については，想定する患者像の明確化や医療内容の分析を含め，より精緻な検討が必要になるものと思われる[注6]。

（注6）
最終的にこの境界点は高度急性期と急性期の間は議論されていたとおり 3000 点となったが，急性期と回復期の境界点は少し引き下げられ，600 点となった。また回復期と慢性期の境界点は 225 点とされている。

（2）　必要病床数と報告病床数の比較

　図 2-4 は，（注 6）に記したように，その後設定された基準に基づき推計され

（注7）
2025年の必要病床数については，医療資源投入量の4区分に2025年における年齢階級別人口推計を掛け合わせることによって患者数を推計し，それを一定の病床利用率で割り戻すことによって病床機能別の必要病床数が推計されている。つまり，図2-4で示されている必要病床数は，基本的に2013年度現在の医療資源投入の状況を2025年に伸ばした「現状投影型」の推計であることに留意する必要がある。

た2025年における4つの病床機能ごとの**必要病床数**および2014年の第1回目の**病床機能報告の結果**について，いずれも全国ベースの積上げ値として比較して示したものである[注7]。地域医療構想は，本来構想区域（原則2次医療圏）単位での病床の過不足を見るべきものであるが，ここでは全体像を理解するために，全国ベースの積上げが行われている。

これを見ると，一般病床については，2014年の報告の合計（高度急性期＋急性期＋回復期）88.2万床に対して，2025年の必要病床数は合計で90.6万床となっている。その是非はともかくとして，少なくとも一般病床の総病床数については病床削減とはなっていないことがわかる。これに対して，療養病床（慢性期）については，2014年の報告35.2万床に対して，2025年の必要病床数は24.2〜28.5万床とかなり減った姿が描かれている。これは，図中矢印で示した「地域差の縮小」措置をとった結果である。療養病床の分布については，第2項で指摘したとおり，非常に大きな地域差があり，これをそのまま容認することは適当ではないことから，一定の地域差縮小措置がとられ，病床数はかなり削減された姿となっている（一般病床については，こうした措置がとられていないため，上述のとおりトータルでは増加する結果となっている）。一方，療養病床については単に

2025年の医療機能別必要病床数の推計結果（全国ベースの積上げ）

○今後も少子高齢化の進展が見込まれる中，患者の視点に立って，どの地域の患者も，その状態像に即した適切な医療を適切な場所で受けられることを目指すもの。このためには，医療機関の病床を医療ニーズの内容に応じて機能分化しながら，切れ目のない医療・介護を提供することにより，限られた医療資源を効率的に活用することが重要。
（→「病院完結型」の医療から，地域全体で治し，支える「地域完結型」の医療への転換の一環）
○地域住民の安心を確保しながら改革を円滑に進める観点から，今後，10年程度かけて，介護施設や高齢者住宅を含めた在宅医療等の医療・介護のネットワークの構築と併行して推進。
⇒ ・地域医療介護総合確保基金を活用した取組等を着実に進め，回復期の充実や医療・介護のネットワークの構築を行うとともに，
　・慢性期の医療・介護ニーズに対応していくため，全ての方が，その状態に応じて，適切な場所で適切な医療・介護を受けられるよう，必要な検討を行うなど，国・地方が一体となって取り組むことが重要。

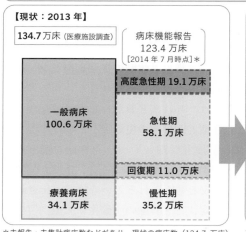

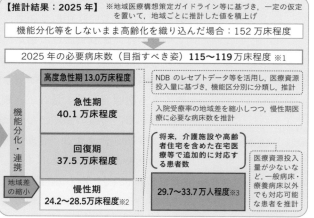

＊未報告・未集計病床数などがあり，現状の病床数（134.7万床）とは一致しない。なお，今回の病床機能報告は，各医療機関が定性的な基準を参考に医療機能を選択したものであり，今回の推計における機能区分の考え方によるものではない。

※1　パターンA：115万床程度，パターンB：118万床程度，パターンC：119万床程度
※2　パターンA：24.2万床程度，パターンB：27.5万床程度，パターンC：28.5万床程度
※3　パターンA：33.7万人程度，パターンB：30.6万人程度，パターンC：29.7万人程度

図2-4 2014年の病床機能報告結果と2025年の必要病床数推計結果の比較

［出典］医療・介護情報の活用による改革の推進に関する専門調査会：「医療・介護情報の活用による改革の推進に関する専門調査会第1次報告」，2015年6月，別添1

削減するだけではなく，一番右下のボックスにおいて 29.7 〜 33.7 万人程度とある「将来，介護施設や高齢者住宅を含めた在宅医療等で追加的に対応する患者数」に対応すべく，介護医療院等の介護施設等に転換することが求められているのである。

ここで，2025 年の必要病床数と 2014 年の病床機能報告結果を病床機能別に比較する場合，いくつか留意すべき点がある。まず，第 1 に，言うまでもないが，両者は比較している年次が異なっているという点である。たとえば図 2-4 においては 11 年間の**時間差**がある。地域医療構想は，この「時間差」を活用して，実際の病床数を必要病床数にできる限り収れんさせていこうとする試みであると言える。

第 2 に，2025 年の必要病床数が上述したような L 字カーブ（図 2-3）に基づくある程度**客観的な推計値**であるのに対し，病床機能報告のほうは，各医療機関が自院の病床の機能について言わば**主観的な判断を行った結果**である。両者の間にギャップが生じることは自然であり，地域医療構想は，一定の時間をかけることによってそのギャップを埋めていくことを目指している。

第 3 に，病床機能報告は**病棟単位**であるのに対し，必要病床数は**病床単位**でカウントされているという点に留意する必要がある。たとえば，今 50 床の病棟を考える。仮に満床で 50 人の入院患者がいたとして，そのうち 30 人が急性期，10 人が回復期，10 人が慢性期の患者であると判断されたとする。その場合，おそらく当該病院はその病棟を急性期として報告する可能性が高い。すると当該病棟の 50 床すべてが急性期という報告になる。こういったことを勘案すると，病床機能報告と必要病床数はもともとぴったり一致するというものではないことがわかる[注8]。

問題提起 ❻　（入院基本料を除いた）医療資源投入量の多寡によって病床機能を区分するという考え方について，どのように考えるか。

7

営利と非営利を巡る問題

（1） 非営利組織のマネジメント

　経営あるいはマネジメントというと，営利組織・企業の問題であって，非営利組織にはあまり関係ないと思っておられるかもしれない。ここで，「導きの糸」となるのが，ドラッカーの議論である。ドラッカー（Peter F. Drucker）は，言うまでもなく，「経営の神様」と呼ばれるぐらい有名な経営学者で，日本にも多くのファンがいる。私自身，学生時代にドラッカーの書いた『見えざる革命』（ダイヤモンド社）という年金基金についての書物を読んで，社会保障分野への興味を引き起こされ，結局その後今の仕事にまでつながってきているところがあるので，因縁浅からぬ学者だと言える（ドラッカーについては，日本経済新聞に連載された「私の履歴書」に基づく次の自伝がたいへん面白く参考になるので，ご紹介しておきたい。『知の巨人　ドラッカー自伝』日経ビジネス人文庫）。

　さて，ドラッカーと言えば，企業経営の専門家であるが，そのことは彼の関心が営利企業にとどまるということを決して意味しない。ドラッカーは『非営利組織の経営』（ダイヤモンド社）という本も出版していて，そこで取り上げられている非営利組織（Nonprofit Organizations：いわゆる NPO）とは，たとえば美術館であり，医療機関のことだ。**マネジメント**というのは，営利・非営利を問わず，およそ人間の組織を運営していくにあたって必要とされる技術のことだというのがドラッカーの基本的な考え方であり，日本美術の熱心な収集家でもあった彼の関心は美術館や医療機関といった非営利組織にも等分に向けられている。2010 年に『もしドラ』という本がベストセラーになったことをご記憶だろうか。『もしドラ』，つまり『もし高校野球の女子マネージャーがドラッカーの『マネジメント』を読んだら』という長いタイトルの著作だが，なかなか興味深い内容だった。そこでは，高校野球部という，まさに「非営利」そのものの組織が，女子マネージャーがドラッカーを読み，その議論を実践することによって大きく変貌していく姿がいきいきと描かれていた。この例が明らかに示しているように，マネジメントには営利も非営利もないということがよくわかる。病院は非営利組織だから経営（マネジメント）は不要だ，ということにはならないのである。

　さて，ここで，そもそも**非営利**あるいは**営利**とは何だろうか。私も医療関係者を前に「医療経営」や「医療経済」をお話しする機会がよくあるが，その際，「営

利とは何か」あるいは「非営利とは何か」と聞いてみることがある。これに対して，「儲けることだ」とか「利益を上げることを目的にしていることだ」といった答えがよく返ってくる。しかし，非営利組織は利益を上げてはいけないのだろうか。たとえば，後述するように，わが国の医療機関は原則として非営利ということになっているが，では，医療機関は黒字を出してはいけないのだろうか。逆に，赤字の企業は非営利といえるのだろうか。そんなことはないはずだ。

実は，「営利」ないしは「非営利」の定義について法律上ははっきりしていて，上がった利益（正確には剰余金）の「配当」ができるか（営利），できないか（非営利）によって区分されている。これはどうやら各国共通の定義のようで，わが国の医療についても，たとえば医療法第54条で，「医療法人は，剰余金の配当をしてはならない」といった規定が設けられている。このことは，現代の代表的な「営利」組織である「株式会社」が，株主への「配当」を重要なミッションとしていることを考えれば，納得できるものと思われる。非営利組織がその経営努力によって利益を上げることには何の問題もない。問題は，その上げた利益を「配当」という形で「外部」へ流出させてしまうことが禁じられているということである。非営利組織が，上げた利益を「内部留保」し，それを原資として新たな施設・設備投資（たとえば病院の建て替えや医療機器の整備等）をしている分には何の問題もない。もちろん実際の世界では話はそれほど単純ではない。非常識な高所得を得ている非営利組織経営者がいたような場合，それは「配当」まがいのものである疑いが出てきたりもする。しかし，一般的には，「本業」に真面目にいそしんでいる限り，非営利性が問題になることはまずないと言ってよいだろうと思われる。

（2） アメリカにおける営利病院のウエイト

さて，わが国の医療については，医療法の規定により，**非営利性**が原則とされている（正確には，医療法が成立する以前から病院経営を行っていた企業立病院については，例外的にその存在が認められている）。しかし，諸外国では必ずしも非営利原則が貫かれているわけではなく，企業立病院が非営利病院と並列しているようなケースも見られる。代表的な国として，アメリカを取り上げてみよう。わが国においても少し前に企業による病院経営を認めてはどうかという議論があった。この議論については，もちろん賛否両論があったわけだが，ここではその是非は論じない。問題は，その過程でアメリカの例が引かれたときに，必ずしも事実に基づいた議論になっていなかったのではないかということだ。たとえば，病院経営への企業参入反対論には，そういうことをすると，日本もアメリカのように（営利追求医療に）なってしまうという論調が多かった。逆に参入賛成論は，企業の効率的な経営導入によって，医療の効率化が図られるといった論調だった。いずれもアメリカを念頭において議論されていたわけだが，さて，それでは実際にアメリカにおける営利病院のウエイトはどのくらいのものなの

表2-6　アメリカにおける開設主体別病院数（AHA：2019年データ）

非営利地域病院	2,946（ 48.4%）
公立地域病院	962（ 15.8%）
営利地域病院	1,233（ 20.2%）
連邦政府病院	208（ 3.4%）
精神病院	625（ 10.3%）
その他*	116（ 1.9%）
合　計	6,090（100.0%）

（*その他には，長期ケア病院や刑務所病院等が含まれている）
［出典］アメリカ病院協会 Web サイトより作成

だろうか。

　表2-6 はアメリカ病院協会（AHA）のデータによるアメリカの開設主体別病院数の概要を示したものである。これを見ると，全米の病院総数 6,090（日本の8,300 に比べずいぶん少ないが）のうち，営利病院の占める割合は 2 割程度に過ぎないことがわかる。アメリカにおいても非営利病院が半数近くを占め，これに公立・連邦立病院を合わせると 2/3 を超えている。つまり，事実として，アメリカは「営利病院がのしている」ような状況には見えない（もちろん，営利病院の存在が他の非営利病院の経営に影響を与えていることは考えられるが，非営利という一線を越えることはできないので，間接的な影響にとどまるものと思われる）。アメリカの医療は営利病院が中心だというような議論には全く根拠がないことがわかる。病院経営への企業参入論については，賛否いずれの立場をとるにせよ，こうした基本的な事実は押さえておく必要があるものと思われる。

 問題提起 7　　非営利病院において株主等出資者への配当が禁止されていることは，その経営について，（メリット，デメリット両面で）どのような影響を及ぼすと考えられるか。

非営利組織としての美術館の話

「ご趣味は何ですか」と聞かれた場合，私の答えは決まっていて，「無芸大食です」と答えることにしている。実際，この年になって，囲碁将棋といった「室内遊戯」はもとより，陶芸，骨董，盆栽，茶道といった日本人らしい趣味も持ち合わせていない。駐日大使も務めた高名なジャパノロジストであった故ライシャワー教授によれば，「日本においては，趣味は個人の個性を表現するうえで，アメリカなどと比べてずっと大きな役割を果たしている」そうで，教授は日本で趣味を問われた場合，「仕事が趣味なので，特に趣味はありません」と答えて，いつも気まずい思いをさせられていたとのことだ（Edwin O. Reischauer : The Japanese, Harvard University Press, 1977）。

このように，文字どおり私は「無芸大食」なのだが，そういった中で，唯一趣味と言えなくもないのが美術鑑賞だ。と言っても，美術品を収集するわけではなく，美術館で眺めて楽しむだけだ。もちろんお金があれば，たとえばクレーの小品や藤田嗣治の猫の絵などほしくないわけではないが，いかんせん金がない。司馬遼太郎の小説『花神』（新潮文庫）の中で，江戸城の引き渡しを受けた後，大村益次郎が城内に残された徳川将軍家秘蔵の逸品をとっかえひっかえ眺めて楽しむというシーンがあったが，その心持ちはよくわかるような気がする。私も内外の出張等で幸いに時間があるときには必ずその地の美術館を訪れるようにしている。

そういった意味では，美術館には日頃お世話になっているわけだが，美術館の舞台裏については全く無知だった。そうした中，美術館をテーマにした映画をたまたま2本続けて観る機会があった。1本目は「みんなのアムステルダム国立美術館へ」というオランダの映画だ。高名なレンブラントの「夜警」をはじめとする名品を数多く所蔵している世界屈指の国立美術館が，その改修・リニューアル工事が難航して，約10年間にわたって閉鎖され，ようやく2013年に再開されるまでの顛末を追ったドキュメンタリー映画だ。最初のうちは，美術館のドキュメンタリー映画などあま

り面白くないだろうと思って観ていたところ，これが意外にも実に面白い。美術館の中央通路に今までどおり自転車の通る道を確保しろという住民側の（無理無体な）要求と建築家のプランとの衝突，壁の色の選定を含むインテリアについての果てしない議論，さらには日本の美術品（山奥の寺に所蔵されていた古い仁王像）の買い付けにかける学芸員の無私な情熱等々，美術館を巡る人間模様が，ここまで映していいのかというぐらい，赤裸々に描かれていた。最後は我慢の限界を超えた館長が辞表を提出し，新しい館長が選ばれ（ここでも「本命」が落選した模様まで映されていた！），何とか無事にベアトリクス女王臨席のもとグランドオープンの日を迎えることができたわけだが，美術館を支えている人々の「縁の下の力持ち」的な真摯な姿勢には心を打たれた。

2本目は，「ナショナル・ギャラリー　英国の至宝」である。こちらは，ロンドンのナショナル・ギャラリーの現在活動中の姿をさまざまな視点から取り上げた映画だ。名画を取り上げて，その絵が描かれた背景や絵画に込められた隠された意図など，まさに「名画を見る眼」を専門家たちが情熱的に解説してくれるギャラリートーク，絵画の修復や額縁制作の過程といったふだん見ることのできない舞台裏の紹介は，美術館の「現在」をいきいきと映し出してくれる。こちらでも，美術館の運営を巡っては，館長や学芸員たちとの間に鋭い意見の対立があり，展示のレベルを高水準に維持すべきか，もっと「大衆化」すべきなのかなどについて，真剣な議論が行われていた。そうした中，レンブラントの大作をX線解析した結果，現在の絵の下に，90度回転した形で別の絵が描かれていることが明らかになったことなどが紹介されている。こうした専門家たちによる日々の努力に支えられて，美術館は，毎日つめかける多くの観客に「表の顔」を見せているのだということがよくわかった。こうしたところは，あるいは医療機関も同じなのかもしれない。

8

医師という「方外の人」？

（1） 「方外の人」の意味

　　　読者の方々は**方外の人**という表現をお聞きになったことがおありだろうか。「方外」というのは，もともとは「区域の外」というほどの意味だが，転じて，「①人の守るべきおきてからはずれていること」，あるいは「②世を捨てること。また，僧侶・医師・画工など，昔は世捨て人と見なされた者の境遇」とされている（『広辞苑 第7版』より。下線は引用者）。

　　　ここで興味深いのは，医師が僧侶や画工と一緒に並べられている点だ。今日の目で見れば，それぞれの職業が代表しているサイエンス，宗教，芸術という領域はとうてい一括して論ずることのできない別物であるように思われる。しかし，昔は，これらはいずれも「世捨て人（！）」の職業であり，①の意味のように，「人の守るべき掟の外」にある（そういった意味では「法外」と言えるかもしれない）といったニュアンスが籠った「境遇」であった。このことは，たとえば幕末に長州藩で高杉晋作が政治的窮境を脱する目的で「出家」し，「西行」ならぬ「東行」と名乗って，あえて「掟の外」に出て行動の自由を得たことや，逆に久坂玄瑞が家職である「方外」の医家を嫌って，いわば「還俗」して，政治的青年，長州藩士としてその後の政治活動を展開していったことにもよく表されている。明治以前の社会では，医師は，僧侶などとともに「士農工商」という基本的な身分秩序の埒外にある存在だった。このことは一面では確かに医師を社会の主流から遠ざけることとなったが，一方で，オーソドックスな身分秩序とは別物の，一種「能力主義」的な世界を作り出すことにもなった。もちろん医師や僧侶の世界でも「氏素性」が全く影響しなかったわけではないが，それでも伝統的な士農工商の世界に比べれば，はるかに実力主義的な「立身出世」が期待できる世界だった。そのことが，コラムに述べるような医師出身の多彩な人材輩出の背景にあった基本的な事実であろうと思われる。

（2） 現代の医師像

　　　さて，それでは，**現代の医師**についてはどうだろうか。現代の医師については，「方外の人」というのは全く当てはまらないのではないだろうか。まず，①の「人の守るべき掟の外」などにいられては困る。医師は，基本的に病者で

ある患者の身体に直接触れ，時には文字どおり「メスを入れ」たりすることができる存在だ。そういった意味では，形式的・表面的には「ドスを含んだアウトロー（まさに法外の人！）」を連想するが，今日では，医師は「人の守るべき掟の外」にいるどころか，むしろ医師法や医療法等の法令によって，医師の行動は一般人以上に厳しく規制されていると言える。そう言えば，「OK牧場の決斗（決闘）」に出てくる「ドク・ホリデー」は，「法外」と「方外」の両方を一身に体現した存在だった（もっとも「ドク・ホリデー」は医師ではなく，歯科医師だったようだ）。

次に，②の「世捨て人」だが，これもあまり当てはまらなくなってきている。黒澤明が描いた「酔いどれ天使」のような医師はさすがに少なくなってきているのではないだろうか。「偏屈だが腕のいい医師」というのは，（「頑固な鮨屋の親爺」と並んで？）何となく郷愁を誘うところがあり，テレビドラマなどのテーマにはなるが，現実にはなかなかそうもいかない。むしろ，地域医療や在宅医療，さらには地域包括ケアの確立が謳われる中で，患者や家族のみならず，仲間の医療・介護スタッフ等とも良好な関係を築ける**コミュニケーション能力の高い医師像**が求められるようになってきている。一方，自ら「変物」をもって任じていた若き日の夏目漱石は，将来の職業としてまず医師を思い浮かべたそうだ（夏目漱石『処女作追懐談』より。下線は引用者）。

　　茲で一寸話が大戻りをするが，（中略）困ったことには自分はどうも変物である。（中略）一々此方から世の中に度を合せて行くことは出来ない。<u>何か己を曲げずして趣味を持った，世の中に欠くべからざる仕事</u>がありそうなものだ。——と，その時分私の眼に映ったのは，今も駿河台に病院を持って居る佐々木博士の養子だとかいう，佐々木東洋という人だ。あの人は誰もよく知って居る変人だが，<u>世間はあの人を必要として居る。而もあの人は己を曲ぐることなくして立派にやって行く。</u>（中略）そこで私は自分もどうかあんな風にえらくなってやって行きたいと思ったのである。

これを読むと，明治の前半には，医師は「己を曲げずして趣味を持った，世の中に欠くべからざる仕事」と考えられていたようだ。もっとも漱石はこの引用部のすぐ後に「ところが私は医者は嫌いだ」と，明確な理由も書かずに医師志望を放擲し，建築家からさらに文学者へと志望を変えていったことを述べている。

しかし，こうした「古風な」医師像というのは，今日でもやはり十分魅力的であるように思われる。さすがに「世捨て人」では困るのだが，やはり信念をもった「己を曲げない」姿勢というのは，プロフェッショナルとして必要なことなのではないだろうか。説得力のある，粘り強いコミュニケーション能力をもった，しかも基本的な信念を曲げない医師，というのは，1人の人間にあまりに多くのものを期待しすぎていると言われるだろうか。しかし，（1つしかない命を預ける患者側としては）やはりそうした医師像を期待したいと切に思う次第である。

2020年以降，マスコミなどでは，コロナ対策等を巡って，厚生労働省における「医系技官」に対して厳しい論調も目につく。中には明らかに適切でない評価やコメントも見られ，こんなことを続けていると，ひと頃救急医療の現場

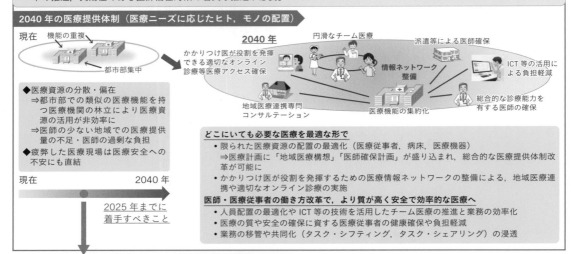

2040 年を展望した医療提供体制の改革について（イメージ）

○医療提供体制の改革については 2025 年を目指した地域医療構想の実現等に取り組んでいるが，2025 年以降も少子高齢化の進展が見込まれ，さらに人口減に伴う医療人材の不足，医療従事者の働き方改革といった新たな課題への対応も必要。
○2040 年の医療提供体制の展望を見据えた対応を整理し，地域医療構想の実現等だけでなく，医師・医療従事者の働き方改革の推進，実効性のある医師偏在対策の着実な推進が必要。

2040 年の医療提供体制（医療ニーズに応じたヒト，モノの配置）

現在　機能の重複　　都市部集中

2040 年
円滑なチーム医療　派遣等による医師確保
かかりつけ医が役割を発揮できる適切なオンライン診療等医療アクセス確保　情報ネットワーク整備　ICT 等の活用による負担軽減
地域医療連携専門コンサルテーション　医療機能の集約化　総合的な診療能力を有する医師の確保

◆医療資源の分散・偏在
⇒都市部での類似の医療機能を持つ医療機関の林立により医療資源の活用が非効率に
⇒医師の少ない地域での医療提供量の不足・医師の過剰な負担
◆疲弊した医療現場は医療安全への不安にも直結

現在　　　　　2040 年
2025 年までに
着手すべきこと

どこにいても必要な医療を最適な形で
・限られた医療資源の配置の最適化（医療従事者，病床，医療機器）
⇒医療計画に「地域医療構想」「医師確保計画」が盛り込まれ，総合的な医療提供体制改革が可能に
・かかりつけ医が役割を発揮するための医療情報ネットワークの整備による，地域医療連携や適切なオンライン診療の実施
医師・医療従事者の働き方改革で，より質が高く安全で効率的な医療へ
・人員配置の最適化や ICT 等の技術を活用したチーム医療の推進と業務の効率化
・医療の質や安全の確保に資する医療従事者の健康確保や負担軽減
・業務の移管や共同化（タスク・シフティング，タスク・シェアリング）の浸透

2040 年を展望した 2025 年までに着手すべきこと

地域医療構想の実現等
①全ての公立・公的医療機関等における具体的対応方針の合意形成
②合意形成された具体的対応方針の検証と地域医療構想の実現に向けた更なる対策
③かかりつけ医が役割を発揮できるための医療情報ネットワークの構築や適切なオンライン診療等を推進するための適切なルール整備　　等

三位一体で推進

医師・医療従事者の働き方改革の推進
①医師の労働時間管理の徹底
②医療機関内のマネジメント改革（管理者・医師の意識改革，業務の移管や共同化（タスク・シフティングやタスク・シェアリング），ICT 等の技術を活用した効率化　等）
③医師偏在対策による地域における医療従事者等の確保（地域偏在と診療科偏在の是正）
④地域医療提供体制における機能分化・連携，集約化・重点化の推進（これを推進するための医療情報の整理・共有化を含む）
⇒地域医療構想の実現

実効性のある医師偏在対策の着実な推進
①地域医療構想や 2040 年の医療提供体制の展望と整合した医師偏在対策の施行
・医師偏在指標に基づく医師確保計画の策定と必要な施策の推進
・将来の医療ニーズに応じた地域枠の設定・拡充
・地域ごとに異なる人口構成の変化等に対応した将来の診療科別必要医師数を都道府県ごとに算出
②総合的な診療能力を有する医師の確保等のプライマリ・ケアへの対応

図2-5　いわゆる「三位一体改革」の概念図

［出典］厚生労働省：「第 66 回社会保障審議会医療部会」，2019 年 4 月，資料 1-1

等で問題になった「立ち去り型サボタージュ」がまた起こるのではないかと危惧される。一方で，図 2-5 に示したように，**医師・医療従事者の働き方改革**がわが国における中長期的な医療政策のテーマとして重要になってきている。地域医療構想の実現と医師の偏在対策，そして医師・医療従事者の働き方改革は「三位一体」で推進することとされている。「医師の働き方改革」は重要であり，スケジュールに沿って着実に進めていく必要がある。それとともに，勤務時間の適正化だけで医師・医療従事者というプロフェッショナルの高いモチベーションを維持することはできないということもまた併せて考える必要があろう。

　　医療機関に勤務する医療従事者のモチベーションを維持するためには，どのような点に配慮する必要があるだろうか。

Column

医師の活躍

　幕末維新期の人間群像を眺めていると，医師出身の人が多いことに気づかされる。長州藩では，まず前述の久坂玄瑞，維新戦争における新政府側の軍事責任者となる大村益次郎（村田蔵六），さらには木戸孝允（桂小五郎）も，もともとは藩医の家の出身だった。薩摩藩では，後の外務卿寺島宗則（松木弘安），越前・福井藩では安政の大獄で刑死した橋本左内といったところが有名だ。一方，幕府側でも，戊辰戦争で幕府軍を率いた大鳥圭介は，橋本左内や大村益次郎と同様，緒方洪庵の適塾出身の医師であった。彼らの多くに共通するのは，蘭方（蘭学）を学び，当時としては広い視野と世界観を有していたということが挙げられるかもしれない。

　こうした系譜は，維新後も続き，津和野藩の藩医の家から陸軍軍医総監森林太郎（鷗外）が出ている。鷗外自身は，若い日に，医学を修めた後，さらに（政治外交等？）別の方面に転ずる希望をもっていたようだが，結局陸軍省に奉職し，トップの軍医総監まで勤め上げている。公務に精励しつつ，「テエベス百門の大都」と称せられる（木下杢太郎『森鷗外』より）偉大な業績を上げたことは周知のとおりだ。さらに仙台藩・水沢城下出身の医師後藤新平は，内務省衛生局長（現在の厚生労働省医政局長兼健康局長兼医薬食品局長といったところだろうか）を経て，満鉄総裁，内務大臣，外務大臣，東京市長等の要職を歴任した。そして，関東大震災後の帝都復興の責任者（内務大臣兼帝都復興院総裁）として大活躍した。後藤については「大風呂敷」などと言われ，毀誉褒貶の分かれるところだが，スケールの大きな政治家であったことは確かなようだ。

　一方，わが国における近年の医師の他分野での活躍は，政治よりもむしろ芸術方面のほうが顕著かもしれない（これが海外だと，たとえばキューバ革命の英雄チェ・ゲバラが医師だったりするわけだが）。文学者としては，前出の木下杢太郎のほか，斎藤茂吉・北杜夫親子が有名だし，安倍公房，加藤周一，加賀乙彦といった名前がすぐ出てくる。もっとも安倍公房氏は，医学部の卒業試験で，妊婦の妊娠期間を聞かれて 2 年と答え，象と間違えたとのたまわった，という有名な「伝説」があるが，幸いなことに医師国家試験は受けておらず，医師にならないこと（！）を条件に東大医学部を無事卒業されたとの由だ。いずれにせよ，日本医師会が 2011 年に「日本医療小説大賞」を創設したのも，こうした医学部出身作家の多士済々の状況を反映しているものと思われる。

　ここで，余談を一席。私が厚生省（当時）に勤めていたころの某月某日，医師の某局長のもとで某局の局議が開かれていた。そこでやはり医師の某氏が用意したペーパーを説明したところ，局長曰く「内容はわかるが，君の文章はどうも硬いな。アジビラみたいでいかん」。これに対して説明者の某氏曰く「私は全共闘世代で，大江健三郎の文章の影響を受けていますから」。これを聞いた局長がおもむろに曰く「うーん。大江健三郎もいいんだけれど，ここはひとつ渡辺淳一調でいってくれんかなあ」。ここで，局議出席者一同爆笑。念のために付け加えると，当時，医師出身の渡辺淳一氏の『失楽園』が日本経済新聞朝刊に連載されており，ほとんどポルノ小説まがいの内容を毎朝「お堅い」ビジネスマンが読みふけっていたという時代背景がある。いずれにしても，この 2 人の医師の間の教養あふれる（？）当意即妙のやりとりは今でも強く印象に残っている。

9

日本の医療のいちばん長い日
（皆保険体制の確立）

（1） 日本の医療のいちばん長い日

　「日本の医療のいちばん長い日」はいつだろうか。その答えは人によって違うだろう。公衆衛生の立場からは，占領軍のサムス准将（GHQ 公衆衛生福祉局長）による日本の医療「改革」の一日を取り上げる意見もあるかもしれない。サムス氏の，いかにもマッカーサー元帥の部下らしい数々のエピソードは，占領下日本の厳しい現実を私たちに思い起こさせてくれる（サムス准将の武勇伝については，有岡二郎『戦後医療の五十年』日本医事新報社などをご参照）。しかし，私は，やはり，**国民皆保険体制**がスタートした 1961（昭和 36）年 4 月 1 日を推したいと思う。

　そもそも日本の医療保障制度については，第 2 次世界大戦前から一定の発展を遂げてきた。健康保険法が成立したのは，大正年間の 1922（大正 11）年 4 月，原敬首相の暗殺の後を受けた高橋是清内閣のもとにおいてであった。そして，当初の適用対象であったブルーカラーの工場労働者等から次第にホワイトカラーのサラリーマンまで適用範囲が拡大されていった。さらに，1938（昭和 13）年には，第 1 次近衛内閣のもとで，国民健康保険法が成立，施行された。国民健康保険法は，当時農村恐慌等で疲弊した農村の窮乏を救済し，農民の医療費負担を軽減するための制度として，同年に内務省から分離独立したばかりの新たな役所である厚生省が提出した記念すべき第一号法案であった。その後，健保と国保という両輪を中心に適用拡大が進み，1942（昭和 17）年から 1943（昭和 18）年にかけては，皆保険にかなり近づくところまで到達していたと言われている。しかし，その後の急速な戦局の悪化に伴い，こうした成果は文字どおり灰燼に帰してしまった。

　戦後の医療保障制度は，こうした戦前の一定の成果に基づき，新憲法のもとで，もう一度これを再建しようとする試みの中から立ち上がってきた。1950（昭和 25）年の社会保障制度審議会の有名な勧告においても，社会保障制度については「保険的方法又は直接公の負担において経済保障の途を講じ」と，社会保険方式が前面に打ち出された（下線は引用者）。そして昭和 30 年代に入ると，国民皆保険の達成が大きな政策課題となり，1958（昭和 33）年，第 2 次岸内閣のもとで新国民健康保険法が成立した。同法においては，全市町村が国民健康保険事業の実施義務を負うのは 1961（昭和 36）年 4 月 1 日とされていたが，実際には前年の 1960（昭和 35）年には東京都を含む 33 県で皆保険となっており，

残り13県が1961(昭和36)年4月1日から全面実施となった（吉原健二・和田勝『日本医療保険制度史 増補改訂版』東洋経済新報社による）。戦後十数年を経たとはいえ，まだまだ全体としては貧しい中で皆保険体制の確立に舵を切ったのは大英断であったし，その間の中央・地方の関係者の努力にはたいへんなものがあったと言われている。その後，紆余曲折はあったとはいえ，曲がりなりにも皆保険体制を半世紀以上にわたって維持して今日に至っているわけであるから，その意義は非常に大きい。文字どおり被保険者証1枚あれば，日本国中どこでも同じ給付内容の医療を受けられるというのは素晴らしいことだ（貧困問題や厚生経済学の研究でノーベル経済学賞を受賞したアマルティア・セン教授も，2015年8月の日本経済新聞紙上のインタビューにおいて，日本の医療保険について賛辞を述べておられた）。しかし，「戦後70年」と同様，「皆保険半世紀」も風化が進んでいるのだとしたら，今一度その意義を再確認する必要があるのかもしれない。

（2） 国保二重保険者制の導入

そうした中で，皆保険体制の要となっている**国民健康保険制度の大きな改革法**が2015年5月に成立した（**持続可能な医療保険制度を構築するための国民健康保険法等の一部を改正する法律**）。その主眼は国保運営の安定化ということだが，国保への国の財政支援を拡充するとともに，2018年度から市町村と並んで都道府県も国保の保険者とするという**「二重保険者」**制が導入されることになった。これによって，都道府県は国保の財政運営の責任主体として国保運営に中心的な役割を果たしてもらうこととなった。特に，医療計画や地域医療構想を通じて地域の医療提供体制のあり方に責任と権限を有する都道府県が国保運営の主体となることの意義は大きい。こうした「二重保険者」制の導入は画期的なことであり，市町村との適切な役割分担のもとに，国保運営の安定化が図られることが望まれる。また，長期的には，同じく市町村保険者制をとっている介護保険制度の運営を考えるにあたっても，これは参考になる改革であると思われる。

（3） オリンピックと皆保険

さて，話変わって，2012年に開催されたロンドンオリンピックの開会式は，コンセプトが明確で見ごたえのあるものだった。その中で，**NHS**（National Health Service，国民保健サービス）を表すアトラクションがあったことにお気づきだっただろうか。オリンピックスタジアムのグラウンドにNHS病院の看護師と患者たちが出演し，現代のイギリスを象徴する1つの「文化」としてNHSが誇らしく表現されていた。NHSについては，さまざまな評価があり，手放しで素晴らしい制度であるということには，率直に言って躊躇するところがある（私自身は，NHSのような税方式ではなく，社会保険方式のほうが優れていると考えている）。しかしながら，少なくともイギリス国民にとっては，NHSは，現代のイギリ

スを代表する，世界に向かって誇るに足る制度である，ということは間違いないようだ。だからこそ，オリンピックというような晴れの舞台にNHSが登場してきたのだろう。そして，そのことを私は羨ましく思う。

　ひるがえって，わが日本である。2020年には2回目の東京オリンピックが開催されることになっていた。私は，幸いにも1964（昭和39）年の東京オリンピックを中学1年生として，大きな感動の中で見ることができた（ちょうど，「Always三丁目の夕日'64」の世界である）。そうした体験からすると，新国立競技場建設を巡る騒動などを見ていると，日本もここまで「劣化」したものか，と正直嘆息しきりだった。こんな「ていたらく」なら，個人的には「ひいきの」トルコ（イスタンブール）に開催地を譲ってもよかったのではないか，などと今さらながら考えたり，やるからにはぜひ立派なものにしてほしいと思ったりした。そこで，2015年当時，いろいろな機会に私が主張していたのは，この際，東京オリンピックにおいて，何らかの形で，わが国の「皆保険」をアピールするような催しが考えられないか，ということだった。セン教授も述べているように，日本の（比較的早期の）皆保険体制の達成は，これから同じような道をたどろうとしている世界の他の国々にとって大いに参考になるものと思われる。（イギリスとは違って？）あまり積極的な反応が見られなかったのは残念な限りだが，この提案を読者諸賢はどのようにお考えになるだろうか。

問題提起 ❾　わが国の皆保険体制の課題を具体的に挙げるとともに，そうした課題に対してどのような対応を図ればよいか論じなさい。

日本のいちばん長い日

「夏」という季節は，人を妙に回顧的にするところがあるようだ。わが国では，第2次世界大戦の敗戦が8月だったこともあって，この時期になると，第2次大戦の終結を扱った映画やテレビ番組がよく放映されるようになる。中でも最も有名なのが「日本のいちばん長い日」だろう。2015年8月，前作から50年近く経って，リメイク版の映画が公開されたが，私にとっては，やはり1967年制作のモノクロ版が印象深いものがある。仲代達矢がナレーターを務める「実録」風のスタイルは，岡本喜八監督らしくテンポのよい運びで，緊迫感があった。キャストも，三船敏郎の阿南陸軍大臣，山村聰の米内海軍大臣をはじめ，錚々たるメンバーだった。笠智衆の鈴木貫太郎首相はちょっと寅さんの「御前様」を思い出してしまったが，写真で見る当時の鈴木総理の風貌を彷彿とさせるところがあったように思う。また，2015年7月に急逝した加藤武が迫水内閣書記官長を演じていたことも思い出される（これも結構似ていた）。それから何といっても，若き日の黒沢年男演ずるクーデター派の青年将校・畑中少佐は迫真の演技だったと思う。

「日本のいちばん長い日」は，当初，大宅壮一編として出版されたが，その後，実質的な著者である半藤一利氏の名前で「決定版」が刊行されている。今回の映画は，この「決定版」に基づくもののようだ。半藤氏と言えば，夏目漱石の孫娘のお婿さんで，漱石や荷風に関する数多くの軽妙洒脱なエッセーでも知られているが，「歴史探偵」を自認しているだけあって，第2次大戦を中心とする著作には読みごたえのあるものが多いように思う（たとえば，『ノモンハンの夏』や『「真珠湾」の日』ともに文春文庫など）。ちなみに「日本のいちばん長い日」というタイトルは，アメリカのノンフィクション作品 "The Longest Day" から取られたということだ。"The Longest Day" と言ってもあまりピンとこないが，『史上最大の作戦』と言えば，「ああ，あれか」とお気づきの方も多いのではないだろうか。1944年6月6日，連合軍によるノルマンディー上陸作戦の1日（いわゆるD-デイ）を描いたノンフィクションで，ジョン・ウェインをはじめとするオールスターキャストで映画化されたことでも有名だ。そのひそみにならえば，日本の「いちばん長い日」は，まさに昭和20年8月14日から15日にかけての1日であったということになるわけで，これは，今から考えても，なかなかよいタイトルだったと思われる。

ところで，同じ半藤氏の著書『いま戦争と平和を語る』（日経ビジネス人文庫）によれば，かつて半藤氏が大学生に対して昭和史の講義を行った際，「第2次世界大戦で日本と戦わなかった国はどこか」（①アメリカ，②ドイツ，③ソ連，④オーストラリアの中から1つ選ぶ）というアンケートを行ったところ，アメリカにマルをした学生が50人中12，3人もいたそうだ。そして，「オーストラリアならまだしも，アメリカにマルをするとはいくらなんでも君たち」と半藤氏が言ったところ，1人がおもむろに手を挙げて，一言。「どっちが勝ったんですか？」。

これはちょっと笑えない笑い話だ。「戦争体験が風化してきている」などということがよく言われるが，これはそういったレベルの話ではない。戦後77年の歳月は，「鬼畜米英」や「ABCD包囲網」を完全に「恩讐の彼方」に追いやってしまっているようだ。しかし，改めて考えてみると，確かに，学校で第2次大戦についてきちんと教わったかというと，私自身にもそういう記憶はない。だいたい高校の世界史などはフランス革命ぐらいで終わってしまった印象だし，日本史にしても明治維新まで行ったかどうか定かではない。歴史教科書における近現代の細部の記述を巡って大騒ぎをするわりには，実際には現場でその辺がちっとも教えられていなかったという「大問題」については皆口を拭って済ませていたということだろうか。原爆投下から70年を迎えた2015年6月に，原爆投下の日を正しく答えられない広島市民や長崎市民が相当数いるというNHKの調査結果が報道されていたが，むべなるかな，と改めて感じさせられた。

10

国民医療費に関する考察など

（1）　国民医療費とその財源

　わが国において，医療費が1年間に全体でどのぐらいかかっているのかを論じる際によく使われる基本統計が**国民医療費**であり，毎年厚生労働省から公表されている。「国民医療費」とは，簡単に言えば，病気やけがによって，1年間にかかった保険医療費の総額のことである。「病気やけがに伴う」経費ということだから，たとえば，健診の費用や通常分娩の費用などはカウントされていない。また公的保険給付外のいわゆる自由診療部分も入っていない。その一方で，患者の窓口一部負担は入っていることに留意する必要がある。

　国民医療費は，2019（令和元）年度で44兆3895億円となっている。国民医療費については，長らく「30兆円時代」が続いていたが，2013（平成25）年度に初めて40兆円を突破した。国民医療費が30兆円台の時代には，これと対比する形で，「パチンコ産業30兆円論」が喧伝されたこともある。これは，単純化して言えば，当時，市場規模が30兆円とされたパチンコで遊ぶカネがあるのだったら，同じ30兆円規模の医療費にもっとカネを出すべきだという議論である。ちなみに，私は，個人的にはこの議論に賛成だった。私はパチンコをしないし，いい若い者が，朝の10時前からパチンコ屋の前に長蛇の列で開店を待っている情景や，タバコの煙もうもうの店内に座ったきりで長時間過ごしている姿を見たりすると，これは「亡国産業」であるとの思い（偏見？）を強くもった。私の近年の研究テーマが「健康経営」であったことからも，こうした「不健康産業」は見逃すことができなかった面もある。そういった意味で，私は上記のような議論（主として医療界の方々の主張）に基本的なシンパシーを感ずるものである。しかしながら，一方で，研究者としての立場から言うと，この議論にはいささか問題があるということも申し上げてきた。

　どういうことかというと，わが国における国民医療費の財源は，その9割近くが保険料か税金という，公的に徴収されるおカネ（これを**公租公課**と呼ぶ）から成っている。国民医療費は，それこそ否応なく全国民から強制的に集められたおカネ（公租公課）で成り立っているわけである。これに対して，パチンコ代30兆円は，その評価は別として，ともかく個人が自分の自由意思で自分の財布から支払っているものである。これを同列に論ずることには，やはりムリがあるように思われる。むしろパチンコ代30兆円を，いかにしてうまく，広い

意味での健康・保健分野に誘導していくかが課題だということをずっと主張してきたが，これはまた別の話なので，今回はこれぐらいにしておこう。ちなみに，公益財団法人日本生産性本部「レジャー白書2021」によれば，2020年のパチンコ・パチスロ産業の市場規模は14兆6千億円台と，国民医療費の1/3程度の水準まで落ち込んでおり，かつての30兆円時代の勢いは，もはやないようだ。

（2） 国民医療費の財源構成

　さて，2019年度の**国民医療費の財源構成**を見てみると，保険料49.4％，公費38.3％，患者負担11.7％などとなっている。まず，目につくのは，**保険料**のウエイトの低さだ。わが国の医療については，社会保険方式であるとか，あるいは皆保険体制をとっているとか言われてきたが，実際には保険料の割合は50％を切っており，この状態が2004（平成16）年度から16年間続いている。これは，社会保険方式をとっている国としては，異例に低い比率だと言える。なぜこんなに保険料のウエイトが低いのかと言えば，その最大の要因は**公費**の投入割合の高さにある。公費，すなわち，国や地方政府が税金を投入している部分が4割近くを占めている。

　さらに重要なことは，この「公費」は決して各制度に一律に投入されているわけではないということだ。たとえば，公務員等対象の共済組合や民間大企業の被用者・家族対象の健保組合等には原則として公費は入っていない（健保組合については一部定額の予算補助があるが）。これに対して，民間中小企業の被用者・家族対象の協会けんぽには国庫負担が給付費等の16.4％，退職者・自営業者等対象の市町村国保には全体として国と都道府県の負担が給付費等の50％，さらには後期高齢者医療制度には，国，都道府県，市町村の負担が給付費の50％投入されている。また，生活保護（医療扶助）は，当然のことながら，全額公費によってまかなわれている。このように，明らかに各制度の財政力に応じて公費の傾斜配分が行われており，財政力の強い制度には公費投入をせず，「社会保険」方式を貫いている一方で，財政力の弱い制度には高率の公費が投入されているわけである。換言すれば，こうした公費の傾斜配分を行うことによって，ようやく「皆保険」体制が維持されてきていると言えるだろう。国民医療費に4割近い公費が投入されているということには，大きな意味があると言える。その一方で，公費負担のウエイトは長期的には上昇傾向にある。これは，社会経済情勢の変化に伴い，公費投入割合の高い制度（医療扶助，後期高齢者医療制度等）が拡大傾向にあるのに対し，公費が入っていない制度（共済組合や健保組合）が縮小傾向にあることの結果である。こうした公費のウエイトの上昇が，医療費の財源問題や医療費適正化の問題が取り沙汰される背景にある基本的な事実であると言える。保険料，公費，患者負担いずれにせよ，最終的には国民が負担するものであることには変わりないが，問題はこれらを負担する主体が微妙に異なっているということである。国民医療費のマクロ的な財源構成をど

う考えるかは，重要な政策問題であると考えられる。

　次に，**患者負担**が11.7％というのは，常識的に見てかなり低い水準だと言える。通常，窓口での患者負担率は30％（3割）なのではないだろうか。なぜ患者負担の割合がこんなに低いのかと言えば，そこには少なくとも次の2つの要因が考えられる。まず第1は，**3割負担は原則だが，例外もある**ということだ。たとえば，生活保護（医療扶助）については，患者負担はゼロである。また，高齢者は年齢と所得水準に応じて患者負担は1割ないしは2割の人が多い。義務教育前の児童も2割負担だ。さらに難病等特定の疾病や原爆被爆者の方等については患者負担が軽減される制度がある。そして，第2に，いわゆる**高額療養費制度**の存在が大きい。高額療養費制度は，現在，患者の所得水準等に応じた複雑な制度になっているので一概にいくらとは言えないが，たとえば100万円の医療費がかかった人の患者負担額は30万円ではなく，8〜9万円程度に抑えられている。こうした種々の配慮によって，3割負担と言いながら，患者負担率は実際には12％弱という低い水準となっているのである。

問題提起 ❿　　国民医療費の財源別構成割合の現状を，どのように評価するか。また，どのような構成割合が望ましいだろうか。

Column

福岡についての個人的な体験

私が12年を過ごした福岡のことについてお話ししよう。福岡について語るということになると，いろいろな連想が次々と湧いてきて，収拾がつかないことになる。ここでは，私が12年間居住し，勤務地でもあった「東区」を含む福岡の行政区のことを中心にお話ししてみよう。

政令指定都市である福岡市は，現在，7つの行政区に区分されている。東，西，南，城南，中央，博多，早良の7区だ。このうち，北側は海（博多湾）なので，東西南の3区と，中央区があるのはわかるとしても，「城南区」とはこれいかに？　そもそも城がないじゃないか，などと言ってはいけない。福岡は黒田氏52万石の堂々たる城下町であり，大阪以西では熊本城をしのぐ最大規模の城郭（福岡城，別名舞鶴城）を誇っていた。現在は石垣や一部の構造物が残っているだけだが，その規模の大きさは，外堀が現在の広大な「大濠公園」となっていることからもうかがわれる。

次に，「博多区」だが，福岡市の中に博多区があるというのは，何とも象徴的な話だ。一方で，JRの駅は博多駅，西鉄の駅は西鉄福岡（天神）であり，空港は福岡空港である。この辺の事情については，NHKの大河ドラマ「軍師官兵衛」などでだいぶ理解が広まったようだが，そもそも「福岡」というのは「外来語」であり，この地は古来「博多」と呼ばれてきた（博多商人，博多織，博多人形から博多っ子まで）。それが，関ヶ原の役後，黒田氏の入府に伴って，黒田氏の故地である備前国福岡村にちなんで城の名がつけられ，町人の町である博多と区別する形で城下町・福岡が誕生したというわけだ。そして，「福岡」の名前は，市のみならず県の名称にも取り入れられ，今日に至っているわけだが，一方，夏の風物詩「山笠」はやはり「博多祇園山笠」であり，断じて「福岡山笠」ではない。このあたりの「二義性」が福岡・博多という都市の1つの魅力になっているように思われる。

それから，「早良区」だ。福岡市西南部に最大の面積を有するこの区の名前は，律令制以来の古い地名である早良郡から来ている。「早良」という古語（早良親王という歴史上の人物もいた）の意味は，不明にしてつまびらかにしないが，魚の

鰆や植物の椹（ヒノキ科の常緑樹）にも通ずる音のこの地名には何やら床しいものがあるような気もする。読者諸賢の中に「早良」の意味をご存知の方がおられれば，ご教示いただければ幸いだ。

最後に「東区」だが，福岡市の中でも最大の人口（30万人強）を有する行政区である。金印の出土した志賀島，神功皇后ゆかりの香椎宮，さらには蒙古襲来の折の「敵国降伏」の扁額が掲げられている筥崎宮といった古代以来の歴史の色濃い地域である一方で，博多湾東部の埋め立てが進行し，人工島アイランドシティの造成も進められていた。九州大学は本部が箱崎，そして医学部，歯学部，薬学部の3学部と附属の病院から成る病院キャンパスが馬出と，いずれも東区に立地してきた。近年，病院キャンパスを除く大部分の大学機能を西区の伊都新キャンパスに移転したが，私が在籍していたころには，まだ，九大といえば東区といったイメージがあった。ちなみに伊都は，魏志倭人伝に言う「伊都国」の跡だとされており，九大新キャンパス造成にあたっても，大量の遺跡や出土品があり，工事が難航したそうだ。

このように，新旧さまざまな要素が混在する福岡・博多だが，市の人口は増加し続け，2020年についに160万人を突破した。「人口減少社会」日本においては，例外的な人口増加地域であると言えるだろう。私が小学生の頃は，いわゆる6大都市（東京，横浜，名古屋，京都，大阪，神戸）に続くのは，北九州市であり，福岡市は政令指定都市ですらなかった（福岡市が政令指定都市になったのは北九州市から遅れること9年，札幌，川崎とともに1972年のことだった）。現在は，かつての「6大都市」ですらなく，人口順位だけ見れば，札幌・福岡が神戸・京都を抜いているようだ。

このように人口データは，都市の盛衰を見るうえで，単純ながら，有効な情報を提供してくれる。都市の大きさを測る指標としては，最も手っ取り早く，わかりやすいデータであるといえるだろう。一方，医療におけるこうしたデータといえば，やはり「国民医療費」データでということになるのではないだろうか。

11

医療における資産と所得の問題

（ 1 ） 「ヴィアジェ」について

　いささか旧聞に属するが，2015 年 11 月末に，「パリ 3 区の遺産相続人」（原題は「My Old Lady」）という英仏米合作映画を観た。「パリ 3 区」ということであるから，セーヌ川の北（右岸），ほぼパリ市中央部を舞台とした話である。パリの全 20 区と，3 区の位置については，項末に簡単な地図（図 2-6）を掲載したので，参照されたい。映画は，パリ 3 区にある古い館を相続したアメリカ人の男（ケヴィン・クライン）が，フランス独特の不動産売買制度（ヴィアジェ）を通じて体験する家族の過去および現在，そして彼自身の再生の物語であった。あの「いちご白書」（1970 年公開のアメリカ映画，ユーミンの名曲により知られるようになった）の脚本で知られるイスラエル・ホロヴィッツの初監督作品だそうだが，なかなか見応えのある映画だった。主演のケヴィン・クラインとクリスティン・スコット・トーマスは，アメリカ映画「海辺の家」でも，別れた夫婦役を演じていたが，今回はそれに加えて，イギリスの名女優マギー・スミス（「ハリー・ポッター」シリーズのマクゴナガル先生）がいい味を出していた。

　さて，この映画の重要な背景となっていたのが，**ヴィアジェ**（Viager）である。ヴィアジェというのは，「終身年金」のことだが，不動産の売買に伴い，買い主は一時金（ブーケ）を支払うほか，売り主が死ぬまで毎月一定額の年金を支払い続ける制度のことだ。そして，売り主は死ぬまでその不動産に住み続けることができる。売り主が（事前の予想よりも）長生きすれば，買い主が損失を被るリスクが発生する一方，売り主が早逝すれば，買い主は比較的安い価格で当該不動産を入手することができ，利益を得ることになる。つまり，これは，一種の長生きのリスクをカバーするためのしくみであると言える。この映画の公式サイト（当時）によれば，「総額がいくらになるかわからず，ギャンブル性が高いヴィアジェは，売却希望者は多いものの，購入者は限られていた。しかし近年，高齢者の増加に伴い，ヴィアジェに注目が集まり始めている」とのことだ。

　わが国においても，類似したしくみとして，いわゆる**リバース・モーゲッジ**（Reverse mortgage）という制度がある。リバース・モーゲッジは，不動産売買の一形態であるヴィアジェとは違って，基本的に不動産を担保とする融資制度である。1980 年代に東京都の武蔵野市が導入した「武蔵野方式」が有名だが，不動産を保有している高齢者が，その価値を現金化できるという意味では，ヴィ

アジェと似たしくみであると言えるだろう。こうしたしくみが映画の重要な背景になっているというのも，（洋の東西を問わず）人口高齢化が社会の大きなテーマとなってきていることの反映であると思われる。

（2）「資産」と「所得」をどう考えるか：「ストック」と「フロー」

さて，こうした（特に高齢者の）**資産**と**所得**の問題を考えるにあたって，有用な概念として，**ストック**（stock）と**フロー**（flow）という考え方がある。「ストック」と「フロー」というのは，経済学などでよく使われる概念である。「フロー」というのは，文字どおり，「（水の）流れ」のことであるから，一定期間の間に流れる量を意味する。これに対して，「ストック」というのは，まさにその「フロー」の結果，たまった（ストックされた）総量のことである。たとえば，ダムにたまっている水量が「ストック」であり，これに対して，一定期間にダムに流入したり，流出したりする水量が「フロー」であるということになる。

経済関係でいえば，不動産や貯蓄のような「資産（wealth）」が「ストック」であるのに対して，給料や賃料のような毎月（あるいは毎年）入ってくる「所得（income）」が「フロー」である。会計における財務諸表で言うと，貸借対照表が期末時点でのストックを表現しているのに対し，損益計算書は当該会計年度におけるフローを表している。先の問題に戻って考えてみると，パリ3区の古い館は「ストック」であり，毎月売り主に支払い続けられるヴィアジェは「フロー」ということになる。言葉を換えて言えば，ヴィアジェというのは，手持ちのストックである不動産を毎月支払われるフローに変えるしくみであるということになる。

一般に，高齢者は，若い世代と比較すると，相対的に不動産や金融資産のような「ストック」を潤沢に保有しているのに比べ，「フロー」の所得が少ない傾向がある。これは長年生きてきた結果として一定の「ストック」が手元に残るのに対して，仕事からはリタイアしているため，年金以外の「フロー」としての所得があまりないためだ。少数の恵まれたケースは別として，多くの場合，自分が居住している不動産（ストック）と年金（フロー）だけで，なんとか長い老後を過ごしていかなければならないというのが普通だろう。そうすると，いかにして，手持ちの不動産（ストック）をフローの所得に転換していくかということが課題となってくる（うまく転換できないと，年金で細々と暮らした後，誰も住まない住宅が「遺産」として残ることになる）。ヴィアジェやリバース・モーゲッジは，まさにこうした「ストック」を「フロー」化するしくみである，と考えることができる。

（3） わが国の医療における「資産」と「所得」

さて，ここで，少し視点を変えて，わが国の医療における「資産」と「所得」の取り扱いの問題について考えてみよう。一般に，社会保障制度において，「資

産」が考慮されるのは，生活保護等の場合に限られるのに対して，「所得」は，さまざまな局面で広く考慮の対象になっている。わが国の生活保護制度においては，いわゆる「ミーンズ・テスト（means test）」によって，収入のみならず保有資産まで含める形で，給付対象および給付額の判定が行われている。これは**補足性の原理**と呼ばれ，生活保護法第4条第1項において，「保護は，生活に困窮する者が，<u>その利用し得る資産，能力その他あらゆるものを</u>，その最低限度の生活の維持のために<u>活用する</u>ことを要件として行われる」（下線は引用者）と規定されている。たとえば，保有する土地や家屋は原則売却となるが，現に居住しているものについては，処分価値が著しく大きいものを除き，保有が容認されている（「パリ3区の邸宅」は，なかなか微妙なところかもしれないが）。また，預貯金についても原則として収入認定されることになっている。「補足性の原理」とは，上述した「ストック」を「フロー」化して，申請者の資力を判定するしくみを含んでいると言えるだろう。

これに対して，年金や医療等の社会保険においては，**資産**が考慮されることはあまりない。例外として，国民健康保険の保険料（保険税）賦課におけるいわゆる「4方式」において，**資産割**が考慮されることがある。この場合の「資産割」とは，被保険者の有する固定資産の価値（実際には，固定資産税額または固定資産税額のうち土地・家屋に係る分の額）に応じて賦課される部分のことである。4方式においては，所得割，資産割，被保険者均等割，世帯別平等割の4つの要素に着目した賦課が行われている。

社会保険における**所得**の位置づけについては，「負担」と「給付」という2つの側面から考えることができる。まず，**負担**については，上述したような保険料の賦課徴収の話である。一般に，厚生年金や健康保険といった典型的な社会保険における保険料については，上下限付きの標準報酬月額および上限付きの標準賞与額（ボーナス）に一定の保険料率を乗じて算定されている。健康保険の場合，2021年現在，標準報酬月額は第1級の5万8千円から第50級の139万円までの50等級が設定されている。また，標準賞与については，年間573万円の上限が設けられている。現在の健康保険法の規定では，標準報酬月額の最高等級該当者の全体に占める割合が1.5％を超え，その状態が継続すると認められる場合に，改定後の最高等級該当者の全体に占める割合が0.5％を下回らない範囲において，政令で等級を追加できることとなっている（健康保険法第40条第2項）。

つまり，社会保険の保険料については，上下限のある所得比例の負担となっているわけである。社会保険といえども「保険」である以上，所得水準が高ければ（給付と無関係に）いくらでも保険料負担を求めることができるというわけではない。一方，「社会」保険であることから，加入者の「連帯」の精神に基づき，一定の範囲内では，被保険者の負担能力（所得水準）に応じた負担が求められている（この辺が純粋な民間保険と違うところである。民間保険では，加入者の所得水準とは関係なく，むしろ加入者の既往歴や健康状態などのリスクの程度に応じた保険料額が設定されるのが普通である）。そういった意味で，社会保険料は，累進的な所得税と逆

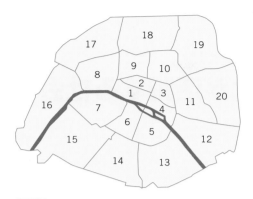

図2-6 パリ20区の構造

進的な消費税の中間的な性質のものであると考えることができるだろう。

　次に，**給付**の面についてである。保険給付については，2003年の医療保険制度改革以来，各制度を通じ，患者の窓口負担は原則3割負担で統一された。また，主要な保険給付の内容についても，各制度間で大きな差はなくなっている（給付の公平化）。保険給付については，もともと「所得」を考慮することはごく例外的な措置だったが，近年の制度改革を通じ，次第に「所得」水準に応じた給付という考え方が拡大しつつある。たとえば，高額療養費については，年齢および所得水準に応じた自己負担限度額が設定されているし，高齢者の一部負担についても，現役並みの所得を有する人は3割負担なのに対し，それ以外の高齢者は1割ないしは2割負担とされている。さらに，2013年に公表された社会保障制度改革国民会議の報告においては，高額療養費について，「低所得者に配慮し，負担能力に応じて応分の負担を求めるという保険料負担における考え方と同様の制度改正が求められる」としている（下線は引用者）。しかしながら，保険給付について，どこまでこうした「負担能力に応じた給付」という考え方がとれるのかは，制度設計にかかわる基本問題であり，十分検討を行う必要があるものと思われる。

　パリは，図2-6に示したように20の行政区（arrondissements）から成っている。中心部の1区から始まって，時計回りに周辺部へと20番まで順番が続いていく。セーヌ川は図で右から左に向かって流れているので，北側が右岸（rive droite），南側が左岸（rive gauche）ということになる。ちなみに1981年から1983年まで私が妻と住んでいたのは，勤務先であったOECD（経済協力開発機構）が所在するパリの西南の端16区（の30m²ほどのstudioと呼ばれるワンルームのアパート）であった。

問題提起 **11**　公的医療保険の給付について，どこまで受給者の所得水準を考慮に入れるべきだろうか。たとえば，「大邸宅に住んでいるが，低い年金収入しかない高齢者について患者負担を引き下げること」についてどう考えるか。

12

女性が活躍する社会と医療について

（1） 医療におけるジェンダー問題

　　第2次安倍政権の重要なスローガンの1つに「すべての女性が輝く社会づくり」というのがあった。官邸のホームページを見ると，「様々な状況に置かれた女性が，自らの希望を実現して輝くことにより，我が国最大の潜在力である『女性の力』が十分に発揮され，我が国社会の活性化につながるよう，『すべての女性が輝く社会づくり本部』を設置」し，「この本部が司令塔となり，女性の活躍を阻むあらゆる課題に挑戦してまいります」とされていた（下線は引用者）。何しろ人口の半分（以上）は女性なのだから，それがいつまでも「潜在力」などであっていいわけはない。だいたい，昔から，日本女性の能力については国際的にも高い定評を勝ち得ていたのに対し[注9]，日本の男は，「あの魅力的な日本女性と，とうてい同じ民族とは思えない」と言われていたほど評価が低かったものだ。私自身も含めて，いつまでもそんな（国際的評価のきわめて低い!?）男だけの世界をつくっていては，日本が沈没してしまうのもむべなるかなと思われる。そういった意味でも，「すべての女性が輝く社会づくり」というのは，わが国にとって喫緊の課題であると言えるだろう。

　　そうした中で，医療は，（他分野と比べれば，まだしも）比較的女性が活躍する機会が多かった分野であると言える。表2-7 に，わが国の**医療者の男女別人数**を示した。これを見ると，医師・歯科医師については，女性の割合がまだ2割程度であるが，薬剤師では6割，看護職員では9割を超えており，女性が多数を占めていることがわかる。また，表2-8 には，2004年から14年間の医師の男女別比率の推移を示しているが，**女性医師の割合**が着実に増加し，2014

表2-7 わが国の医療者数の概況：2018年末

職種	男性（人）	女性（人）	総数（人）
医師	243,667（78.1%）	68,296（21.9%）	311,963
歯科医師	79,611（75.9%）	25,297（24.1%）	104,908
薬剤師	120,545（38.7%）	190,744（61.3%）	311,289
看護職員	118,284（ 7.3%）	1,494,667（92.7%）	1,612,951

注：看護職員は，保健師・助産師・看護師・准看護師の合計であり，就業者数である。その他の医療従事者については届出数である。
［出典］厚生労働省：「平成30（2018）年医師・歯科医師・薬剤師統計の概況」および「平成30年衛生行政報告例（就業医療関係者）の概況」より作成

表2-8 医師の男女比率の推移

年次	男性（%）	女性（%）
2004 年	83.5	16.5
2006 年	82.8	17.2
2008 年	81.9	18.1
2010 年	81.1	18.9
2012 年	80.4	19.6
2014 年	79.6	20.4
2016 年	78.9	21.1
2018 年	78.1	21.9

［出典］厚生労働省：「平成16（2004）年〜平成28（2016）年医師・歯科医師・薬剤師調査の概況」および「平成30（2018）年医師・歯科医師・薬剤師統計の概況」より作成

年末には初めて20％を突破したことがわかる。特に，若い世代ほど女性医師の割合が高くなっており，2018年末のデータでは，29歳以下では35.9％，30〜39歳層では31.2％と，いずれも3割を超えている。近い将来，わが国にも女性医師3割時代が到来することは確実なようである。

　このように，（看護職員はまだ女性が圧倒的に多い状況が続いているが）医療従事者の男女比が次第に男女のバランスがとれる方向に動いていることは，ある意味では当然であると言える。何しろ，患者の半数は女性であり，同性の医療従事者がいるということはしごく当たり前なことでもある（厳密に言うと，高齢化の影響もあって，実は患者の多数を占めるのは女性である。平成29年（2017）患者調査の概況によれば，推計患者数のうち，入院の54.3％，外来の57.5％は女性となっている）。

（2） 各国の女性医師の割合

　こうした状況を諸外国と比較してみたのが，図2-7である。これは，2015年末から開催されている「医療従事者の需給に関する検討会・医師需給分科会」に提出された資料であるが，OECD加盟諸国の中では，日本の女性医師の割合は近年増えてきたとはいえ，依然として最低水準にあることがわかる。OECD諸国においては，すでに平均的には3割から4割の医師が女性であるという状況にあるわけであり，わが国だけがいつまでも「例外」を続けることはできないだろう。医療行政や医療機関の経営においても，女性医師の存在を前提とした発想が必要になってきている。その際，今後求められるのは，こうした「数」の問題だけではなく（それももちろん重要だが），それとともに，いかに女性医療従事者の処遇を高めていくかという，「質」の問題であると思われる。今後，優秀な女性医療人材を各種の診療部長や，院長・副院長，保健所所長，官公庁の幹部等にどんどん登用していくことが求められる。国際医療保健の世界では，ジュネーヴに本部を置くWHO（世界保健機関）については，臨時就任を除く歴代8人の事務局長のうち，ブルントラント元ノルウェー首相に次いで2代目の女性事務局長が，前任のマーガレット・チャン博士（香港出身）であった。

女性医師の割合（国際比較）

各国の人口 1000 人当たり臨床医数

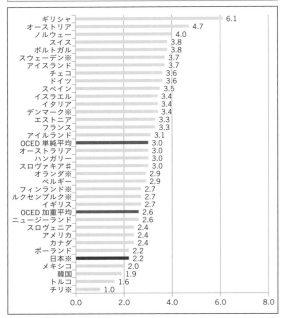

ギリシャ	6.1
オーストリア	4.7
ノルウェー	4.0
スイス	3.8
ポルトガル	3.8
スウェーデン※	3.7
アイスランド	3.7
チェコ	3.6
ドイツ	3.6
スペイン	3.5
イスラエル	3.4
イタリア	3.4
デンマーク※	3.4
エストニア	3.3
フランス	3.3
アイルランド	3.1
OCED 単純平均	3.0
オーストラリア	3.0
ハンガリー	3.0
スロヴァキア♯	3.0
オランダ※	2.9
ベルギー	2.9
フィンランド	2.7
ルクセンブルク※	2.7
イギリス	2.7
OCED 加重平均	2.6
ニュージーランド	2.6
スロヴェニア	2.4
アメリカ	2.4
カナダ	2.4
ポーランド	2.2
日本※	2.2
メキシコ	2.0
韓国	1.9
トルコ	1.6
チリ※	1.0

※は 2008 年　♯は 2007 年
注1　単純平均とは，各国の人口当たり医師数の合計を国数で割った数のこと。
注2　加重平均とは，全医師数を全人口で割った数のこと。
注3　ギリシャ・フランス・アイルランド・オランダ・カナダ・トルコは研究機関等に勤務し臨床にあたらない医師を，ポルトガルは資格を有しており現役で働いていない医師を含んでいる。

OECD Health Data 2011

各国の女性医師の割合（%）

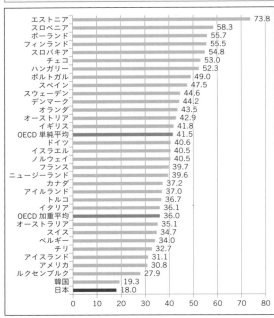

エストニア	73.8
スロベニア	58.3
ポーランド	55.7
フィンランド	55.5
スロバキア	54.8
チェコ	53.0
ハンガリー	52.3
ポルトガル	49.0
スペイン	47.5
スウェーデン	44.6
デンマーク	44.2
オランダ	43.5
オーストリア	42.9
イギリス	41.8
OECD 単純平均	41.5
ドイツ	40.6
イスラエル	40.5
ノルウェイ	40.5
フランス	39.7
ニュージーランド	39.6
カナダ	37.2
アイルランド	37.0
トルコ	36.7
イタリア	36.1
OECD 加重平均	36.0
オーストラリア	35.1
スイス	34.7
ベルギー	34.0
チリ	32.7
アイスランド	31.1
アメリカ	30.8
ルクセンブルク	27.9
韓国	19.3
日本	18.0

メキシコおよびギリシアについては，女性医師の数が得られなかったため除いている。
注1　単純平均とは，各国の女性医師の割合を国間で平均をとったもの。
注2　加重平均とは，OECD 加盟国全体における女性医師数を総医師数で割ったもの。
注3　チリ，エストニア，アイルランド，イスラエル，イタリア，ニュージーランド，ポルトガルは資格を有している医師数，カナダ，フィンランド，フランス，オランダ，スロバキア，トルコは活動している医師数を登録している。

図2-7　各国の臨床医数と女性医師の割合

［出典］厚生労働省：「医療従事者の需給に関する検討会・医師需給分科会（第 1 回）」，2015 年 12 月 10 日，資料 4 より一部改変

問題提起 　　わが国では，看護職員は圧倒的に女性が多いが，このことをどう評価するか。その利害得失を論じなさい。

「びっくりぽんや！」

　2016 年に放映された NHK の朝ドラ「あさが来た」は好評で，視聴率も高い水準にあった。わが家でも，毎朝この番組を観てから出勤という習慣が確立していた。何といっても，主人公が歴代ヒロインの中でも，日本初の本格的女性実業家という，きわめて能動的，活動的な人物であることが，このドラマの最大の魅力であると言える。そもそも「あさが来た」という題は，主人公の白岡あさ（広岡浅子がモデル）の名前にかけて，しかも夜が明けて，「朝が来た」という感じが，いかにも一日の始まりを画す「朝ドラ」にふさわしい感じがする。

　しかし，寡聞にして，広岡浅子のことは，このドラマを観るまでは全く知らなかった。幕末に京都の三井家に生まれ，大阪の商家に嫁いで，明治に入ってからは炭鉱事業，銀行，生命保険等幅広い分野でビジネスを展開するとともに，日本女子大学の創設にかかわるなど，大変な功績を残した大実業家，社会運動家である。ペンネームは「九転十起生」というのだから，まさにビジネスの「リスクをとる」ことを知り尽くした，進取の気性に富んだ経営者であったと言えるだろう。ドラマの中に出てくる五代友厚（ディーン・フジオカ氏がたいへんな人気）や渋沢栄一（2021 年大河ドラマの主人公）については，日本史の教科書や小説（たとえば，城山三郎の『雄気堂々』）等で知っていたが，広岡浅子のことがすっぽり抜け落ちていたというのは，やはり「男性優位社会」における知識の偏りであると言えるかもしれない。しかし，その分，出てくる話が 1 つひとつ新鮮で，それもこの朝ドラの魅力となっているように思われる。

　さて，ドラマの中でヒロインがたびたび口に出すのが「びっくりぽんや！」という言葉である。これは，新しい事物に対して素直に驚いてみせる白岡あさの好奇心と柔らかな感受性をよく表した言葉だと思われる（ちなみに，あさのもう 1 つの口癖が「何でどす？」である。こちらも，あさの飽くなき好奇心と論理性（ロジカル・シンキング！）を表していると言えよう）。「びっくりぽんや！」というのは，どうやら本当の京都弁や大阪弁にはない言葉のようだが，便利なので，わが家ではちょくちょく使わせてもらっている。

　それにしても，最近の国際的な政治・経済分野での女性の活躍ぶりには，ちょっと「びっくりぽんや！」というところがある。たとえば，2016 年 1 月の台湾での総統選挙では，野党民主進歩党の蔡英文候補が大勝し，台湾初の女性総統に就任した。その後，対中国の毅然とした姿勢が支持され，2020 年には大差で再選されている。ヨーロッパでは，医師の資格をもつウルズラ・フォン・デア・ライエン氏が 2019 年に第 13 代 EU 委員長に就任し，その出身国ドイツでは，メルケル首相が 16 年以上の長期政権を維持して，2021 年 12 月に勇退した。また，コロナ禍の中では，ニュージーランドのジャシンダ・アーダーン首相の活躍ぶりが目立っている。一方，経済の世界では，ジャネット・イエレン氏がアメリカ連邦準備制度理事会（FRB）議長を経て，財務長官に就任しているし，クリスティーヌ・ラガルド氏（フランス）も，国際通貨基金（IMF）専務理事を経て，欧州中央銀行総裁に就任しているが，いずれも初の女性トップである。こうした海外における女性の活躍ぶり，また，スポーツ等他分野での日本人女性の活躍ぶりと比較すると，政治経済分野での大和撫子の活躍はまだまだという感じがする。政治経済分野では，伝統的な「男性社会」の壁がそれだけ厚いということなのだろうが，そうした点も含めて考えると，明治時代における広岡浅子の活躍ぶりは，余計に「びっくりぽんや！」ということになるのではないだろうか。

13

QOD等を巡って

（ 1 ） QODについて

　医療の世界において，**QOL**（Quality of Life）という言葉は，すでにさまざまな局面において広く使用され，定着してきている。これに対して，近年，**QOD**（Quality of Death）ということが少しずつ言われるようになってきた。これは，やはり未曽有の**多死社会**において，人の**死の質**が次第に問われるようになってきたことの反映であると思われる。「人は皆必ず死ぬ」というしごく当たり前の事実がようやく当たり前のこととして再認識されるようになってきたとも言える。その場合，どのような「死」を迎えるか，「死の質」，QODをどう考えるかは，大きな問題である。そういった観点から見ると，2008年に公開された「おくりびと」という映画（滝田洋二郎監督）は，その辺りの人々の認識の変化をうまくとらえていたように思われる。主人公（本木雅弘）も主人公の妻（広末涼子）も，「納棺師」という仕事に対して，初めは世間一般と同じような偏見を抱いていたのが，次第に人生における葬儀の意義と，その中での納棺師の重要な役割に気づいていくという構成は，なかなか説得的だった。ちなみに，本作品は，同年の日本アカデミー賞各賞を総なめにしたばかりではなく，アカデミー賞外国語映画賞を受賞するなど，海外でも高い評価を受けているようだ。

　しかしながら，一方，QODはQOLに比べると，まだ，少なくともわが国においては十分定着している考えであるとは言い難い。私自身も，かつて委員を務めていた政府のある検討会で，こんな経験をした。当該検討会での検討結果を取りまとめ，いよいよ意見書を起草するという段になったとき，私は，意見書案中のある文章の表現について，サービス利用者のQOLやQODの観点を十分ふまえるべきである，という趣旨の発言をした。医療や介護サービスについて，供給側の視点だけではなく，もっと利用者の視点に配慮すべきであるという考えに基づくものである。すると，次の検討会で示された修正案においては，QOLという表現は盛り込まれていたが，QODのほうは省略されていた。どうやら，QOLに比べて，QODはまだ十分定着した概念にはなっていないからということのようであった。そして，これが，わが国におけるQODについての認識の現状であると言ってもよいだろう。

　一方，国際的には，イギリスの経済誌「The Economist」が，世界各国のQODの状況について，Quality of Death Index（死の質指標）を発表していること

が知られている。これを見ると，2010 年版では，日本は 40 カ国中 23 位と低い評価だったのが，2015 年版では，80 カ国中 14 位と，かなり上昇していることがわかる。2015 年版では，トップがイギリス，次いで，オーストラリア，ニュージーランド，アイルランド，ベルギー，台湾，ドイツ，オランダ，アメリカ，フランス，カナダ，シンガポール，ノルウェー，そして日本の順番となっている。英連邦諸国，ヨーロッパ諸国と並んで，台湾がかなり高い評価を得ていることが注目される（ちなみに，中国本土は 71 位であった）。この評価自体については，その妥当性等十分検証する必要があるが，少なくとも，そこには「日本の医療は世界一」と言って，簡単に済ませることのできない問題や課題が潜んでいる可能性が十分ある。いずれにしても，「多死社会」真っ只中の日本における QOD の問題については，エビデンスに基づいた，さらに突っ込んだ議論が必要であると思われる。

（2） 日本人の死亡場所の変遷

　　　　図 2-8 は，やや古いデータだが，2016（平成 28）年の厚生労働白書からとった図であり，**日本人の死亡場所の変遷**を示している。これを見ると，近年は，多くの日本人が医療機関（その多くは病院）で亡くなっていることがわかる。死

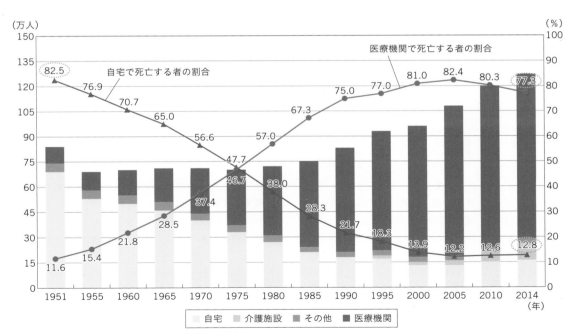

資料：厚生労働省政策統括官付人口動態・保健社会統計室「人口動態統計」より厚生労働省政策統括官付政策評価官室作成
（注）　1.「介護施設」は，「介護老人保健施設」と「老人ホーム」を合計したもの。
　　　　2.「医療機関」は，「病院」と「診療所」を合計したもの。
　　　　3.1990 年までは老人ホームでの死亡は，自宅又はその他に含まれる。

図2-8 死亡場所別に見た死亡数・構成割合の推移

[出典] 厚生労働省：平成 28 年版厚生労働白書, 2016 年 10 月, 図表 1-1-12

亡場所に関しては，まさに「病院化社会」と言っても過言ではない状況にある。しかしながら，昔からそうだったわけでは全くないことをこの図は示している。

たとえば，1951（昭和26）年を見ると，82.5％の人は自宅で亡くなっており，医療機関で亡くなった人の割合はわずか11.6％であった。当時の状況は近年とは真逆であり，つまり，この50年ほどの間にきわめて大きな変化が起こったということになる。図2-8で見ると，医療機関で死亡する人の割合は戦後急増し，逆に自宅で死亡する人の割合が急減していることがわかる。日本人は決して昔から病院で亡くなっていたわけではないのである。

そして，図2-8を見ると，すでに次の変化の兆しが表れている。医療機関で死亡する人の割合は2005年でピークとなり，すでに低下し始めている。これに対して，自宅で死亡する人の割合は逆に2005年で底を打ち，上昇に転じている。さらに，介護施設で亡くなった人の割合が急増してきている^(注10)。こうした変化の兆しおよび過去の大きな変化が60年ほどの間に起こったことをふまえれば，今後，もう一度大きな変化が起こることが十分予想される。それは，おそらく自宅や介護施設等，いずれにせよ医療機関以外の場所で亡くなる人が相当の割合となる社会であり，「脱病院化社会」と言ってもよいだろう。近年の介護医療院の創設等，病院以外の場での**看取り**の拡大が図られようとしているのは，こうした大きな変化に対応することを目指したものであると考えられる。

問題提起 **13**　日本における死亡場所の変化は，医療・看護のあり方にどのような影響を及ぼすと考えられるだろうか。

C o l u m n

『日本人の死生観』

最近，思うところあって，加藤周一，M. ライシュ，R. J. リフトン著，矢島翠訳『日本人の死生観（上）（下）』（岩波新書）を改めて読み返してみた。私がこの本を手にしたのは，厚生省に入省してすぐの頃（1978年）だったと思う。その頃は，現在のような「人口減少社会」や「多死社会」の到来は，頭ではわかっていても，実感としてピンとくるものではなかった。ちなみに当時の合計特殊出生率（1人の女性が一生に産む子供の数の推計値）を見ると，1977年1.80，1978年1.79となっている。人口置換水準とされる2.1は下回っているが，2016年時点で安倍内閣が目指していた「希望出生率1.8」とほぼ同じ水準にあったことがわかる。そういった中では，正直言って切迫した危機感に乏しかったのは事実だが，たまたま最初の配属先が年金局年金課というところだったためもあって，「人の死」ということについては，それなりに関心があり，この本を手にしたものだと思う。

この本は，日米の研究者が，それぞれの専門の立場から，明治以来の代表的な日本人6人の死を取り上げて，論考を展開したものである。6人とは，順に，乃木希典，森鷗外，中江兆民，河上肇，正宗白鳥，三島由紀夫である。著者たちも認めているように，この中には，女性が1人も入っておらず，相対的に日本社会のエリート層の人物だけが選ばれているといった偏りがある。私だったら，このほかに，正岡子規や夏目漱石はぜひ入れたい

ところだ。特に，子規の壮絶な後半生と，その中でも常にユーモアの感覚を忘れない客観描写（「写生」）については，『病牀六尺』や『仰臥漫録』（ともに岩波文庫）などで自ら描いてみせているとおりである。それから，女性だったら，平塚らいてう，市川房枝，さらには第12項コラムで登場した広岡浅子なども面白いかもしれない。

そうした中で，私が最も共感を覚える「死」は，森鷗外のそれである。鷗外・森林太郎は，周知のように，明治・大正を代表する大文豪であるとともに，陸軍省に精勤する官僚として，軍医の最高位である軍医総監まで上り詰めた。文字どおり，文武両道，文科理科両分野，さらには学問・芸術と実務の両面にわたって偉大な業績を挙げた，まさに「テエベス百門の大都」（p.45参照）と呼ばれるにふさわしい存在である。ちなみに，同書（下）でも取り上げられている三島由紀夫は，鷗外をたいへん尊敬していて，その簡潔明晰な文体を「アポロン的文章」として，高く評価している（三島由紀夫『文章読本』より）。三島によれば，「大学生になってから，突然，鷗外の味がわかり，鷗外の美に目をさまされた」とのことであり，「（鷗外の）resignation（諦観）とは，最後まで持場を放棄しない人の，平静さの勇気と，心の苦さとを，一つ言葉で語ったものと考えてよい」としている（三島由紀夫『作家論』より。（　）内は引用者の補足）。その鷗外最後の文章が有名な「遺言」である（正確には死の床での口述筆記）。少し長くなるが，その全文を引用すれば，次のとおりだ（下線は引用者）。

　　余ハ少年ノ時ヨリ老死ニ至ルマデ一切秘密
　　無ク交際シタル友ハ賀古鶴所君ナリ　ココニ
　　死ニ臨ンテ賀古君ノ一筆ヲ煩ハス　死ハ一切
　　ヲ打チ切ル重大事件ナリ　奈何ナル官憲威力
　　ト雖此ニ反抗スル事ヲ得スト信ス　余ハ石見
　　人森林太郎トシテ死セント欲ス　宮内省陸軍
　　皆縁故アレドモ生死別ルル瞬間アラユル外形
　　的取扱ヒヲ辞ス　森林太郎トシテ死セントス

　　墓ハ森林太郎墓ノ外一字モホル可ラス　書ハ
　　中村不折ニ依託シ宮内省陸軍ノ栄典ハ絶対ニ
　　取リヤメヲ請フ　手続ハソレゾレアルベシ
　　コレ唯一ノ友ニ云ヒ残スモノニシテ何人ノ容
　　喙ヲモ許サス　大正十一年七月六日
　　　森林太郎　言　（拇印）
　　　賀古鶴所　書

この有名な遺言を巡っては，すでにさまざまな論考が行われている。遺言としてはいささか強すぎる調子をもって，鷗外の「最後の抵抗」や「反逆」だとする見方もあるが，私はむしろ引用した遺言の下線部に表れている鷗外の「死生観」に強い共感を覚える。人間はそれぞれの与えられた条件のもとに，ある時代の限りある時間を生き，何事かを成し遂げ，そして最後は必ず死に至る。1人の人間にとって，「死は一切を打ち切る重大事件」であり，きわめて個人的な事柄であるため，「生死別るる瞬間」，「あらゆる外形的取扱ひ」を辞退する。そして，これまでのしがらみを離れ，一個の「森林太郎として」死んでいきたいというのは，きわめて率直かつ素直な態度なのではないだろうか。こうした言葉が，生涯倦むことなく孜々として努力を続け，あれだけの偉業を成し遂げた人物の口から出されたということに，私は深い感動を覚える。実際，鷗外は，帝室博物館総長として，最後に足腰が立たなくなるまで，日々精勤し続けたとされている。鷗外自身医師であるから，自分の病（長らく萎縮腎とされてきたが，実は結核だったようだ）については十分認識していて，しかし，仕事をせずに療養をして半年，1年長く生きるよりも，できる限り仕事をし続けたいという強い意志のもとに，いよいよ最後が近づく日まで医師の診察は拒否していたそうだ。そこには，文字どおり，「死を恐れもせず，死にあこがれもせずに」，「日の要求」に応え，淡々と「人生の下り坂を下つて」いった（森鷗外『妄想』より）人生の「達人」の姿を見る思いがする。

14

医療における「情報開示」

（1） 医療情報の開示を巡って

　世の中には医療・健康情報を扱ったテレビ番組が数多くある（コラムに記す例もそうだ）。ひと頃，MM 氏が司会をする人気番組の中で，これが健康にいいと紹介されると，たちまちその商品の売り上げが跳ね上がったというようなこともあったようだ。医療や健康情報に対する人々の関心は今なお非常に高いものがあるように見える。

　2016 年，私は，たまたま**医療情報**に関連した複数の政府の検討会の構成員となっていた。1 つは，内閣の「医療・介護情報の活用による改革の推進に関する専門調査会」である。同調査会は，2014 年夏に設置され，2015 年 6 月には，「医療機能別病床数の推計及び地域医療構想の策定に当たって」と題する 1 次報告を発表している。また，厚生労働省の関係では，保険局の「データヘルス時代の質の高い医療の実現に向けた有識者検討会」の委員を 2016 年 4 月以来務めていた。この検討会では，規制改革会議から提案された支払基金の業務やレセプトの審査支払体制の見直しにとどまらず，ビッグデータの活用等を通じた保険者機能の強化と医療の質の向上の問題を併せて検討していた。さらに，医政局の「医療情報の提供内容等のあり方に関する検討会」は，美容整形等における消費者トラブルを契機として検討会が設置されたものだが，併せて，医療機能情報提供制度等についても検討を行うこととなっている。これらの検討会は，主たる関心事項や検討の視角は異なるが，いずれもわが国の医療（介護）情報を活用して改革を進めていこうという基本姿勢は共通であると言える。その中で，医療情報の開示は重要な検討テーマの 1 つである。

　医療については，他の財・サービスに比べて，**情報の非対称性**が大きいことがその特色の 1 つであるとされてきた。「情報の非対称性（asymmetry of information）」というのは，（医療）経済学でよく使われる考え方である。財やサービスの供給側（売り手）と需要側（買い手）の間には，（程度の違いはあれ）質・量両面で情報のギャップが存在するのが普通だ。たとえば，乗用車やパソコンといった普通に広く使われている製品の場合であっても，（私のように）ごく普通のユーザーは，それらの製品の情報を完全にわかったうえで使用しているわけではない。そういった意味で，これらの製品を供給するメーカーと実際に使用するユーザーの間には「情報の非対称性」があると言える。しかしながら，乗用車やパ

ソコンのしくみを完全には理解していなくても，普通にこれらの製品を使用するのに大きな支障はない。「情報の非対称性」は，通常の財やサービスについても多かれ少なかれあるわけだが，それが大きな問題になることは，事故や欠陥製品などの特別な場合を除いては，あまりないと言えるだろう。

　これに対して，医療の場合は，他と比べ，相対的に非常に大きな「情報の非対称性」が存在すると言われている。医療サービスの提供者は，医師や看護師をはじめとする医療専門家である。いずれの職種についても，長期間にわたる専門的な教育を経て，国（都道府県）が実施する資格試験に合格し，さらに卒後にも実地の研修を受けて初めて臨床現場に立つことができるようになる。これに対して，サービスの受け手（患者）は，通常，医療に関しては「素人」である。医療・健康情報番組は熱心に見ているかもしれないが，文字どおり「生兵法はけがのもと」であり，あまり生半可な知識に頼って判断すると，取り返しのつかないことにもなりかねない。そういった意味で，医療に関しては，どうしても重要な意思決定を提供側の医療専門家の判断に委ねざるを得ない側面があることは事実である。

　これがいわゆる**お任せ医療**だが，しかし「命」という最も大切なものの運命を（「命運」と言うではないか！）自分で判断せずに，いかに専門家とはいえ他人に任せきりにしていいはずはない。特に，疾病構造の変化とともに，いわゆる生活習慣病のウエイトが高まり，1人の患者が同時に複数の疾患をもつようになってくると，専門家の判断だけではなく，やはり本人が自分の健康をどう考え，どのような生活態度を取り，病気にどのように対応していこうとしているかが重要になってくる。近年，医療の世界では，patient-centeredness ということがしきりに言われるようになってきている。**患者中心の医療**ということだが，まさに「お任せ医療」の対極にある考え方だと思われる。そして，患者が医療者とともに積極的に治療に向かい合う「患者パートナー医療」のほうが，「お任せ医療」よりも良好なアウトカムに結びついていることを示す研究成果も出されてきている。こうした patient-centeredness を進めていくためには，その前提として，医療情報の開示，提供が重要になってくるわけである。

（2）　比較情報の先進事例

　実は，近年，わが国においても，医療情報の開示や提供は，ひと頃に比べれば，格段に進んできている。たとえば，都道府県のホームページを見ると，所在する医療機関のさまざまな情報が幅広く開示されるようになってきている。しかしながら，こうした情報が**比較情報**として示されておらず，利用する側の一般国民にとっては，「使い勝手が悪い」ことが大きな問題である。そのことが，いわゆる「病院ランキング本」の隆盛に表れている。国民は現在の公的な情報開示には必ずしも満足していないということだろう。こうした面での先進事例として，アメリカ厚生省[注11]における Hospital Compare と Nursing Home Compare の例を紹介しよう。図 2-9 が Hospital Compare，図 2-10 が Nursing Home

（注11）
正確には，メディケアとメディケイドを所管するCMS（Centers for Medicare and Medicaid Services）のWebサイトである。

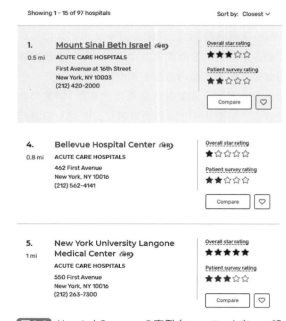

図2-9 Hospital Compareの事例（ニューヨーク市，一部抜粋）

［出典］CMS Web サイト：Medicare.gov より一部抜粋（2021年12月確認）

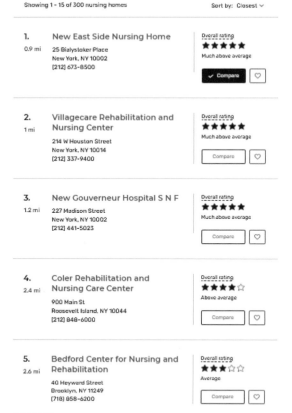

図2-10 Nursing Home Compareの事例（ニューヨーク市，一部抜粋）

［出典］CMS Web サイト：Medicare.gov より一部抜粋（2021年12月確認）

Compare から引用したものである。いずれもニューヨーク市所在の病院およびナーシングホームについての情報開示の一部である。これを見ると，まさに compare（比較）情報として病院やナーシングホームの評価情報が1つ星から5つ星の形で開示されていることがわかる。また，ここにはごく一部の評価情報しか示されていないが，背後には膨大なデータベースが整備されており，これらにも簡単にアクセスすることができる。これは一例にすぎないが，すでにここまでやっている国もあるわけであり，わが国においても今後こうした「比較情報」開示に向けた工夫が求められていると考える。

問題提起 14　医療における「情報の非対称性」の問題に対応するためには，（臨床現場も含め）どのような工夫が考えられるだろうか。

早朝にテレビの生放送番組に出演した話

勤務する大学のほうにテレビ出演の話が来て，2016年7月に本当に久しぶりにテレビに出た。昔，まだ厚生省に勤めていたころ，テレビ朝日の夜の人気番組「ニュースステーション」でインタビューに答えたことがあるが，テレビに出たのはそのとき以来のことだ。ちなみに，テレビの威力を思い知ったのは，その際，ほんの一瞬の出演だったにもかかわらず，大学卒業以来会っていなかった友人から電話がかかってきて，「見たぞ」と言われたときのことだった。そのとき実際にテレビに出たのは30秒間ほどだったが，撮影は30分以上かかったことを覚えている。録画の際にいろいろ意見を語っても，ほんの一部分だけが（前後の脈絡なく）使われる映像の怖さをつくづく感じたものだ。

今回は，「生放送」で，しかも早朝のBS番組（BSジャパン）ということだから，前回とはだいぶ条件が違っていた。一応，私が出演するコーナーの「シナリオ」のようなものが事前に用意され，私の出演時間は6分30秒の予定となっていた。以下，当日の奮戦記である。

放送があったのは，BSジャパンの「日経モーニングプラス」という朝のニュース・情報番組（月～金：6：40～7：50）中，「健康情報Gooday」というコーナーだった。私が出演するのは，だいたい7時半過ぎからということだったが，2時間前の5時半には家にタクシーが迎えに来た。「日経」なので，テレビ東京へ行くのかと思いきや，大手町の日本経済新聞本社ビルに連れていかれた。普通のオフィスビルである同ビルの中にスタジオがあるとは，そのときまで全く知らなかった。スタジオで，メインキャスターの榎戸教子さんやプロデューサーの方と挨拶し，別室で簡単な打ち合わせを行った。その後，私の出演部分について，2回ほどリハーサルを行った。リハーサルの中で，冗長な部分やわかりにくい部分を削除したりして，シナリオを「完成稿」にしていく。直前まで結構フレキシブルに手を入れていくのには，少々驚いた。

そして，いよいよ本番である。メインキャスターの榎戸さんと日経新聞編集委員の鈴木さんの間に座って，榎戸さんの質問に答える形で，「健康経営」について話をした。まあそう上がることもなく，淡々と（自分としては）普通に答えられたと思っている。ただ，放送を観た家族の感想では，司会の榎戸さんのほうをあまり向かずに，前方に視線を落として答えていたのはイマイチだったとのことだ。これは，実は，私の目の前に3台小さなモニターテレビの画面が並んでいて，ちょうど放送されているシーンが映し出されていたため，素人の私としては，ついついそちらのほうに目が行ってしまった結果である。確かに，その後，気をつけて見ていると，テレビ慣れした人や特に芸人さんたちは，明らかにカメラを意識した視線や表情をとっていることがわかった。これはもうプロとアマの違いということだ。

最後に，これは「オマケ」で，クイズに答えるコーナーがあった。こちらは，サブ・キャスターの天明麻衣子さんが仕切っていた。天明さんと言えば，東大卒の「クイズの女王」として有名な方で，わが家でもクイズ番組で何度も見たことのある人だった。天明さんから「スイカとトマトとどちらが好きか」と聞かれ（「スイカ」と答えた！），その後，スイカにはトマト以上にリコピンが含まれているという健康情報が紹介された。そして，8時前に無事番組が終了。大手町からそのまま大学へ出勤したという次第である。講義や講演などとはまた違った緊張感で少々疲れたが，これを毎朝続けているキャスターやスタッフの方々は，さすがにすごいものだと感じた（私はとても某予備校の人気講師「林先生」のようなわけにはいかないと改めて納得した）。

15

「2016年医療関係十大ニュース」

私の「偏見」で選んだ2016年医療関係十大ニュース

　早いもので，2016年もあっという間に「年の瀬」になってしまった。時間が誰にでも均等に流れているなどというのは全くの幻想で，年をとると，時間の流れる速さは何倍にもなるような気がする。ダリの絵画ではないが，年をとると，時計はぐんにゃりと柔らかく垂れ下がっていて，時間が溶け出してしまっているのかもしれない。あるいは，「2001年宇宙の旅」におけるボーマン船長が振り返ると，死の床にいる自分が見えるという有名なシーンが切実に身に迫ってくる。

　さて，本項では，2016年の年末に私が全くの私見（偏見）で選んだ「2016年医療関係十大ニュース」（と当時の所感）をご紹介しよう。それは，以下のとおりである。

▶1位：大隅良典教授，ノーベル生理学・医学賞受賞

　これを2016年の医療関係のトップニュースに挙げることについては，あまり異論はないかもしれない。大隅良典東京工業大学特任教授・栄誉教授が「オートファジーの仕組みの解明」により，2016年のノーベル生理学・医学賞を受賞した。この賞については，わが国からは，利根川進，山中伸弥，大村智の各氏に続いて4人目の受賞ということになる。「オートファジー」については，残念ながら全くの門外漢なので，コメントは差し控えるが，何しろたいへんな応用可能性を秘めた研究分野のようだ。

　大隅教授の経歴を拝見すると，福岡市馬出の生まれということだから，私が12年間勤務した九州大学のすぐそばということになる。ご出身の香椎小学校，香椎中学校というのも，私が借りていた香椎の宿舎からそう遠くないところなので，何となく親近感がある。いずれにしても，最近の日本人によるノーベル賞連続受賞はめでたい限りだが，大隅教授が今後の日本の研究環境についてあまり明るくない見通しを語っておられたことは印象に残った。

▶2位：消費税増税，2回目の延期

　これは，医療だけに限った話ではないが，やはり「地域医療構想」などとの関係で，医療に最も大きな影響がある政策決定だったと思われる。消費税については，民主党政権時代に当時野党だった自公両党との3党合意に基づき，5％から10％へ段階的に引き上げることとされ，2014（平成26）年4月に8％に引

き上げられた。しかし，その後，10％への引き上げは，2014年の決定に続いて，今回2回目の引き上げ延期ということになった。今回は，2017（平成29）年4月実施予定だったのを2年半延期して，2019（令和元）年10月実施としたものだ。いわゆる「2025年ビジョン」は，団塊の世代が皆後期高齢者になる2025年に向けて，質の高い医療・介護サービスへの転換を図り，その財源として消費税増税を打ち出していたものである。そして，これを引き継いだ「地域医療構想」も基本的にこうした考えのうえに立っている（たとえば，地域医療構想を推進していくため，都道府県に新たに設置された「基金」の財源としては，消費税増収分をあてるものとされていた）。そうしたことを考えると，消費税増税延期が地域医療構想の推進に悪影響を与えることが懸念される。

▶ 3位：熊本地震と災害医療対応

4月に熊本で震度7クラスの大きな地震が発生した。私は，2回目の「本震」があった4月16日未明は，たまたま出張で福岡に泊まっており，文字どおりベッドから飛び起きた。この地震により，直接死は50人，関連死を含めると220人（2017年時点）を超える死者が出たほか，被害総額は最大4.6兆円に上るものと推計されている。熊本城はまだ石垣等が崩れたままだし，大きな傷跡が随所に残っている。熊本市民病院をはじめ，医療機関も大きな被害を受けた。しかしながら，全国各地からの災害医療支援や，熊本はもともと急性期医療については全国のモデルとなるような機能分化と連携体制をとっていたこともあり，医療分野での復旧は早かったようだ。医療計画では「災害医療」は「5事業」の1つとして取り上げられているが，地震・災害列島であるわが国において，まさに「天災は忘れられた頃にくる」（伝・寺田寅彦）ことを改めて痛感させられた。

▶ 4位：オプジーボ，薬価50％引き下げ騒動

商品名オプジーボ（ニボルマブ）は，悪性黒色腫治療薬として，2014年9月から発売が開始された分子標的治療薬である。その後，肺がん等への適応拡大に伴い，その高薬価が大きな問題になった。2016年10月の経済財政諮問会議で取り上げられた後，中央社会保険医療協議会（中医協）で検討が行われ，通常の2年に1度の薬価改定とは別の緊急的対応として，きわめて異例なことながら，薬価の50％引き下げが決定（実施は2017年2月から）された。このケースは特異な事例かもしれないが，今後のわが国の医療のあり方を考えるときに重要な転換の契機となる可能性があるように思われる。

1つは，公定価格である診療報酬や薬価と市場価格との関係である。今回も海外と比べたときのわが国の高薬価が問題となったが，市場に代わって価格を決定するという（天をも恐れぬ？）行為を行う以上，そこには価格決定の透明性と説明責任が常に求められる。第2に，医療費増大の最大の要因である「技術進歩」をどこまで公的保険でカバーするのかという基本問題だ。従来，わが国においては，こうした「保険給付の範囲の問題」はあまり議論されることがなく，基本的に給付範囲は広くとっておきながら，患者負担率を引き上げるという政策がとられてきた。しかし，患者負担は（高齢者等を除き）3割負担でほぼ限界にきていること，高額療養費制度を手直しすることは可能だが，政治的に大き

な抵抗が予想されることから，保険給付の範囲の問題が今後前面に出てくる可能性がある。今回の「騒動」は，後から振り返ると，その1つの契機だったという位置づけがなされる日が来るかもしれない。

▶ 5位：新たな専門医制度スタートを1年延期

2013（平成25）年に，厚生労働省の「専門医の在り方に関する検討会」が，2年近くの検討のすえ，報告書を取りまとめた。同報告書では，新たな専門医に関するしくみについては，いわゆるプロフェッショナルオートノミー（専門家による自律性）を基盤とすることが提言され，新たな専門医の養成は，2017（平成29）年度を目安に開始することが提案されていた。この提言をふまえて設立された一般社団法人日本専門医機構は，2017年度から新たなしくみの下での研修開始（2020年度からの専門医の認定）を目指して検討を進めていた。しかしながら，2017年度からの実施については，日本医師会や病院団体，地方自治体等から，地域医療への影響についての懸念が強く出され，また，機構のガバナンスのあり方についても批判の声が上がった。こうした状況をふまえ，社会保障審議会医療部会に「専門医養成の在り方に関する専門委員会」が設置され，検討が行われた。こうした中で，日本専門医機構は，新たに発足した執行部体制のもとで，「新たな専門医養成の仕組みによる専門制度の運用」については1年間延期し，2018（平成30）年度施行開始という方針を打ち出した。プロフェッショナルオートノミーが必ずしもうまく機能しなかったことや，地域医療構想等によって地域医療が大きく変わろうとしている状況についての理解に問題があったとはいえ，こうした専門医の養成が喫緊の課題であることは間違いない。今回の混乱を超えて，新制度が円滑に動き出すことが望まれる。

▶ 6位：ジカ熱流行

ジカウイルスによる感染症の流行が，リオ・オリンピックを間近に控えたブラジル等で大きな問題となり，2月にはWHO（世界保健機関）が緊急事態宣言を行う事態になった。わが国でも4類感染症として感染症予防法上の追加指定が行われた。ジカウイルスは，特に妊婦が感染すると，新生児の小頭症との関連が強く疑われたため，大きな社会問題になった。日本でもこれまで数例の海外渡航者の症例が報告されているが，幸い今のところ感染の広がりはないようだ。しかしながら，ヒト，モノ，情報が世界を駆けまわるグローバル化の時代，今後もこうした「国際感染症」に対する対策はますます重要になっていくものと思われる（と書いたところ，その後，2020年に新型コロナウイルス感染症がパンデミックとなった）。

▶ 7位：横倉日本医師会会長，世界医師会会長就任へ

世界医師会（WMA：World Medical Association）は，「ヘルシンキ宣言」や「リスボン宣言」等で有名な国際的な医師の集まりである。これまで，日本医師会からは，武見太郎，坪井栄孝両元会長が世界医師会会長に就任していたが，2016年10月，横倉義武会長が次期世界医師会会長に就任することが決まった。医療界では，このほか，かつて故中嶋宏氏がWHO事務局長を務めたり，南裕子元日本看護協会会長が国際看護師協会（ICN：International Council of Nurses）会長を務めた

りと，他の分野に比べても，日本人の活躍が目立っていたが，このニュースも久しぶりの快挙と言えるだろう。横倉会長の活躍が期待されるところである。

▶8位：平成28年度診療報酬改定

2016年は，過去2年間とは違い，医療に関する大きな法制度改正はなく，むしろ2025年，あるいはいろいろな制度が動き出す2018年に向けて，静かに準備が進められた1年間であった。そうした中では，4月に実施された診療報酬改定が唯一大きな改正だったと言えるかもしれない。今回の改定は，診療報酬本体は＋0.49％と，プラス改定だったが，薬価等は▲1.33％のマイナス，さらに市場拡大算定による薬価の見直しのほかさまざまな適正化措置がとられているので，全体としては実質マイナス改定であった。2018年には6年ぶりの「同時改定」が予定されており，上述した消費税増税の再延期をふまえると，財源がない中での非常に厳しい改定となることが予想された。

▶9位：平成29年度予算編成

そうした中で，平成29年度予算編成作業が進行中であった。その最終的な内容については，2016年12月時点では確定していないが，いずれにしても厚生労働省予算は，概算要求時点の6400億円増（高齢化等に伴う増加額）から5000億円増へと1400億円を削減することが求められている。これだけ巨額の削減ができるのは，医療・介護費用をおいてほかにはなく，両制度における利用者負担増等が検討されている[注12]。財源の手当てのない中で予算編成を行うことは，医療制度や介護制度にさまざまな歪みをもたらすことが危惧される。

▶10位：海外の「異変」：Brexit，トランプ候補勝利，朴大統領退陣へ

直接医療関連ということではないが，2016年は国際的には激動の1年であり，従来の「常識」ではちょっと考えられないことが相次いで起こった。まず，イギリスの（まさかの）EU離脱決定である。6月の国民投票は，大方の予想を裏切って，いわゆるBrexitを現実のものとした。次いで，11月のアメリカの大統領選挙では，これもまさかのトランプ候補の勝利だ。マスコミや政治学者のおおかたの予想は見事にひっくり返された。さらに，お隣の韓国では，これもまさかの朴槿恵大統領の早期退陣表明である。これらの「異変」は，私たちが時代の大きな変わり目を迎えようとしていることの前兆なのかもしれない。そして，こうした「異変」は，長期的には医療に対しても影響を及ぼすものと思われる。たとえば，トランプ次期米大統領は，厚生長官にオバマケア反対派のプライス下院議員（整形外科の医師だそうだ）を起用する方針との報道がすでに行われている。オバマケアの先行きは不透明になりそうだ。また，TPPに対する対応もオバマ政権時代とは大きく変わることが予想されている。こうした変化がわが国の医療にどのような影響を及ぼすのか，2017年以降じっくり見極めていく必要がありそうだ。

（注12）
負担能力に応じた公平な負担，給付の適正化等の観点から，高額療養費・高額介護サービス費の見直し，後期高齢者医療の保険料軽減特例の見直し，介護納付金の総報酬制の導入等の改革が実施された。

問題提起 ⑮　オプジーボの例に見られるような公的医療保険の給付範囲の問題に関し，給付範囲を狭めることの利害得失を，どのように考えるか。

16

日本の人口の超長期展望 および「医療軍拡競争」論

（1） 日本の人口の超長期展望

　　図2-11は，『平成27年版厚生労働白書』に掲載されていた**超長期における わが国の総人口の推移**を示したものである。これを見ると，1900年からの 200年間というのは，長い日本の歴史の中でもきわめて異常な200年間である ことがわかる。この100年ほどの間に，われわれは，たいへんな急勾配の高い 山を登り詰めた。これが明治以降の日本の経済社会の大発展の時代に相当する。 司馬遼太郎の『坂の上の雲』ではないが，日露戦争後も，人口の面では日本は （「坂」ならぬ「高い山」の頂上を目指して）異常な大発展を続けてきた。太平洋戦争 による荒廃等を間にはさみつつ，しかし，全体としては，この100年の間に日 本は世界的にもまれな短期間における急速な人口増加と経済発展を達成してき たわけだ。

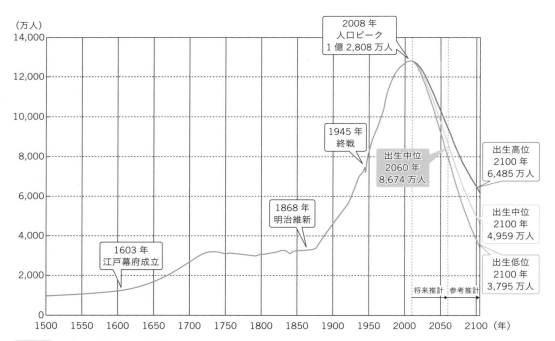

図2-11 日本の総人口の長期的推移

［出典］厚生労働省：平成27年版厚生労働白書，2015年10月，図表序-1-1

（注13）
図2-11は2012年の人口推計に基づいた図であるが、その後、2017年には新たな人口推計が公表されている。

これが、今後の100年間では状況は一変し、一気に急勾配の山を駆け下りなければならないことになる。もちろん、ここからは推計の話であり、図にも示したように、将来の出生率の前提のおき方によって、山の勾配には多少の変化が見込まれる[注13]。しかしながら、どのような前提をおいたとしても、基本的なストーリー、つまり、われわれは**人口減少社会**にすでに突入しており、急勾配の山をかなり短期間に下らなければならないという基本的事実には変わりはない。このことは、医療や介護のみならず、今後の日本の経済社会のあり方を考えていくうえでの基本的な前提となる事実である。

それでは、今後の医療や介護の問題を考えるときに、この図はどのような意味をもってくるのだろうか。ここでは、次の3点に絞って考えてみたい。

まず、第1に、**未来は過去の延長線上にはない**という基本的な事実である。図を見れば明らかなように、今後の100年間は、これまでわが国が経験したことのない、まさに未曽有の100年間となる。過去100年間の人口急増時代の経験は役に立たないどころか、かえって有害、危険ですらある。急勾配の山を登るときと同じ感覚でその山を下ろうとしたら、おそらく真っ逆さまに「滑落」してしまうことになるだろう。過去の「常識」や過去の「ルール」などにこだわっていると、たいへんなことになってしまう。むしろ、そうした「過去の体験」からいったん自由になることを通じてしか、未来は開けないと言えるだろう。医療や介護についても全く同じことが当てはまるものと思われる。

第2に、しかし、そのことは一方で、たいへんな「チャンス」の時代の到来であるとも考えられる。山を下るときには、それにふさわしい装備や下り方のスキルが求められる。こうした大きな変動の時代には、それに適合した**新たな方式やスキルをいかに早く見出すか**が勝負となってくる。一例を挙げれば、看護職員に関するこれまでのような大量養成、大量離職、潜在看護職員化といったような、人口増加を前提とした「ぜいたくな」やり方は今後全く通用しなくなる。そうした中で、いかにして優秀な人材を確保するか、そのための魅力的な職場をどうやって創造していくかが問われていると言える。

第3に、過去100年が急勾配の山を登ってきたのに対し、今後100年が全く逆に急勾配の山を下らなければならないのだとしたら、むしろ過去100年の「成功モデル」を180度ひっくり返してみるという発想も必要になるかもしれない。たとえば、わが国は、明治維新以来、基本的に中央集権的な体制のもとで発展を遂げてきた。しかし、これが日本の基本的なありようかというと決してそんなことはない。むしろ、鎌倉時代以降、日本は欧州などと同様、封建制のもとで基本的に地方分権的なしくみをとってきた。これが明治維新以降の急速な近代化の礎になったとはよく言われることだが、他方で地方分権は経済発展の足かせになるとして、中央集権的なしくみがかなり強引に導入され、これまでそれなりの成果を上げてきたことも事実だ。しかしながら、未曽有の人口減少局面に入った今日、もう一度これを転換し、**分権的なしくみを「再稼働」させる**ことが求められているのではないだろうか。その性質上地域の特性に根差さざるを得ない医療や介護は、そうした地方分権を進めていく1つのコアに

なる存在なのではないかと思われる。

（2）「医療軍拡競争（Medical Arms Race）」論

　ここからは，九州大学大学院で毎年行っている「医療経済学」の集中講義におけるトピックスの中から，「医療軍拡競争」論を取り上げてみよう。**医療軍拡競争**というのは，冷戦期に米ソ両超大国が，互いの国に対する不信感から核ミサイルを文字どおり山のように積み上げて競り合った「軍拡競争」になぞらえて，医療分野においても，医療機関が高度・高額の医療機器等を必要以上に整備してしまう状況を指した言葉である。

　わが国は，先進諸国の中でも際立って CT や MRI といった高度・高額医療機器の数が多く，相対的に**資本集約的＝労働節約的**な医療サービスの提供が行われてきたことで知られている。表2-9 には，G7 諸国における CT，MRI の整備状況を示した。これを見ると，高度・高額医療機器の日本における普及が先進諸国の中でも群を抜いていることがわかる。診療所でも MRI や，場合によっては PET まで整備しているところがあるなどというのは日本ぐらいのものだろう。「医療軍拡競争」は，わが国によく当てはまる状況であると言える。

　それでは，なぜ医療機関はこうした一見「不合理な」行動をとるのだろうか。こうした現象を説明する1つの理論として，いわゆる**ゲーム理論**が使われる[注14]。以下の説明は，アメリカの定評ある医療経済学の教科書（The Economics of Health and Health Care, 図2-12 の出典参照）によるものである。

　ゲーム理論では，図2-12 のような**ペイオフ・マトリックス**（利得行列）を考える。今，A と B というライバル病院が地域に存在するものとする。そして，A，B 両病院は互いがどういう経営行動をとるかはあらかじめわかっていないものとする。このとき，高額な医療機器（たとえば心臓移植用ユニット）を導入すべきかどうかという経営上の意思決定問題が起こった。この問題の帰結を表したのが，図2-12 のペイオフ・マトリックスである。

　仮に病院A，病院B ともにこのユニットを導入した場合，両病院の利益はいずれも1億ドルであるとする（図の左上の100，100）。一方，両病院とも導入し

（注14）
ゲーム理論は，複数主体がかかわる意思決定問題に関する理論的アプローチであり，経済学，経営学，政治学等幅広い分野で活用されている。1944年に刊行された数学者ジョン・フォン・ノイマンと経済学者オスカー・モルゲンシュテルンの共著『ゲームの理論と経済行動』をその嚆矢とする。

表2-9 G7諸国におけるCT，MRIの整備状況（人口100万対台数：2019年）

国名	CT	MRI
日本	111.49*	55.21*
カナダ	14.61	10.06
フランス	18.17	15.38
ドイツ	35.33**	34.47**
イタリア	36.46	30.22
イギリス	9.46***	7.23***
アメリカ	42.43****	34.54****

［出典］OECD：OECD Health Statistics 2021（*2017 年，**2018 年，***2014 年，****2020 年）より作成

病院B

病院A	導　入	非導入
導　入	100，100	200，−50
非導入	−50，200	150，150

図2-12 ペイオフ・マトリックス（単位：100万ドル）

［出典］S. Folland, A. C. Goodman, M. Stano：The Economics of Health and Health Care, 8th ed., Routledge, 2017, p.356 より作成

なかった場合，両病院の利益はいずれも1.5億ドルと，双方にとって最大の利益となる（図の右下の150, 150）。おそらくこの地域はユニット導入には狭すぎ（人口規模が小さすぎ）て，導入しないという意思決定が最も合理的なのだろう。さらに，病院Aだけが導入して，病院Bが導入しなかった場合は，病院Aは2億ドルという大きな利得を得るのに対して，病院Bには0.5億ドルの損失が生ずる（図の右上の200, −50）。逆に病院Bだけが導入して病院Aが導入しなかった場合は，病院Bは2億ドルの利得を得，病院Aは0.5億ドルの損失ということになる（図の左下の−50, 200）。

こうした経営上の意思決定の帰結だけがわかっていて，ライバル病院がどういう行動をとるかがわからない状況のもとで，A，B両病院はどういう意思決定を行うだろうか。これが有名な**囚人のジレンマ**(注15)と呼ばれる状況であり，結論的には，病院A，病院Bとも（相手に対する疑心暗鬼の中で）ユニットを導入してしまい，図の左上を選択してしまうことになる。地域としての最適解は右下の「どちらの病院もユニットを導入しない」であったにもかかわらず，結局両病院ともユニットを導入してしまい，まさに医療軍拡競争的状況に陥ってしまうわけである。

こうしたゲーム理論的な説明は，人間行動あるいは（経営上の）意思決定に関する一種の仮説モデルであるが，日本の医療提供体制の現状を説明するには，それなりに説得的な議論であると思われる。不完全情報のもとで，どのようにして地域医療における最適解を導き出したらよいのかは，なかなかむつかしい問題であるが，地域医療構想における調整会議の活用（疑心暗鬼状態の解消ないしは緩和）というのも1つの選択肢なのではないかと思われる。

（注15）
共犯者の囚人2人に対し，個別に司法取引をもちかけると，2人とも黙秘しているのが最適な状態であるにもかかわらず，結局2人とも自白してしまう状態に陥ることを指した言葉。

問題提起 16　図2-11に示したような長期的な人口趨勢の中で，看護職員等の医療スタッフを確保していくために求められることは何か。

17

ポピュリズムと社会保障など

（1）　ポピュリズムと社会保障

　2017 年は，イギリスの EU 離脱（いわゆる Brexit）やアメリカにおけるトランプ政権の誕生等，従来の「常識」を覆すような大きな政治的変動が世界中で起こっているように感じられた。日本がそれこそ「坂の上の雲」を見失ってからすでに久しく，「失われた 10 年」とか「失われた 20 年」とか言っている間に，世界のほうは大きく変貌を遂げつつあるようだ。こうした変化を考えるためのキーワードの 1 つが**ポピュリズム**^{（注16）}ではないかと考え，最近，「ポピュリズム」に関する本を何冊か読んでみた。

　1 つは，ずばり『ポピュリズムとは何か』（水島治郎，中公新書）という，2016 年末に出版された書籍である。著者は，オランダの福祉国家論等で有名な気鋭の政治学者（千葉大学教授）だが，本書の副題が「民主主義の敵か，改革の希望か」と題されているように，「ポピュリズム」の有する二面性を，欧米諸国の具体的事例を豊富に引用しながら，バランスよく記述している好著である。その中で，特に印象的だったのが，**福祉排外主義**という考え方だ。「福祉排外主義」というのは，同書では「福祉・社会保障の充実は支持しつつ，移民を福祉の濫用者として位置づけ，福祉の対象を自国民に限定するとともに，福祉国家にとって負担となる移民の排除を訴える主張」とされている。こうした主張は，「新自由主義的」な傾向の強い英米よりも，むしろ「福祉国家」が確立している北欧等ヨーロッパ大陸諸国で勢いがあるとされている。これらの移民や外国人は，高水準の「福祉国家」に「タダ乗り」をしているというわけだ。

　この問題を，わが国の社会保障制度，なかでも**医療保障制度**について考えてみよう。わが国は，1961（昭和36）年以来「国民皆保険」体制をとってきたと言われているが，実はこの言葉は必ずしも正確ではない。いわゆる**国民皆保険**がどのようにして達成されているかというと，それは，国民健康保険法において「すべての地域住民」を国保の被保険者とする，ということが出発点である。正確には，国民健康保険法第 5 条は，「都道府県の区域内に住所を有する者は，当該都道府県が当該都道府県内の市町村とともに行う国民健康保険の被保険者とする」と規定している（下線は引用者）。対象は，「住民」であって，「国民」ではない。国籍要件はなく，外国人であっても，住民票を有する住民であれば国民健康保険（国保）の適用被保険者ということになる（したがって，正確には「住民

皆保険」と呼ぶべきなのかもしれないが！？）。

　そして，次の第6条で，「前条の規定にかかわらず，次の各号のいずれかに該当する者は，都道府県が当該都道府県内の市町村とともに行う国民健康保険（以下「都道府県等が行う国民健康保険」という。）の被保険者としない」という「適用除外」の規定がおかれている。具体的には，健保や共済組合，後期高齢者医療制度等の被保険者や被扶養者，さらには生活保護世帯に属する者等，他の制度で医療保障が行われている場合には，国保の対象としない，「適用」を「除外」する，という構成になっている。このことが，国保が皆保険体制の「扇の要」だとか「最後の砦」だと言われるゆえんである。つまり，他の制度の適用から外れると（適用除外が外れて），その人は自動的に国保に「戻ってくる」というわけだ。たとえば，定年退職して健保や共済組合の適用から外れた高齢者の多くが国保に「戻ってくる」ことが，国保に高齢者が多いことの大きな原因となっている（かく言う私もそうだ）。

　また，健保や後期高齢者医療制度等他の制度も基本的に国籍を適用の前提とはしていない。一方，生活保護法は，条文上は「（日本）国民」であることを前提としているが，在留資格を有する外国人に対しては，予算措置として生活保護法が準用されている。いずれにしても不法滞在の外国人に対しては準用されていないわけだが，入管法上の認定難民については準用対象となる。これまでは難民の数自体が小さかったため，わが国ではまだ「福祉排外主義」のような動きは出ていないが，今後，欧米諸国のように難民や移民の数が増大していった場合には，わが国でも現実の動きになる可能性は否定できないかもしれない[注17]。

（注17）
法務省の統計によれば，2016年の難民認定申請者数は1万901人（前年比3315人増加）で，過去最多，しかし，難民認定者数は28人（前年比1人増加）という状況であった。つまり圧倒的多数が難民と認定されなかったということになる（このほか，人道上の配慮を理由に，わが国での在留が認められた者が97人いた）。これが，2019年では，難民認定申請者数は1万375人（前年比118人減少），難民認定者数は44人，人道上の配慮を理由に，わが国での在留が認められた者が37人という結果であった。いずれにしろ，わが国が難民認定について非常に厳しい国であることを示している。

（2） ミドルクラスの分解・解体

　次に読んだ本が『ルポ　トランプ王国』（金成隆一，岩波新書）である。こちらは，2017年2月に出版された朝日新聞ニューヨーク駐在記者によるルポルタージュである。メディアや専門家たちのおおかたの予想を覆して，「泡沫候補」だったはずのドナルド・トランプが，ヒラリー・クリントンという「超正統派」候補を破って第45代アメリカ大統領に選出されたのはなぜなのか，その謎を解明するため，トランプ支持派が多い地域を中心に，地道に数多くのインタビューを実施した貴重な報告となっている。これを読むと，前述の『ポピュリズムとは何か』とも共通した福祉排外主義的な話も出てくるが，何と言っても，今回の「異変」が，伝統的な民主党支持層であったはずの労働者階級からの「クロス・オーバー（寝返り）」によるところが大きかったことがわかる。つまり，これまでのアメリカの経済社会の中核をなしてきた伝統的なミドルクラスが，経済のグローバル化やIT革命等の中で分解・解体しつつあり，特にそこから転落する（あるいはすでに転落しているという）危機感をもった層が，トランプ候補の（無責任な）主張に飛びついたというわけだ。自分たちは「置き去りにされた」と感じ，既存のエスタブリッシュメントに対して強い敵意を抱いている人々が，反

ワシントン，反大手メディア，反クリントンの気分で，トランプ陣営に結集したということだろう。そういった意味で，選挙期間中にクリントン候補が漏らしたとされる「トランプ支持者の半分は，私が『惨めな人々のバスケット（the basket of deplorables）』と呼ぶ場所に入れることができ」るという失言が大きな反発を招いたのは，皮肉なことながら，実はこうした「置き去りにされた人々」の真実を（あまりに配慮なく）あからさまにしてしまったことにあったと言える（この発言の後，トランプ支持層は，I am a deplorable. と書いたTシャツを着込んで選挙活動を行っていたことが，同書では紹介されている）。

　こうした**ミドルクラスの分解・解体**という現象は，決して他人事ではない。非常に大づかみな言い方をすれば，わが国の社会保障制度，ことに皆保険・皆年金体制をこれまで支えてきたのは，広範なミドルクラスの存在（「一億総中流」！）であったと言っても過言ではない。それが崩れつつある中で，どのような政策選択があり得るのか，世界を席巻しつつある「ポピュリズム」の潮流は，正にそうした基本的な問題を私たちに突きつけているのだと思われる。

問題提起 17　日本は難民認定に厳しい一方で，外国人に対する社会保障の適用については比較的寛容であることを，どう考えるか。

Column

松山訪問

2017年2月に，久しぶりに愛媛県松山市を訪れた。四国は，香川，徳島，高知の3県については，毎年，大学院の講義や看護協会の研修講義等で訪れているが，たまたま愛媛県はそうした機会がなく，松山を訪れたのは，おそらく20年ぶりだったのではないかと思う。前の晩遅くに松山に入り，一泊して，翌日昼過ぎから開催された「働き方改革」関係のセミナーで「健康経営」について講演を行った。

当日はあいにくの雨模様だったが，午前中少し時間ができたので，思い切って「坂の上の雲ミュージアム」に行ってみた。このミュージアムは，2007年4月開館ということだが，松山城の麓，県庁や地方裁判所などに近接して立地する，安藤忠雄氏設計の三角形，ガラス張りのなかなかユニークな建物であった。そこで，1時間ほど展示を見て回ったが，常設展に加え，企画展として「近代国家制度の形成3 子規と帝国大学」展が開催されていた。

『坂の上の雲』（文庫版で8冊）は，言うまでもなく（私も過去3回ほど読み返したことのある）司馬遼太郎の代表作の1つである。日露戦争における陸軍の秋山好古および海軍の秋山真之という松山出身の兄弟を中心に，明治日本の群像を描いた大作だが，最初の1/4（文庫本では最初の2冊と3冊目の冒頭）ぐらいの主役は正岡子規だと言ってもいいだろう。この大河小説の冒頭には，子規の「春や昔十五万石の城下かな」という故郷の松山を詠んだ句が引かれているが，春風駘蕩たるこの城下町の風情がよく表されたいい句であると思う。ちなみに司馬遼太郎は子規が大好きだったようで，そのことはこの小説にもよく表れている。

2009年から2011年にかけてNHKが『坂の上の雲』をテレビドラマ化したので，ご覧になられた方も多いことと思う。足かけ3年にわたる，毎年の「大河ドラマ」をしのぐ本格的な作品で，私も楽しんで観たことを覚えている。普通，原作を読んでいると，テレビのキャスティングがなかなか自分のイメージと合わずに，何かと不満を感ずるものだが，このドラマに関しては，比較的そういったことは少なかったように思う（高橋英樹の児玉源太郎および江守徹の山県有朋はやや恰幅がよすぎ，逆に石坂浩二の山本権兵衛はいささか迫力不足では，などとも感じたが）。中でも，主人公の3人，香川照之（現市川中車）の子規，本木雅弘の秋山真之，阿部寛の秋山好古は，なかなかの適役だったと思う。もちろん，そうした印象は，これらの俳優の名演技によるものであることは言うまでもないが。

さて，今回，「坂の上の雲ミュージアム」では，たまたま，「萬翠荘と子規・漱石ゆかりの地めぐり」という1時間ほどのガイド付きツアー（無料・松山観光ボランティアガイドの会主催）を募集していて，ちょうど時間もよかったことから，これに参加してみた。地元のボランティアガイドさんが，私と，兵庫県から来られたという中高年の母娘の方々の3人を案内してくれた。まず初めに，ミュージアムの裏手にあたる夏目漱石の下宿先である愛松亭跡の碑を見てから，萬翠荘を訪れた。萬翠荘は，旧松山藩主久松家の別邸として建てられたフランス風の華やかな洋館である。久松家というのは，徳川家康の異父弟を藩祖とする，江戸時代においては親藩に準ずる特別な家柄とされてきた大名家だ。たまたま，私は昔，東京の（中央区）日本橋浜町に住んでいたことがあるが，すぐ近くの町名が日本橋久松町であり，久松小学校，久松警察署などがあった（私の娘は久松小学校に通っていた）。この久松小学校という名称も，久松家からの寄付金によって1873（明治6）年に創立されたことにちなむものだということであり，浅からぬ縁を感じた次第である。ツアーのほうは，その後，松山中学校跡，城戸屋旅館跡（『坊っちゃん』の「山城屋」のモデル），漱石と子規が短い同居生活を送った愚陀佛庵跡等を回って，予定どおりほぼ1時間でミュージアムに戻ってきた。短時間ではあったが，なかなか充実したツアーで，十分満足した。

18

健康経営を巡って

（1） 日本健康会議の活動

（注18）
健康経営に関しては，尾形
裕也：看護管理者のための
医療経営学 第3版，日本看
護協会出版会，2021, p.128
−135に詳述。

　健康経営^{（注18）}をめぐるわが国の動向については，2015年7月に発足した**日本健康会議**が主導的な役割を果たしてきた。日本健康会議は「少子高齢化が急速に進展する日本において，国民一人ひとりの健康寿命延伸と適正な医療について，民間組織が連携し行政の全面的な支援のもと実効的な活動を行うために組織された活動体」である。そして「関係各所が連携し課題解決に向けた具体的な活動を行い，その成果を継続的に可視化させることで，勤労世代の健康増進および高齢者の就労・社会参加を促進し，ひいては経済の活性化にもつなげることを目指」すとされている。同会議には，経済団体，医療保険の保険者，自治体等に加え，日本医師会，日本歯科医師会，日本薬剤師会，日本看護協会等の医療関係団体も重要な構成メンバーとして参加していることが注目される。

　同会議では，「健康なまち・職場づくり宣言2020」という活動指針を定め，2020年までに達成すべき8項目を宣言し，その達成に努めてきた。健康経営については，その宣言4で「健保組合等保険者と連携して健康経営に取り組む企業を500社以上とする」とされていたが，その目標はすでに達成されている。同会議は，2020年までの成果をふまえ，さらに2025年に向けて**日本健康会議2025**として衣替えし，活動を続けている。2025年に向けて「健康づくりに取

表2-10　健康づくりに取り組む5つの実行宣言2025

宣言1	地域づくり・まちづくりを通じて，生活していく中で健康でいられる環境整備に取り組む自治体を1,500市町村以上とする。
宣言2	47都道府県全てにおいて，保険者協議会を通じて，加入者及び医療者と一緒に予防・健康づくりの活動に取り組む。
宣言3	保険者とともに健康経営に取り組む企業等を10万社以上とする。
宣言4	加入者や企業への予防・健康づくりや健康保険の大切さについて学ぶ場の提供，及び上手な医療のかかり方を広める活動に取り組む，保険者を2,000保険者以上とする。
宣言5	感染症の不安と共存する社会において，デジタル技術を活用した生涯を通じた新しい予防・健康づくりに取り組む保険者を2,500保険者以上，医療機関・薬局を20万施設以上とする。

［出典］日本健康会議Webサイト：日本健康会議とは，2022年2月確認

り組む5つの実行宣言2025」が採択されているが，その宣言3では「保険者とともに健康経営に取り組む企業等を10万社以上とする」との目標が掲げられている（表2-10）。新旧の宣言いずれも，健保組合や協会けんぽといった公的な医療保険の保険者との連携が打ち出されていることが大きな特徴である。これは，保険者の**データヘルス計画**や，保険者と母体企業・組織との連携を謳った**コラボヘルス**をふまえたものであると考えられる。

（2）健康経営銘柄と健康経営優良法人

　上記をふまえ，上場大企業については，東京証券取引所において**健康経営銘柄**が選定され，2015年から毎年公表されている。健康経営銘柄は，健康経営度調査というアンケート調査に回答した上場企業について，当該企業の健康経営度を一定の手法によって評価し，原則各業種1銘柄という形で選定を行うものである。2021年には，29業種48社が選定されている。これまでの選定結果を見ると，健康経営に熱心なことで有名な企業が多く選定されており，社会的にも大きな反響を呼んできている。大卒の新規採用応募（就活）に際して，この情報が就活学生（および父兄？）の間に行き渡り，銘柄選定企業の人気が高まっていると言われている。ちょうど「ブラック企業」の対極にある優良企業（ホワイト企業）というところだろう。

　こうした健康経営銘柄の選定は有意義なことであり，「健康経営」という考え方を一般に普及するうえでも大きな成果を上げてきている。しかし，その一方で，健康経営銘柄の選定だけでは限界があることも指摘されてきた。健康経営銘柄は，上場大企業を対象としたものである。しかしながら，日本の企業の圧倒的多数を占めている非上場の中小企業は，その対象とはならない。また，医療法人や社会福祉法人，学校法人といった社会で重要な役割を果たしている非営利法人も当然のことながら対象外となる（非営利法人については，第7項を参照）。さらに，健康経営銘柄は，銘柄選定というその基本的な性格上，原則1業種1企業の選定ということになるが，業種の間で健康経営の進展度合いに濃淡がある現状では，優良な健康経営実践企業であっても，たまたま当該業界で1位でなければ選定されないということになる。こうした諸点を考えると，健康経営をさらに普及・拡大していくためには，健康経営銘柄の選定だけでは十分とは言えない。

　この面を改善したのが**健康経営優良法人認定制度**の創設である。上記のような問題点に対処するため，非上場の中小企業や非営利法人等も幅広く対象とする「健康経営優良法人」認定制度が設けられ，2017年から認定が始まった。その概要は図2-13に示したとおりであるが，大規模法人部門および中小規模法人部門に分けて認定が行われている。たとえば，医療法人の場合は，従業員数101人以上であれば大規模法人部門，100人以下であれば中小規模法人部門に該当するということになる。認定要件については中小規模法人部門のほうが緩和された基準となっており，中小規模法人の実態に配慮したものとなっている。

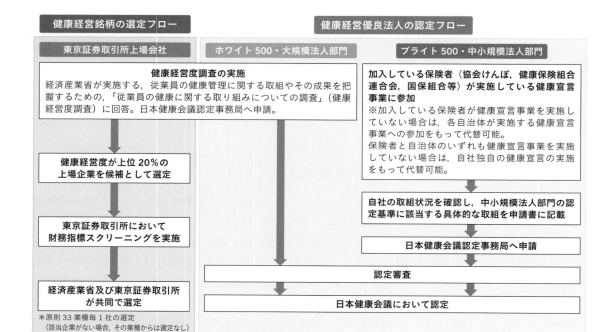

図2-13 健康経営銘柄と健康経営優良法人認定制度の概要

[出典] 経済産業省 Web サイト：健康経営優良法人の申請について, 2022 年 2 月確認

　　2021 年の認定においては, 大規模法人部門 1801 法人, 中小規模法人部門 7934 法人が認定された。また, 前者については上位法人 500 について「ホワイト 500」の冠が付加され, 後者については上位法人 500 について「ブライト 500」の冠が付加されている。ちなみに, 2021 年においては, ホワイト 500 のうち, 医療法人等医療機関が 15 を占めていた。

問題提起 ⑱　企業や組織で健康経営を進めていくにあたって, 医療保険の保険者との連携 (コラボヘルス) が重要であるとされているのはなぜだろうか。

C o l u m n

信州上田を訪問した話

　　2017 年 4 月中旬に長野県上田市を訪問してきた。信州上田と言えば, 2016 年の NHK 大河ドラマ「真田丸」のご当地として有名だが, 実は私にとっては今回が初めての訪問だった。私は, 第 2 項にも書いたように, 母方の田舎が隣接する甲州 (北杜市) なので, 武田信玄および真田幸隆・昌幸以来の真田一族の話は大好きなのだが, たまたまこれまで機会がなく, これが初めての「上田

体験」であった (もっとも, 「ブラタモリ」での上田紹介編はしっかり観ていたが)。

　　上田は, 医薬分業 (それも本来の姿である「面分業」) が最も進んだ地域の 1 つであるとともに, 地元の薬剤師会が地域包括ケアの展開に大きな役割を果たしていることでも名高いところである。たまたまご縁があって, 上田薬剤師会の飯島会長のお招きで, 健康経営を含む「医療制度改革の動

向」について一夕講演を行ったのだが，せっかくの機会なので，上田地域の地域包括ケアの現場をいろいろと見学させていただいた。午後の５時間ほどの間に，保健福祉事務所から始まり，在宅医療を推進している診療所，地域の中核的病院，薬局２カ所，高齢者総合福祉施設，NPO法人事務所等８カ所を手際よく訪問させていただいたが，たいへん充実した内容の「濃い」見学ツアーであった。上田の先進的な状況については「上田モデル」といった形ですでに広く知られているところであるが，改めて，地域の医師，薬剤師，看護・介護職員，行政，さらにはボランティアの方々から直接お話を伺うことができ，その実像がよくわかった。長野県は，全国的にも有名な佐久総合病院や諏訪中央病院をはじめ，地域医療において先駆的な取り組みが展開されてきた都道府県の１つだが，上田も地域の薬剤師会を中心としたユニークな地域医療および介護が展開されている地域と言える。

　さらに，「上田モデル」の特徴の１つとして，医療や介護サービスの提供側のみならず，地域住民の主体的な選択と参加を重視している点が挙げられる。その１つの象徴として，地域における日々の医療や介護を実践しておられる主要メンバー（今回，その多くの方々にお会いすることができた）によるNPO法人新田の風が発行している『人生のしまい方』という大判のファイルがある。これは，まさに人生をいかに「しまうか」について，住民１人ひとりが自分の選択を行うにあたっての実践的で役に立つ情報が満載された本格的なファイル形式の冊子である。その中には「いのちの選択」という簡易版エンディングノートが付けられている。これは，余命の告知や終末期の医療についての希望等を記載した２つ折りのシートで，上田薬剤師会の協力のもと，お薬手帳に挟んでおいて，所持者の救急搬送時等に活用されているそうだ（資料2-1）。超少子高齢社会は，同時に「多死社会」であり，多くの人の死を看取らなければならない社会でもある。「人生いかに生きるべきか」は同時に「人生いかに死ぬべきか」と表裏一体の問題でもある。第13項でも，日本人の死生観やQOD（Quality of Death）の問題を取り上げたが，QODのあり方は，今後日本社会が当面する最大の課題の１つである。まさに「人生のしまい方」が問われているわけだ。死生に関する住民１人ひとりの主体的な選択を前提として，その意思を尊重しながら，地域における医療や介護の関係者がこれを支えていこうという「上田モデル」は，そういった意味からも，普遍性のある地域包括ケアモデルの１つであることを強く感じた次第である。

資料2-1　いのちの選択

〔病名・病状の告知について〕
□本人にのみ知らせてほしい　　□家族のみに知らせてほしい
□家族と一緒に知らせてほしい　□決めていない

〔余命の告知について〕
□本人にのみ知らせてほしい　　□家族のみに知らせてほしい
□家族と一緒に知らせてほしい　□決めていない

〔終末期の医療について〕
□できるだけ望む　□なるべくしないで欲しい　□決めていない
□家族に任せる（家族の判断で，延命治療を打ち切っても構わない）
※終末期：生命維持の処置を行わなければ比較的短時間で死に至るであろう，不治で回復不能の状態

〔終末期での，望む生命維持処置〕
□心臓マッサージなどの心肺蘇生　　□人工呼吸器
□胃ろう　　□延命の措置は望まず自然死を希望する
□すでに「尊厳死宣言書」を作成した
※胃ろう：流動食などを，腹部から胃に直接通したチューブで送りこむこと

〔最後の時はどこで迎えたいか〕
□自宅　　□施設および病院

〔ご家族の同意欄〕
平成　　年　　月　　日　　署名捺印：＿＿＿＿＿＿＿＿
平成　　年　　月　　日　　署名捺印：＿＿＿＿＿＿＿＿
平成　　年　　月　　日　　署名捺印：＿＿＿＿＿＿＿＿
平成　　年　　月　　日　　署名捺印：＿＿＿＿＿＿＿＿

〔あなたのサイン〕
平成　　年　　月　　日　　署名捺印：＿＿＿＿＿＿＿＿

※「いのちの選択」は，お薬手帳と一緒に保管しましょう
※健康状態等により考え方が変わった場合は新しいものに書き換えてください

［出典］NPO法人新田の風：『人生のしまい方』より抜粋

19

Aging in Placeを巡って

（ 1 ） モーリスの老後の問題

（注19）
厚生労働省のWebサイト
を見ると、「団塊の世代が
75歳以上となる2025年を
目途に、重度な要介護状態
となっても住み慣れた地域
で自分らしい暮らしを人生
の最後まで続けることがで
きるよう、住まい・医療・
介護・予防・生活支援が一
体的に提供される地域包括
ケアシステムの構築を実現
していきます」と書かれて
いる。ここでは、地域医療
構想と同様に、2025年が
1つの目標年次とされてお
り、両者は言わば裏腹の関
係にあると言える（私は、
これを「楯の両面」であると
言っている）。また、「地域
包括ケアシステムは、保険
者である市町村や都道府県
が、地域の自主性や主体性
に基づき、地域の特性に応
じて作り上げていくことが
必要です」とされており、
地域の特性・自主性・主体
性が強調されているととも
に、地域単位の医療保険保
険者の役割が重視されてい
ることが注目される。

項末のコラムで取り上げる映画「美女と野獣」には、ベルの父親モーリスが出てくる。モーリスを演じたのは、名優ケヴィン・クラインだったが、第11項でも「パリ3区の遺産相続人」の主人公として出演していたことを紹介した。このモーリスはちょっと変人で、奇妙な発明家という設定だが、ケヴィン・クラインが演じていると、映画「ワイルド・ワイルド・ウエスト」の少しいかれた発明狂の保安官を思い出して、思わず笑ってしまった。

モーリスは、早く妻に先立たれ、男手1つでベルを育て上げたという設定であり、「父子家庭」なわけである。映画では、無事「野獣」から人間に戻った王子とベルがめでたく結ばれるというところで大団円となったわけだが、さて考えてみると、その後、モーリスはいったいどのように暮らすのだろうか。ベルは遅い子どもだったようで、モーリスは相当な年恰好に見える。ベルは父親思いなので、お城で一緒に暮らすのだろうか（二世帯同居）。王子には（魔法が解けて人間に戻った）召使いがたくさんいるので、将来「介護」の人手には困らないかもしれない。もっとも時代的には、フランス革命前夜ぐらいの感じ（原作のボーモン夫人版の出版は1756年）なので、お城での優雅な暮らしというのは、ちょっと危ういかもしれない。それに、住み慣れないお城での生活がモーリスにとって快適であるという保証はない。まさに後述するAging in Placeでない可能性があるわけである。

それでは、お城に住むベルと別れ、1人で元の家に住むのだろうか（ここでは、王子がベルの家に「婿養子」に入り、「マスオさん状態」になる可能性はきわめて低いものとして、除いて考えている）。そうなると、モーリスは「一人暮らし老人」ということにならざるを得ない。モーリスは、「変人」の発明狂として必ずしも地域社会には受け入れられていないようにも見える。その点では、むしろ悪役ガストンのほうが、地域のボス的存在（地域リーダー！）だったようだ。また、そもそもモーリスの住む街（村？）には**地域包括ケアシステム**^(注19)が整備されているのだろうか。整備されていないとすれば、お城から「訪問看護」や「訪問介護」を派遣することになりそうだが、途中の路には狼がうようよしているので、これもなかなか容易ではなさそうだ（王子は、かつての強い「野獣」から、ただの人間に戻ってしまったのであるから）。このようにつらつら考えてみると、映画の大団円

の後のモーリスの老後については，いろいろと解決すべき「課題が多い」ということになりそうだ。

（2） Aging in Place 考

ここで，**Aging in Place** という言葉について考えてみよう。Aging in Place というのは，近年，医療や介護の世界で広く使われるようになった用語で，わが国では「地域居住」などとも訳されているようだ。一般には，「住み慣れた地域で，その人らしく最期まで」暮らせることを指しており，いわゆる「地域包括ケアシステム」や**地域共生社会**[注20] の考え方とも通ずる考えであると言えそうである。そういった意味では，あまり異論の余地のない概念のようにも思える。

しかしながら，私は，Aging in Place をこのようにとらえることに若干違和感を覚えてきた。「住み慣れた」と言うが（確かに住み慣れた地域に暮らし続けることはとてもよいことだと思うが），今後の日本社会で「住み慣れた」を強調することは果たして適切なのだろうか。第16項でも紹介したように，今後100年，わが国は未曽有の**人口減少社会**に突入する。われわれは正に総人口減少の急坂を転げ落ちようとしているわけである。そんな中で，**住み慣れた**に過度に力点をおきすぎると，「持続可能」でなくなるおそれがあるのではないだろうか。たとえば，山の上の一軒家に，一人暮らしのお年寄りが住んでいたとする。そこは，確かに「住み慣れた」場所である。そこに住み続けられるとしたら，それはたいへん望ましいことだろう。しかし，医療や介護の必要が出てきたときに，その山の上まで訪問診療や訪問看護・訪問介護といったサービスをもって来いと言われても，それはむつかしいのではないだろうか。単に費用の問題だけではない。「人口減少社会」では，そもそもそんな人手はいない。「住み慣れた」を過度に強調することは，そういった意味で，今後の人口減少社会において持続可能な考え方であるとは思われない。

その一方で，こうした考え方とは全く対極に，それなら「人」がサービスの都合に合わせて移動すればいいだろうという考え方があり得る。たとえば，第2項で示したように，人口当たりで見ると，高知県には神奈川県の5倍以上の療養病床が存在する。今後，神奈川県を含む大都市圏では急速に高齢化が進むことおよび地方における人口減少をふまえれば，施設やサービスに余裕のある地域に人が**移住する**ことを進めるべきであるという考え方である。今の例で単純化して言えば，神奈川県民が高知県に移住したらいいだろうということになる。私は，これも適切ではない「極論」だと思う。もちろん，本人が自分の意思で望んで（ちょうどアメリカの温暖なサンベルト地帯への移住のように）老後は地方で過ごしたいというのであれば，それは全く問題ない。しかし，こうした移住こそが高齢化問題「解決」の切り札だと言われると，ちょっと違うのではないかと言いたくなる。

そもそも，Aging in Place という言葉であるが，この短い英語の中の一体どこに「住み慣れた地域」というような含意があるのだろうか。in Place というの

（注20）
「地域共生社会の実現」は，近年の厚生労働省における改革の基本コンセプトとして掲げられている考え方である（厚生労働省『「地域共生社会」の実現に向けて（当面の改革工程）』2017年2月）。そこでは，「地域共生社会」とは，制度・分野ごとの「縦割り」や「支え手」「受け手」という関係を超えて，地域住民や地域の多様な主体が「我が事」として参画し，人と人，人と資源が世代や分野を超えて「丸ごと」つながることで，住民一人ひとりの暮らしと生きがい，地域をともに創っていく社会と規定されている。

は，おそらく（その人にふさわしい）適切な場所といったような意味であると思われる。実際，Wikipedia に引用されているアメリカ CDC（Center for Disease Control and Prevention：疾病予防管理センター）の定義では，Aging in Place とは，「自分自身のホームおよびコミュニティにおいて，年齢，所得，能力レベルにかかわらず，安全に，独立して，快適に暮らすことができる能力」とされている。自分自身のホームやそれが所在するコミュニティとはされているが，ことさら「住み慣れた」が強調されているわけではない。もちろん，「安全に，独立して，快適に暮らす」ためには，通常「住み慣れた」地域であることはごく自然な前提であると思われる。しかし，それが絶対的な必要条件というわけでは必ずしもなさそうである。たとえば，先述した山の上の一軒家の場合であったら，せめて麓の集落までは降りてきてもらったほうがよいかもしれない。これは，最近よく言われるようになってきている「コンパクトシティ」の発想である。しかし，だからといって，このお年寄りを，縁もゆかりもない，たとえば高知県へ移住させようという話ではない。Aging in Place については，「住み慣れた」を過度に強調する考え方と，「人」を施設やサービスの都合に合わせるという発想の，いわば「両極」の間に**適切な「解」**があるように思われる。

問題提起 ⑲　　今後，わが国において，Aging in Place を実現するために必要な条件を，どのように考えるか。

Column

「美女と野獣」考

いささか旧聞に属するが，2017年5月の連休中，銀座へディズニー映画「美女と野獣」を観に行ってきた。しかし，これがたいへんな盛況で，結局5月3日の憲法記念日は夜の回まで券が取れず，2日後のこどもの日の午後1時の回が何とか取れたような状況であった。連休中は，遠出をする人が多くて，都心は空いていると思いきや，全く当てが外れてしまった。これは，円安の影響等もあって，連休中は海外旅行などよりむしろ近場で過ごす人が増えている結果なのかもしれない。そう言えば，5日の日も映画館は満席だったし，（夫婦そろってミーハーなので）4月末に新しくオープンしたばかりの銀座シックス（銀座6丁目・松坂屋デパートの跡地に建てられた大規模商業施設）を覗きに行ったところ，こちらも大盛況で，何しろエスカレーターやエレベーターに乗るのに長蛇の列に並ばなければならないほどだった。いずれにしても「人口減少社会」とはとても信じられないほどの人出で，かつての高度成長期を彷彿とさせる賑わいであった。

映画のほうは，主役（「美女」：ベル）のエマ・ワトソンが，なかなか魅力的なヒロインを演じていた。「ハリー・ポッター」シリーズのあのハーマイオニーも大きくなったものだ。「美女と野獣」はこれまで何度も映画化されていて，その中では，ジャン・コクトーが監督を務めた1946年のフランス映画と，ディズニーのアニメ版（1991年）が有名だ。今回の映画は，基本的に1991年のアニメの実写リメイク版ということであった。アニメ版は，日本では1992年に公開されており，私も当時幼い娘を連れて観に行った記憶がある。ちなみに，私と妻はすっかりアニメ版の内容を忘れてしまっていたのだが，今は結婚・独立して，別の機会に今回の実写版を観た娘によると，一部を除いて，昔観たアニメ版とそっくりだったとのことである。幼児の記憶というのはなかなか侮れないものがあるようだ。

さて，ディズニー・アニメといえば，私も子どものころから楽しませてもらったものだが，登場するヒロインの容姿や行動が，時代とともにずいぶん変わってきているように思われる。私のアイドルは，何と言っても「眠れる森の美女」の「オーロラ姫」だった。「眠れる森の美女」の日本公開は1960年ということであるから，私は8歳，小学校3年生だったわけだが，オーロラ姫の優雅な姿とダンスのシーンにはすっかり魅せられた。という話を，後年妻にしたところ，あのシーンのオーロラ姫のウエストはほとんど30センチほどしかなく，人体造型上「ありえない！」とのことであった。

それはともかく，ディズニー・アニメのヒロインは，最初期の白雪姫からシンデレラを経て，オーロラ姫ぐらいまでは（個人の好みの問題はあるが），全般に優雅でおしとやかで控え目，といったタイプが多いように思う。そもそもお話が，ヒロインが（理不尽な経緯で）いろいろ苦労をし，紆余曲折はあったものの，最終的には素敵な（？）王子様に巡り会い，幸せを手に入れることができました，めでたし，めでたしという基本的な構造になっていた。これは，フェミニズムの立場に立つまでもなく，明らかにこの時代の「良妻賢母」型のヒロイン，「三歩下がって夫の影を踏まない」女性（？）に対する期待が込められた筋立てだと言える。子どもの私がオーロラ姫に魅せられたのも，多少はそうした要因が働いていたことは否定できないものと思われる。

それが変わってきたのは，「リトル・マーメイド（1989年）」「美女と野獣（1991年）」「アラジン（1992年）」あたりからだろうか。まず，ヒロインの顔が変わってきた。それまでと比べ，目や口が大きくなり，自己主張をする印象が強くなった。行動も，それまでの受け身で何もしない，か弱いヒロインから，自分の意思をもち，自ら積極的に行動し，自分の運命を切り開いていこうとするタイプに変わってきた。「美女と野獣」では，ヒロインのベルは，求婚者ガストンを斥け，あえて「野獣」を選ぶ。また，父の身代わりに自分の意思で城に残ろうとしたりする。このあたりは，女性の社会における位置づけの変化を的確に反映したものだと思うし，「行動するヒロイン」というのは，映画で言えば，「エイリアン（1979年）」の無敵のヒロイン「リプリー」以来の新しい流れであると言えるだろう。ディズニー・アニメにおけるヒロインの変遷を眺めるだけでも，こうした大きな時代の変化を感ずることができるわけである。

20

「惑星直列」を巡って

（1）「惑星直列」とは

2018年は，医療界にとっては「惑星直列」の年であると言われている。天文学的には，厳密な「惑星直列」はほとんど起こり得ない事象のようだ。これに対して医療界の「惑星直列」は，厚生労働省某幹部による命名だが，2018年に起こるということになっていた。

ここで言われている**惑星直列**とは，医療保険制度，医療（介護）提供体制という医療の需要・供給両面での大きな改革が同時に動き出すというほどの意味だ。天文学の世界とはだいぶスケールの違う話だが，医療界にとって大きな関心事項であったことは間違いない。具体的には，診療報酬・介護報酬の同時改定，国保の都道府県単位での財政運営への移行，第7次医療計画および第3期医療費適正化計画のスタート，第2期データヘルス計画の本格稼働，さらには新たな介護保険施設としての介護医療院の創設といった大きな改革が目白押しとなっていた。また，2017年3月末に全都道府県で策定が完了した地域医療構想もいよいよ本格的に動き出そうとしていた。2006年に法制度化されたいわゆる「医療制度構造改革（小泉構造改革）」の多くが，実際には2008年から動き出したように，ちょうどそれから10年を経て，2018年も大きな節目の年となったことは確かなようだ。

（2）惑星直列に関する私見

まず，第1に，**国保の都道府県単位での財政運営への移行**である。これは，2015年に成立した医療保険制度改革法に基づくものだが，医療保険の都道府県単位での運営という発想は，2006年の医療制度構造改革に端を発するものである。医療保険の保険者の運営単位は，かつては全国一本（政府管掌健康保険）から職域単位（健康保険組合や共済組合），都道府県（国保組合や総合健保組合の多く）そして市町村（国民健康保険）と，バラバラだった。これをできる限り都道府県を単位とするようにしていこうという考えが打ち出された。その基本にあるのは，医療の供給（医療提供体制）について都道府県が重要な役割を果たすようになってきていることをふまえ，医療の需要（保険制度）と供給（サービス提供体制）を都道府県単位で突合し，効率的・効果的な医療制度を構築していこうという

考え方である。

　そして，政府管掌健康保険から移行した協会けんぽ（全国健康保険協会）については，2008年から都道府県支部単位での財政運営が導入された。現在では，年齢構成や所得水準の相違を調整した後の医療費の地域差については，都道府県支部での保険料率に反映させるしくみとなっている。また，後期高齢者医療制度も，都道府県単位ですべての市町村が参画する広域連合が運営主体ということになった。そして，これらに続き，皆保険体制の要である国保について，都道府県単位での財政運営が導入されることになったわけである。これで，わが国の医療保険制度加入者のおおよそ2/3が都道府県単位での制度に所属することになり，医療保険の都道府県単位での運営がいよいよ現実のものとなってきた感がある。

　しかし，この国保改革については，協会けんぽの財政運営が都道府県単位になった際にはなかった問題がある。協会けんぽの場合には，それ以前の政管健保の全国一本の制度運営は「悪平等」ではないかという批判が常にあった。地域によって医療提供体制が異なり，医療費水準も異なっているのに，これを全国一律の保険料率に統一するのはおかしいという議論だ。協会けんぽに移行後，これを都道府県支部単位の保険料率に変更したことについては，少なくともリクツのうえでの反対論は少なかったように思われる。これに対して，国保の場合には，同じ都道府県単位での財政運営といっても，協会けんぽの場合とはベクトルの方向が全く逆であるということに留意する必要がある。むしろこれまでの市町村単位での運営のほうが（そのことの是非はさておき）地域における医療提供体制や医療費の実態を反映していたことは確かだ。たとえば，一般に，都市部の保険料率は高く，へき地・離島などの保険料率は低かった。これを都道府県単位の制度にもっていくということは，長期的には保険料率も都道府県単位で均していくことを意味している。しかし，これは医療提供体制における地域差を解消することなしには実現することはきわめて困難な話である。都道府県は，今後，地域医療構想を含む医療計画等を通じ，この困難な課題に取り組んでいかなければならない。医療提供側から見ると，このことは，医療提供体制に対する都道府県の関与がさらに強まることを意味している。

　一方で，この国保における都道府県と市町村の**二重保険者制**がうまく機能すれば，これは将来的には介護保険にも適用可能なモデルとなる可能性がある。市町村単位での介護保険の運営にさまざまな限界が指摘されている今日，これは将来の1つの政策選択肢を提示するものと考えられよう。

　第2に，**診療報酬・介護報酬の同時改定の実施**である。消費税増税延期によって財源がきわめて限られている中とはいえ，6年ぶりの同時改定ということになれば，それなりに大きな改定の実施が予想された。中医協の審議の動向が連日大きく報道されたゆえんである。ところで，どうして同時改定は6年に一度なのだろうか。介護報酬に関しては，介護保険制度が3年を1期として運営する形となっているので，3年というのは自然なサイクルであると考えられる。これに対して，診療報酬を2年に一度改定するというのは単なる「慣習」であり，

法制度的な根拠があるわけではない。しかし，これだけ「医療と介護の連携」や「シームレスなケアの提供」が謳われている中，どうして同時改定は6年に一度でなければならないのだろうか。

実は，今回の制度改正の議論の中で，「医療と介護の連携」に関して，私は2つの提案を行った。1つは医療計画と介護事業計画のサイクルを合わせる話である。従来，医療計画は5年を1期，介護事業計画は3年を1期としており，全然サイクルが合っていなかった。これを2018年度からの医療計画については6年を1期とし，その6年間に2つの介護事業計画を入れるとともに，中間年において医療計画の見直しをすることによって，医療と介護の連携を図ろうというものである。これは幸い実現した。しかし，もう1つの提案，つまり当分の間，診療報酬改定を介護報酬改定と同じ3年に一度とし，常に「同時改定」を行ってはどうかという提案については，ほとんど賛同が得られず，ボツになった。これは，薬価改定を毎年行うべきという議論が進行している中では，大勢に逆行する主張ととらえられたのかもしれない。しかし，私の意図は，2年という短いサイクルで診療報酬を小さくいじるよりは，3年に一度，介護と一体で本格的な改定を行うべきではないかというものであった。こうした主張についてどのように考えられるだろうか。

第3に，**介護医療院の創設**である。これは，長年の課題である介護療養病床等の転換先として，「住まいの機能を重視した」新たな介護保険施設を創設しようというものだ。介護医療院の基本的な性格として，次の3点を挙げることができる。すなわち，①もはや病院（病床）ではないこと，②しかし，医療法に基づく医療提供施設であること，③介護保険適用施設であることである。

実は，この3つの要件を同時に満たす施設は，現行施設の中にすでに存在していた。言うまでもなく，老人保健施設がそれに当たる。それでは，介護医療院と老人保健施設はどこが違うのだろうか。そもそも老人保健施設は「中間施設」として創設されたものである。「中間」ということの意味は，今日では，「施設」と「在宅」の中間ということだ[注21]。つまり，老人保健施設は「在宅復帰」を目指した施設である。これが老人保健施設の基本的なミッションであり，他の施設と機能や役割が差別化されている点だ。ところが，近年の厚労省の（混乱した）政策の結果，この老人保健施設の基本的な性格がかなりあいまいなものになってきている。長期入所や看取り等，他の施設と内容があまり変わらない老人保健施設も見受けられる。一方，今回の介護医療院は，看取りやターミナルケアまで行う施設として明確に位置付けられている。つまり，介護医療院の新設によって，老人保健施設は，本来のミッションである在宅復帰のための「中間施設」として「純化」していく可能性が高いと考えられる。また，介護医療院が看取りやターミナルケアまで行う介護施設として位置づけられていることは，特別養護老人ホーム等のあり方にも大きな影響を与える可能性がある。2018年の介護報酬改定において，介護医療院について適切な報酬が設定され，2025年に向けて，その普及拡大が図られていくことが期待される[注22]。

（注21）
老人保健施設創設当時，「中間施設」の意味としては，もう1つ，「医療」と「福祉」の中間ということも言われていた。しかし，介護保険制度の導入により，老人保健施設はすべて「介護老人保健施設」として位置づけられているので，このことを強調する意味は，今日では薄れている。

（注22）
介護医療院の整備状況は，2021年9月末現在，619施設，3万8262療養床数である。

問題提起 ⓴　　介護医療院の普及・拡大は，特別養護老人ホームなど他の介護保険施設に
どのような影響を与えるだろうか。

C o l u m n

「ブレードランナー 2049」

　先日，銀座の映画館で「ブレードランナー2049」（2017年公開）を観た。言うまでもなく，あの伝説のSF映画「ブレードランナー」（1982年）の35年ぶりの続編だ（事実，前作でおなじみのハリソン・フォードやショーン・ヤングが出演）。また，前作の監督リドリー・スコットが今回は制作総指揮をとった作品ということであった。

　一般に，当たった作品の続編というのは駄作が多いと言われている（柳の下にドジョウは2匹いない）。しかし，もちろん例外もあって，「エイリアン2（ジェームズ・キャメロン監督。原題はAliens）」は悪くなかったし，そのキャメロン監督の「ターミネーター2」には前作を上回る面白さがあった。また，「羊たちの沈黙」の続編が正にリドリー・スコット監督の「ハンニバル」だった。今回の「ブレードランナー2049」については，いくつか納得できない箇所は見受けられたものの，映画の全体の出来栄えは悪くないという印象であった。

　そもそも35年前の「ブレードランナー」は，公開当初は不評で，同時期公開の「E.T.」に全く歯が立たなかったと言われている。いかにもアメリカ映画的な明るい「E.T.」に比べ，暗い画面の，しかも新宿歌舞伎町をモデルにしたと言われる酸性雨降りしきる汚濁にまみれた未来都市という暗鬱なイメージは，まだまだ明るさが求められていた80年代前半の社会にとって，悪意に満ちた映像と受け取られたのかもしれない。時代設定は2019年ということだった。

　しかし改めて考えてみると，「ブレードランナー」が描いた暗鬱な2019年の未来像というのは，案外「現実」に近いものだったと言えるかもしれない。もちろん，現時点で「ロボット」は，残念ながら作中の「レプリカント」のように高度な発達は遂げていない。大阪大学の石黒教授が開発した「アンドロイド」は，テレビ出演したりして結構いい線をいっているが，人類に反抗するほど高度な知性をもった「レプリカント」には到底至っていないようだ。しかし，「ユートピア」ならぬ「ディストピア（反ユートピア，暗黒郷）」という基本的な未来像には，うなずかされる点も多々あるように思われる。コロナ禍を含め，昨今の事態の進行を勘案すれば，「ブレードランナー」の描いた暗い世界もあながち夢物語として済まされないような気分になってくるというものだ。

21

「医は仁術」を巡って

（1）「仁」あるいは「赤ひげ」について

　　先日，ある県の看護協会が主催する看護管理者の方々のための研修講義に行ってきた。看護管理者の教育課程のうち「セカンドレベル」で，受講者は師長・主任クラスが大半だったが，副看護部長や看護部長の方も一部入っておられた。講義題目は「医療経済論」ということで，初めに序論として「医療経済入門」の話をした。その中で**医は仁術**という言葉について質問してみた。

　　ちなみに私の講義は原則として「双方向型」の「視聴者参加番組」を目指している。これは，「一方向型」の，私がひたすら話して，受講生はそれを聴くだけという講義形式だと，私が疲れる（何しろ1日6時間の講義を2日連続という日程）だけではなく，受講生も疲れて寝てしまうのではないかと恐れるためだ。それでなくとも看護職の方々は普段たいへんハードな仕事に従事されているわけだから，一方的に人の話を聴いていると，眠くなってしまうのも無理はない。他方，看護管理者ともなれば，普段から言いたいことや人に聴いてもらいたいことなどが山ほどあるはずだ。そこで，私の講義では，どんどん質問をし，受講生に答えてもらうという「双方向型」の講義形式をとっているわけである（と言っても，有名なハーバード大学・サンデル教授の「白熱教室」ほどではないのだが）。

　　さて，「医は仁術」だが，この言葉を全く知らないという人はさすがに少なかった（もっと若い世代が対象に含まれる「ファーストレベル」の講義では，「知りません」と答えた受講生が結構いたことがあるが）。それでは，次に「医は仁術」という言葉からどういうことを連想するか，と聞いたところ，「人のために尽くすこと」「博愛の精神」，さらには「貧しい人にも分け隔てなく医療を提供すること」といった答えが返ってきた。そして，テレビドラマ「JIN－仁－」を思い出したという人もいた。実は，これは内心ひそかに私が期待していた答えの1つだ。私もあのドラマは大好きで，再放送まで見てしまったことを話した後で，「では，なぜあのドラマの題名は「仁」なのか」と質問を進めてみた。それは，当然，主人公の名前が「南方仁」というところから来ているということが1つである（大沢たかおが好演）。しかし，それだけではなく，あのドラマが全体として描いていた，患者を思いやり，患者のために尽くす人間性あふれる医療者の姿を指して「仁」という言葉が使われていたのではないだろうか。そもそも「仁」とは何か。それは儒教で言う五常「仁義礼智信」あるいは南総里見八犬伝の8つの玉「仁

義礼智忠信孝悌」のトップに位置づけられている徳目である，という話までいくと，これについてこられる人はかなり限られてくるようだった（特に，八犬伝の飛散した玉などというと，「ドラゴンボール」（こちらは7つの玉！）と間違える人すら出てくるのだが）。

　さらに，この講義が「医療経済論」であることに改めて注意を喚起すると，「赤ひげ先生」という答えが返ってきた。実はこれも私が期待していた答えだ。では，**赤ひげ**とは何の話か，と質問すると，これに答えられる人はほとんどいなかった。中には，これは実話だと思っている人もいて，私が「赤ひげというのは山本周五郎の時代小説『赤ひげ診療譚』に由来する言葉です」と言うと，へーえという反応であった[注23]。しかし，私にとっては，「赤ひげ」と言えば，何と言っても黒澤明監督と三船敏郎というゴールデン・コンビが組んだ，あの最後の作品（1965年）である。中学2年生の私は，家の近くの映画館で，リアルタイムで重厚なモノクロの映像に魅入ったことを覚えている。

（注23）
山本周五郎：赤ひげ診療譚，新潮文庫，2019（親本は1959年刊行）.

（2）「赤ひげ」および「ブラック・ジャック」の医療経済学

　さて，「医は仁術」ないしは「赤ひげ」と医療経済論との関係である。「医は仁術」という言葉から「赤ひげ」を連想するのは，おそらく「赤ひげ」の，金持ちの商人や大名からは大金をむしりとるが，貧乏な人には無償で医療を提供するという態度に由来するものと思われる。似たような行動は，たとえば手塚治虫の名作『ブラック・ジャック』にも見てとることができる。ブラック・ジャックは天才的な外科医（正確には無免許）だが，金持ちには容赦なく高額な謝礼を要求する一方，貧乏な人には結果的に低額または無料で治療を行っている。これらは一見すると，きわめて人間的な，まさに「仁術」と呼ぶにふさわしい感動的な行動であるように思われる。だからこそ，こうした題材が小説や映画，テレビ，アニメなどで時代を超えて繰り返し取り上げられてきているのだろう。赤ひげやブラック・ジャックは，まさにドラマのヒーローにふさわしい魅力のあるキャラクターであるように思われる。

　しかしながら，これを**医療経済学**の立場から見ると，全く異なった議論を展開することが可能である。（医療）経済学的には，こうした金持ちには高い料金を，貧乏人には低い料金（極端な場合は無償）を設定する行動を**価格差別化戦略**と呼んでいる。金持ちと貧乏人の間で設定する料金(価格)に差をつけている（価格差別化）というわけだ。そして，簡単なモデルを使えば，こうした価格差別化戦略によって，赤ひげやブラック・ジャックはその収益最大化を図ることができる，ということが簡単に証明できる。常識的に考えてみても，「金は取れるところから取る」しかないというわけだ。つまり，赤ひげやブラック・ジャックは経済的に見てもきわめて合理的な行動をとっているということになる。彼らは決して「出血サービス」をしているわけではない。

　しかし，こんなことを得々と述べる経済学者というのは，実に鼻持ちならない人種なのではないだろうか。人がせっかくヒューマンなドラマを読んだり見

たりして感動しているというのに，わざわざそれに水を差すようなことを平気で述べ立てる神経というのはどうにも我慢ならないものだ（ちなみに，私は経済学者ではないので，念のため）。ただ，あえて経済学者のために弁明するとすれば，価格差別化戦略による収益最大化だからと言って，赤ひげやブラック・ジャックの貧しい人たちに尽くそうという崇高な使命感を否定しているわけではないということだ。彼らはおそらくそうした真摯な気持ちで行動していることだろう。ただし，そのことと彼らの収益が最大化されるということとは矛盾しないということなのである。このように，経済学というのは，しばしば通常の「常識」とはいささか異った視点から問題に光を当てることができるという点が1つの強みとなっている。「偶像破壊的（iconoclastic）」というのは優れた経済学が有する特性でもある。しかしそれにしても，経済学者というのはやはり TPO をわきまえない無粋な人種だと思われるだろうか。

問題提起 **21**　「医は仁術」という考え方を看護について適用すると，どうなるだろうか。

「ひよっこ」考

2017年度上半期のNHK朝ドラの題名は「ひよっこ」だった。主人公（有村架純）は私より5歳年上の「団塊の世代」の女の子という設定であった。集団就職で茨城の田舎から上京した「ひよっこ」が成長して大人になっていく過程を描いた作品で，毎朝楽しくテレビを観たものだ。

「ひよっこ」というのは，やがて成長して大人（成鳥）になる前の未完成で未熟な「青二才」の状況を指す言葉である。そうして考えてみると，こうした「ひよっこ」がたくさんいて，ドラマになるような時代というのは，人口が増加し，若い労働力（ひよっこ）が豊富にあって経済も成長する，今から思うと幸せな時代であったと言えるのではないだろうか。人口学のほうでは，これを「人口ボーナス」と呼んでいる。これに対して，現在のように，人口が減少し，若い労働力も不足し，経済が低成長に陥るような状況を指して「人口オーナス」と呼んでいる。オーナス（onus）とは，辞書を見ると，a burden，dutyといった類語があてられているので，人口が「重荷」「負担」となっているような状況ということだろう。こうした中では，そもそも「ひよっこ」は稀少な存在であり，かつてのドラマにあったような，互いに「切磋琢磨」し，周囲からぎりぎり鍛えられて一人前の大人に成長していく，といったプロセスを経ることはなかなかむつかしいということになってくる。

そう言えば，2018年のNHK大河ドラマ「西郷どん」では，薩摩藩独特の若者教育システムである「郷中」が背景として描かれていた。西郷は，薩摩言葉で「にせ（二才）」と呼ばれる青年たちを教育養成する自治的な組織である「郷中」の世話役を長く勤め，若者グループのリーダー格であった。この「郷中」の面々が後の「精忠組」，薩摩藩尊攘派のコアメンバーとなり，やがて明治維新の革命を主導したことを考えれば，「ひよっこ」を育てることがいかに大事かということがわかる（司馬遼太郎は，しばしば薩摩の「郷中」制度の役割の重要性について言及している）。逆に言えば，今後の人口減少社会の中で，いかにして「ひよっこ」をきちんと育て上げていくかが，たいへん重要な課題であるということになる。

その場合，従来のような「集団主義」的な教育養成システムはおそらくうまく機能しないだろう。「一人っ子」が多く，真綿でくるむように大切に育てられてきた「ひよっこ」たちにいきなり集団主義的なスパルタ教育を押しつけようとしても，ひ弱な「ひよっこ」は倒れてしまうだろうし，ちょっと骨のある（？）「ひよっこ」は反撥して言うことを聞かなくなってしまうと思われる。この問題に関しては，私は，日本が生んだ最高の大リーガーであったイチロー選手と故仰木彬オリックス監督の関係が1つのヒントになるのではないかと考えている。

イチローが仰木監督を「唯一人の師匠」として敬愛していたことは有名だが，そのきっかけとなった1つのエピソードをイチロー自身が語っているのをテレビで観たことがある。イチローによれば，それは，ある日チームが試合に負けて宿舎に帰るバスの中での出来事だった。当然その場の雰囲気は重苦しく，イチロー自身もヒットを放ってはいたものの，浮かぬ顔をしていたところ，仰木監督から声をかけられたとの由。仰木監督曰く「お前は何を暗い顔をしているんだ。お前は今日ちゃんとヒットを打ったではないか。試合の勝ち負けは俺に任せろ。お前は自分のことだけ考えていろ」。この言葉にイチローはすっかりしびれてしまったそうだ。確か「何というおっさんかと思った」と言っていたと記憶しているが，この日以後，イチローにとって仰木監督は「唯一人の師匠」になった。しかし，こんな言葉はなかなか吐けるものではない。リーダーだったら，「チームのために頑張れ」とか「チームのことを考えろ」などというはずのところを，仰木監督は全く逆のことをのたまったわけである。さすが，西鉄ライオンズ黄金時代の野武士集団の一員，「三原マジック」の申し子だけのことはある（この部分，若い読者の方には何のことやらチンプンカンプンかもしれないが）。いずれにしても，仰木監督がプロのリーダーとしての覚悟を示したからこそ，イチローにその真意がきちんと伝わったということだろう。結局のところ，優れた「ひよっこ」を育てるのは優れた親鳥だということになるのかもしれない。

22

地域の人口動態と医療・介護のあり方

（1） 地域における人口動態

　2018（平成30）年3月30日に，国立社会保障・人口問題研究所から「日本の地域別将来推計人口」が発表された。これは，2015年の国勢調査を受けて2017年に公表された現在の人口推計に基づいて，**都道府県別・市区町村別の将来人口**を推計したものである。そういった意味では，国全体の人口推計を各地域に配分したものであり，両者はミクロデータとその集計量であるマクロデータとして，基本的に整合的な関係にある。

　こうした地域別の推計データは，医療や介護のように（年金などとは違って）「実物的」なサービスであり，その結果，実際にも少なからぬ**地域差**が生じていることを無視できない分野においては，特に重要であると言える（第2項を参照）。医療や介護の問題を全国一律に論ずることは，しばしば適当ではない場合が多い（2020年からの「コロナ禍」の中でもそれが改めて浮き彫りになったのではないだろうか）。そもそも，現在各地で進められている**地域医療構想**における「2025年の病床機能別の必要病床数」は，少なくとも一般病床に関しては[注24]，基本的に，現在の医療資源投入量を前提としながら，2025年における地域（構想区域）の人口構成の変化を反映させた推計値として算出されている（その詳細については第6項を参照）。地域における人口動態が医療や介護に対するニーズを基本的に規定するわけであるから，こうした推計のやり方は当然であると言えるだろう[注25]。

　表2-11は，今回の「日本の地域別将来推計人口」から，都道府県別人口の推移（2015年～2045年）を上位5都府県，下位5県について見たものである。これを見ると，上位5都府県の顔ぶれ・順位は30年間で変わらないが，下位5県については，鳥取県が47位なのは変わらないが，その他の県については顔ぶれ・順位に若干の変動があることがわかる。東京都の人口は2030年までは増加しているが，それ以降は東京都を含むすべての都道府県で総人口は減少するものと見込まれている。

　図2-14は，現在（2015年時点）の65歳以上高齢者人口が30年後にどの程度増加（減少）しているかを都道府県別に推計した結果を示している。これを見ると，東京都，神奈川県および沖縄県が最も伸び率が高く，次いで北から宮城県，埼玉県，千葉県，愛知県，滋賀県，福岡県といった県の伸び率が高いこと

（注24）
療養病床に関しては，このほか，その大きな地域差を放置することは適切ではないことから，「地域差縮小措置」がとられており，病床数の削減が見込まれている。

（注25）
一方，こうした推計は，いわば現状投影型の推計であり，長期的な人々のニーズの変化を考慮していないことから，一般病床については過大な推計になっている可能性もある。第13項でも記したように，団塊の世代（以降）の高齢者の「脱病院化社会」傾向をふまえれば，このことは病床過剰と同時に在宅ケアの不足を招くおそれがある。

表2-11 都道府県別人口の推移

（1,000 人）

順位	平成 27 年 （2015）		平成 42 年 （2030）		平成 57 年 （2045）	
	全国	127,095	全国	119,125	全国	106,421
1	東京都	13,515	東京都	13,883	東京都	13,607
2	神奈川県	9,126	神奈川県	8,933	神奈川県	8,313
3	大阪府	8,839	大阪府	8,262	大阪府	7,335
4	愛知県	7,483	愛知県	7,359	愛知県	6,899
5	埼玉県	7,267	埼玉県	7,076	埼玉県	6,525
⋮	⋮		⋮		⋮	
43	福井県	787	福井県	710	山梨県	599
44	徳島県	756	徳島県	651	徳島県	535
45	高知県	728	島根県	615	島根県	529
46	島根県	694	高知県	614	高知県	498
47	鳥取県	573	鳥取県	516	鳥取県	449

［出典］国立社会保障・人口問題研究所：日本の地域別将来推計人口―平成 27（2015）～ 57（2045）年―（平成 30 年推計），p.47 より抜粋

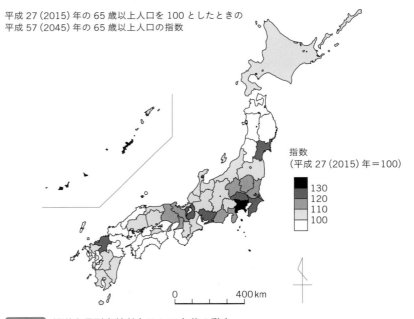

平成 27（2015）年の 65 歳以上人口を 100 としたときの
平成 57（2045）年の 65 歳以上人口の指数

指数
（平成 27（2015）年＝ 100）

130
120
110
100

0　　　400 km

図2-14 都道府県別高齢者人口の 30 年後の動向

［出典］国立社会保障・人口問題研究所：日本の地域別将来推計人口―平成 27（2015）～ 57（2045）年―（平成 30 年推計），p.51 より抜粋

がわかる（図 2-14 で黒ないしは黒っぽく塗られた都県）。これに対して，東北や四国の県では，逆に現在より高齢者人口が減るところが出てきている（図 2-14 で白く塗られた県）。今後の高齢化の動向には，かなりの程度の地域差が存在することがわかる。よく言われるように，このことは，今後，高齢化のスピードが速いのは（すでに高齢化が進行してしまった地方よりも）むしろ大都市圏であるということを示している。**今後の高齢化問題は大都市圏問題**であると言っても過言で

はない。

（2） 大都市圏における医療・介護のあり方をどう考えるか

　　こうした**大都市圏における在宅ケアを含む医療・介護のあり方**をどう考えるかは，今後の最大の政策課題の１つである。多くの地域で，病床は過剰となる一方で，在宅ケアの体制が不十分となることが予測されている。そうした場合，地域社会，コミュニティのあり方が問われてくる。大都市圏においては，農村部や地方都市と同じ発想で地域を考えることはできない。職業生活をリタイアした大都市圏に居住する高齢者の多くにとって，地域社会はなじみのあるものではない。すでに千葉県柏市や埼玉県和光市など地域包括ケアシステムの構築に向けた先駆的な取り組みが進められている自治体も出てきているが，今後，すべての地域において，それぞれの地域の特性や実情に即した形で持続可能な医療・介護のシステムを構築していく必要がある。コラムに記したNHKの番組でも述べたことだが，そのためには，地域が一丸となって，文字どおり地域の総力を結集して，自らの地域のあり方を考え抜いていかなければならない。自分たちの地域が今後どうなるのかだけではなく，どうしたいのか，主体的な取り組みが求められている。まさに地域の総合的な能力，**地域力**が問われているのであり，これこそが本来の「地方自治」であると言えるだろう。

問題提起 22　　大都市部における医療提供体制や地域包括ケアシステムのあり方を，どのように考えればよいだろうか。

Column

NHK「視点・論点」への出演および「個人的な体験」

　　NHK「視点・論点」という番組から声がかかり，2018年３月にテレビ出演することになった（2018年３月14日放送）。テーマは「今後の地域医療を考える」ということで，火曜から４日間，毎日論者が変わって，９分程度持論を展開するというものだ。トップバッターが，国際医療福祉大学の中村秀一教授で，私はその後，２日目の水曜日の登場ということになった。

　　中村教授は，厚生省（当時）の先輩で，省内外の要職を歴任された後，初代の内閣官房社会保障改革担当室長を務めた人である。私は，たまたま中村氏と同じ部局で仕事をしたことはないが，1985年から86年にかけて，診療報酬改定作業でご一緒したことがある。その当時，中村氏は保険局医療課の課長補佐で，谷修一医療課長（現国際医療福祉大学名誉学長）のもとで診療報酬改定に携わっておられた。私は，当時の老人保健部老人保健課で，故小野昭雄老人保健課長のもとで老人診療報酬の改定作業に従事していた（まだ介護保険制度がなく，「老人特掲診療報酬」があった時代の「今は昔」の話である）。

　　当時は，報酬改定プロセスが佳境に入ると，昼間，日本医師会等の関係団体と改定項目について協議を行い，その後，都内某所で深夜まで改定作業を行うという日々であった。確か新宿２丁目近くの安いビジネスホテルに宿泊しており，そこは深夜になると，「２丁目」の方々が出没するという，霞が関に閉じこもっていてはとうてい経験できな

いような世界を垣間見ることができた。改定の内容はすっかり忘れてしまったのに、そんな周辺的なことだけは今でもよく覚えている。

さて、中村教授と言えば、もう1つ忘れられない思い出がある。ご本人はおそらく覚えておられないと思うが、私が厚生省に入省した前年、1977年の夏に初めて中村さん（以下、当時の感じを出すために「中村さん」とお呼びする）とお会いした。当時、中村さんは官房の係長で、厚生省入省を志望する学生の面接に当たっておられた。当時のシステムでは、公務員試験の2次試験が終わった後の夏休みに学生は志望する官庁を回るのが普通で、「官庁訪問」と呼ばれていた。もちろん正式の就職内定は、2次試験の合格発表後ということになるので、この時点では人事担当者が直接学生に会うことはできず、あくまでも非公式な接触ということであった。しかし、どこの役所もこの非公式な、一種の「お見合い」を重視していたことは確かであり、こうした若手の官僚との「お見合い」が実質的な就職面接の場であったと言える。

私は、大学のゼミの卒業研究で、年金問題（年金資金の運用問題）を取り上げたこともあり、厚生省は入省を志望する官庁の1つであった。中村さんとの面接のときも（実はその辺はよく覚えていないのだが）年金問題を話したのかもしれない。ちなみに、私の当時の持論は、ドラッカーの『見えざる革命』という著書に触発されて、年金資金の運用が今後の日本経済にとってきわめて重要である、それにもかかわらず担当官庁である厚生省は「還元融資」だとか「福祉運用」だとか、わけのわからないことを言って、あたら貴重な年金資金を低利運用して食いつぶしている。これは全く間違った政策であり、改めるべきである、むしろ株式を含めた適切なポートフォリオを構成して高利運用に励むべきである、それこそが年金受給者に報いる真の「福祉運用」である、というものであっ

た。多少「若気の至り」というところもあるが、大筋としては、今から見ても、結構いい線を行っていたように思うのだが、いかがだろうか？

私は、厚生省に入ったら、この議論を引っ提げて、大いに年金運用システムの改革をやってやろうと思っていたので、あるいは中村さんにもそんな議論を吹っかけたのかもしれない。その辺は全く記憶にないのだが、ただ覚えているのは、中村さんと何かの話で大激論になったことだ。論争の中味を覚えていなくて、雰囲気だけを覚えているというのも妙なものだが、それが事実なのだから仕方ない。ともかく、こちらも頭に血が上っていたので、就職面接を受けに来ている学生らしからぬ不穏当な態度および言動をとってしまった（「あなたの言っていることは全然おかしい」といったたぐいの？）。そして、これで、こちらももう二度と厚生省に行く気はなくなったし、先方も採用しないだろうと思いつつ家に帰った。正直なところ多少がっかりしたが、幸い、その時点で他の官庁からも内定をもらっていたので、厚生省とは縁がなかったのだから仕方がない、そちらへ行けばいいや、というぐらいの気持ちだった。

ところが、その夜、自宅に中村さんから電話がかかってきた。昼間のこともあるので、私のほうは「何でしょうか」とぶっきらぼうに応答したものと思う。それに対して、中村さんがおっしゃるには「君を採用したい」とのことであった。これには私も驚くとともに、すっかり参ってしまった。そして、昼間の決心をすぐにひるがえして、その場で直ちに厚生省に入省することを決意したのだから、われながらいい加減なものだ。しかし、役所というところは（こうした言論の自由がある）なかなか面白そうなところだということと、中村さんのような魅力的な先輩がいるところだということは、強く印象に残った。以上は、今から40年以上も前の話だが、その後の私の人生を決定づけたともいえる「個人的な体験」であった。

23
医療政策講義：
医療費適正化，診療報酬の位置づけ

　　本項では，複数の大学院で行った医療政策の講義の中から2つの話題を提供する。

（1）「医療費適正化」という用語法

　　初めに，**医療費適正化**についての話である。わが国の医療政策を論ずるにあたって，医療費の適正化が語られないことはまずないと言っても過言ではない。たとえば，年金については「マクロ経済スライド」が導入され，曲がりなりにも長期的な持続可能性が制度的に確保されているのに対し，医療や介護には，全くそういったしくみが欠落しており，「青天井」ではないか。実効性ある「医療費適正化」のしくみを制度的にも組み込むべきではないかといった議論がよく出される。

　　しかしながら，実際には，「医療費適正化」については，すでに，法令上の用語として規定されている（**高齢者の医療の確保に関する法律：高確法**）。高確法第8条第1項においては，「厚生労働大臣は，国民の高齢期における適切な医療の確保を図る観点から，<u>医療に要する費用の適正化</u>（以下「医療費適正化」という。）を総合的かつ計画的に推進するため，医療費適正化に関する施策についての基本的な方針（以下「医療費適正化基本方針」という。）を定めるとともに，六年ごとに，六年を一期として，医療費適正化を推進するための計画（以下「全国医療費適正化計画」という。）を定めるものとする」と規定されている（下線は引用者。以下同じ）。

　　「医療費適正化」が高確法に規定されているというのは，いささか奇異に思われるかもしれないが，これは，2006年のいわゆる**医療制度構造改革**（**小泉構造改革**）における検討の結果である。当時，医療費適正化のため，医療費総額管理制導入のようなドラスティックな改革論もあったが，これらを経て最終的に合意が得られたのが，生活習慣病対策によって長期的な医療費適正化を図るというアイディアであった。具体的には，特定健診や特定保健指導等の「メタボ対策」を推進することを通じた長期的な医療費適正化ということである。この考え方については，実は私は必ずしも賛成ではない。しかし，当面その議論はおくとしても，ここで言われている「医療費適正化」とはどういうことだろうか。

　　高確法上は，上述のとおり「医療に要する費用の適正化」が「医療費適正化」

というわけだが，これでは禅問答のようで，らちがあかない。そこで，「医療費適正化基本方針」を見てみると，もう少し具体的に「医療に要する費用が過度に増大しないようにしていくとともに，良質かつ適切な医療を効率的に提供する体制の確保を図っていく必要がある」と書かれている。「過度に増大」という言葉の意味については，いろいろ解釈の余地があるが，少なくとも医療費適正化イコール医療費削減では必ずしもないことは明らかだ。また，後段の「良質かつ適切な医療を効率的に提供する体制の確保」という表現は，医療提供体制を規定する法律である**医療法**（第1条）と平仄（ひょうそく）を合わせたものとなっている。

　このように，「医療費適正化」という用語法は，単純な「医療費削減」とは一線を画しており，一筋縄ではいかないところがある。たとえば，医療費の地域差がしばしば問題になり，その解消ないしは縮小が論じられる。そのこと自体は，皆保険体制のもとで当然なことだ。皆保険を支えるため，市町村国保の調整交付金や地方交付税を通じ，国費の大規模な傾斜配分が地域間で実施されている中では，合理性のない地域差は縮小すべきものである。しかしながら，地域差を縮小すれば医療費が削減されるかどうかについては必ずしも明らかではない。地域によっては「過少医療」の地域もある。こうした地域については，「地域差の縮小」は，むしろ医療費の増加につながる可能性がある。したがって，「地域差の縮小による医療費削減」という表現は必ずしも正しいとは言えない。これに対して，「地域差の縮小による医療費の適正化」という用語法は適切であると言えるだろう。

　同じことが，**医療の標準化**についても言える。「医療の標準化」は必要なことであり，ぜひ進めるべきだが，そのことが直ちに医療費削減につながるかどうかは必ずしも明らかではない。「医療の標準化」によって合理的な根拠のない医療の差異は均（なら）される（そのこと自体は結構なこと）だろうが，そのこととトータルの医療費が減るかどうかとは，また別の話である。この場合も，「医療の標準化による医療費の適正化」というのは正しい命題であると考えられる。

（2）　診療報酬の位置づけ

　次に，**診療報酬**についての話である。わが国の医療政策あるいは医療機関経営において（そのことの当否はさておき）診療報酬の動向が大きな影響を与えていることは事実である。2018年度は，同時改定ということもあり，各地で「改定セミナー」の類いが開催され，医療機関の関心も高かった。

　さて，そもそも「診療報酬」とはいったい何だろうか。あるいは，その法的な位置づけはどうなっているのだろうか。一般に，わが国における法令の体系は，日本国憲法を頂点とする一種の階層秩序（ヒエラルキー）構造をとっている。上から順に，憲法─法律─政令─省令─通達という順番である。ここで，憲法を含む**法律**は「立法府」である国会において制定されるものである。次いで，**政令**は内閣の閣議決定により，**省令**は各省庁主務大臣の決定により制定されている。さらに**通達**は，それぞれのレベルに応じ，局長通知や課長通知等に分か

れている。たとえば，**医療法**というのは法律であり，政令レベルでは**医療法施行令**が，また省令レベルでは**医療法施行規則**が定められている。医療機関の施設・設備基準や人員配置基準については，医療法上は原則的なことしか書かれておらず，具体的な内容（たとえば病室の床面積や医師や看護師の配置数等）については省令レベルの施行規則において定められている。

　こうした階層秩序構造の中で，診療報酬は**大臣告示**という位置づけになっている。「告示」，つまりは時代劇でよく出てくるお上の「高札」のようなもの，現代では国民の皆様への「お知らせ」ということだ。告示については，厳密には法令ではないという考え方もあるが，官報に掲載され，大臣までの決裁を要するという意味では，省令に近いレベルのものと考えられる（厚生労働省 Web サイト「厚生労働省法令等データベースサービス」では，「法令検索」の中に告示が位置づけられている）。

　いずれにしても，診療報酬は，大臣告示という，法令の階層秩序の中ではかなり低い身分（？）にあることがわかる。さらに言えば，いわゆる**診療報酬点数表**は，この告示のそのまた別表という位置づけである（別表1が医科，2が歯科，3が調剤報酬となっている）。実は，このように法令の中では「低い身分」にあるということが，診療報酬の重要なポイントの1つである。このような「低い身分」にあるからこそ，2年に一回というようなペースで柔軟に改定が実施されてきている（ちなみに，2年に一回改定を行うなどということは，実はどこにも書かれていない。これは単なる「慣習」である）。

　このことは，日本の医療政策にある種のダイナミズムをもたらしている。その時々のニーズに応じ，弾力的に診療報酬を改定することを通じ，医療サービスのあり方に一定の影響を与えてきたことは事実である。もちろんその評価は人によってさまざまだろうし，だいたい「法治国家」において，法律でもないものがこのように大きな影響力をもっていいのかという根本的な批判もあり得る。したがって，医療の基本的なあり方は医療法等の法律で規定し，それを実現するために診療報酬という「便利なツール」を使うのだ，というのが，おそらく政府の公式な見解であると思われる。近年，診療報酬改定の基本的な方針については，**社会保障審議会**（医療法等を担当する医療部会および健康保険法等を担当する医療保険部会の合同の場）において決定し，この基本方針に従って，具体的な点数配分を**中央社会保険医療協議会（中医協）**において行うという一種の「分業」が行われているのも，そうした考え方に基づくものと考えられる。もっとも，中医協での点数設定を巡る一見ささいな議論が，結果的にわが国の医療のあり方に大きな影響を及ぼすということも十分起こり得るわけだが。

問題提起 ㉓　　診療報酬改定に併せて，基本的な病院経営戦略を変えていくことについて，どう考えるか。

「政と官」を巡る話

財務省による決裁文書の改ざん（書き換え？）が明らかになり，2018年3月に佐川元国税庁長官に対する国会の証人喚問が行われた。本件に関しては，今もってよくわからない点が多々ある。ただ，ここで問題にしたいのは，今回の騒動を通じて，全体として「政と官」の関係に大きな地殻変動が起こっているのではないかという点である。

「政と官」というのは，両者を知り尽くした故後藤田正晴氏の著書の題名でもあったが，一般に政治家─官僚─国民は，グーチョキパーの「三つ巴」の関係にあると言われてきた。官僚は「お上」という言葉が示しているように，国民に対しては（「公僕」のくせに）威張っていても，政治家には頭が上がらない。一方，政治家は官僚に対して威張っていても，選挙を通じて国民には頭が上がらない。つまり，三者はグーチョキパーの，誰も絶対的優位に立てない関係にあるというわけだ。これは，なかなか本質をうがった見方であったと思われる。

ただ，そのうち「政と官」については，本質的には「政高官低」であるにしても，従来「官」にはある程度の「自治」が認められてきたこともまた事実である。各省庁における事務次官以下の人事については，よほどのことがない限り，「官」にある程度任されてきた（たとえば，城山三郎の『官僚たちの夏』を参照されたい）。これは，行政の「中立性」の確保や過度の「政治性」の排除という考え方に基づくものだ。

今回の騒動や他の省庁の問題でも言及されている官僚によるいわゆる「忖度」については，こうした伝統的な「政と官」の関係が変質した結果であるように思われる。言うまでもなく，内閣人事

局による各省庁幹部職員人事の一元的管理の導入に伴う変化だ。これは，いわゆる「政治主導」の推進や「官僚支配」の打破を目指し，一連の公務員制度改革の中で実現した制度である。しかし，それ自体は意味のある改革であったとしても，その実際の運用に伴う「副作用」には甚大なものがあった。戦後築かれてきた「政と官」の関係が大きく（かなり望ましくない方向へ）変化しつつある。少くとも今回の騒動を通じ，官僚の「政治的中立性」に対する信頼感が大きく損なわれたことは間違いないだろう。

これによく似た話として，戦前の1936（昭和11）年に「陸海軍大臣現役武官制」が広田弘毅内閣のもとで復活されたことが思い起こされる。これも，当時の狙いとしては，2.26事件の後，事件への関与が疑われ，予備役に編入された皇道派の荒木貞夫や真崎甚三郎らの「政治的軍人」を陸軍大臣にしないための措置とされていた。いわゆる「粛軍」の一環であり，一見，もっともらしい理由づけである。しかし，その「副作用」は甚大で，その後，陸軍の（自分たちの気に入らない内閣には陸軍大臣を出さないという恣意的な）政治介入の跋扈をもたらした。この一見それほど重大とも思えない制度の復活が，天皇の大命降下があった宇垣一成による組閣の阻止や米内光政内閣の崩壊といった，その後の日本の歴史を（まずい方向へ）誘導する大きな影響をもたらしたことは歴史的な事実である。

「悪魔は細部に宿る」という言葉がある。黒澤明監督風に言えば「悪魔のように細心に！ 天使のように大胆に！」ということになるが，「政と官」の関係についても，今一度「悪魔のように細心に」考え直してみる必要があるように思われる。

妊婦加算を巡って

2018年末に「妊婦加算」を巡る騒動が起こった。同年4月の診療報酬改定において，妊婦の診療に積極的な医療機関を増やし，妊婦が安心して医療を受けられる体制を構築することを目的として，妊婦に対する診療について，初診料に75点，再診料に38点を加算する制度が導入された。しかし，この制度に対して「皮膚科に行ったら妊婦加算をとられた」「コンタクトレンズの処方にも妊婦加算がついていた」等のSNS上の投稿がメディアで大きく取り上げられ，社会問題，さらには政治問題化した。結局，この問題は中央社会保険医療協議会（中医協）の議を経て，当面凍結となり，2020年4月に廃止となった。この一連の騒動およびその決着は，医療政策の観点から見て重要な問題をはらんでいる。

手続き的には，2018年12月14日に「妊婦加算にかかる厚生労働大臣の発言の要旨」（資料2-2）が公表され，これをふまえて，12月19日に中医協総会に妊婦加算の凍結が諮問され，即日答申が行われた。同答申（資料2-3）を読むと，苦渋に満ちた内容となっており，「遺憾である」「極めて異例なことである」「特別な事情に基づき実施する」「基本的な考え方を変更するものではないことを確認する」といった異例な表現がちりばめられている。以下，この騒動について若干の私見を述べてみよう。

まず第1に，報酬評価における「加算」という政策手法上の問題である。近年の診療報酬改定においては，加算の新設や組み換えが実に多くなっている。加算という手法は，政策当局の政策意図を直接体現したものになっており，サービス提供側も敏感に反応しやすく，当局もつい多用してしまう傾向がある。加算の活用はやむを得ない面もあるが，近年いささか安易に使われすぎているようだ。特に，今回問題になったのは，当該加算が患者にとってどのような便益（ベネフィット）をもたらすのかという視点が希薄であった点である。

これは，ちょうど2018年末の「医薬品，医療機器等の品質，有効性及び安全性の確保等に関する法律（薬機法）」改正を巡る騒動と共通した面を有する問題であるように思われる。厚生科学審議会・医薬品医療機器制度部会での議論では，薬機法改正云々の前に，そもそも医薬分業や薬局薬剤師が患者にどのような便益をもたらしているのかという基本問題が大きな争点となった。日本医師会の委員や患者団体の代表の委員からは，かなり厳しい意見も表明されている。こうした視点は，医療の世界で言えば「患者中心の医療（patient-centeredness）」ということになるし，一般経済の世界で言えば「消費者主権」ということになる。最終的な消費者やユーザーの意向を無視した制度設計や価格設定はあり得ないということだ。これはしごく当たり前の話だが，こうした基本を無視した議論は，もはや通用しないということを，これらの事例はよく表している。

第2に，患者負担と報酬評価をどう考えるかという点である。患者負担が定率一部負担に設定されているため，今回のように診療報酬の評価を引き上げると，直ちに患者負担にはね返る構造になっている。わが国の公的医療保険制度においては，現在は定率一部負担が原則とされているが，かつては高齢者や健康保険の被保険者本人等につ

資料2-2 妊婦加算に関する厚生労働大臣発言要旨

〈参考〉妊婦加算にかかる厚生労働大臣の発言（12月14日）の要旨

12月14日の記者会見において，厚生労働大臣から，以下のような発言があった。

・妊婦加算について，厚生労働大臣として，改めてこの加算の趣旨に立ち返り，医療保険制度や診療報酬体系の中での妊婦加算の在り方について考えてみました。

・妊婦の方がより一層安心して医療を受けられるようにするという，**妊婦加算が目指すものは依然として重要だと考えています**。しかしながら，それを実現する手段として，妊婦加算という仕組みが適当であったかどうか，改めて考えてみる必要がある，と考えるに至りました。

・妊婦の方への診療に熱心に携わっていただいている**医療関係者のみなさまには申し訳ありませんが，妊婦加算については，いったん凍結**することとし，

・**妊婦の方に対する診療の在り方について，有識者も含めてご議論**いただいた上で，**妊婦加算の在り方について，改めて中央社会保険医療協議会で議論**してもらうこととしたいと考えております。

［出典］中央社会保険医療協議会総会（第404回：2018年12月19日）提出資料より抜粋

資料2-3 中央社会保険医療協議会答申書（妊婦加算の取り扱いについて）抜粋

> （前略）
>   妊婦加算は，妊婦の診療に積極的な医療機関を増やし，妊婦がより一層安心して医療を受けられる体制の構築を目的としたものである。しかし，その趣旨・内容が国民に十分に理解されず，妊婦やその家族へ誤解と不安を与え，その結果として，算定凍結の措置を講ずるに至ったことはやむを得ないこととはいえ，誠に遺憾である。
>
> 2. 本協議会では，診療報酬改定後のしかるべき時期にその実施状況等について調査・検証を行い，必要があれば見直しを行うということを基本としている。そのような中で，必要な調査・検証が行われないままに，凍結との諮問が行われたことは，極めて異例なことであると言わざるを得ない。
>   しかし，本協議会としては，妊婦加算に対する誤解とそれに基づく不安がある現状において，妊婦加算の算定をこのまま継続することは，当初の妊婦加算の意図の実現が十分に期待できない可能性があるとの判断をした。
>   今回の措置は，このような特別な事情に基づき実施するものであり，エビデンスと検証を踏まえて議論した上で対応するという，これまでの診療報酬改定の基本的な考え方を変更するものではないことを確認する。
>   なお，別途有識者において検討される，妊婦が安心できる医療提供体制の充実や健康管理の推進を含めた総合的な支援の内容を踏まえ，本協議会としては，改めて総合的な議論をしたいと考えている。
>
> 3. 本協議会としては，診療報酬改定を行うに当たっては，その目的や趣旨・内容について，国民に十分理解されるよう，適切に対応することを厚生労働省に望みたい。また，これを契機として，妊婦に対する医療をはじめとする総合的な支援の在り方について開かれた国民的議論が行われるよう望むものである。

［出典］中央社会保険医療協議会総会（第404回：2018年12月19日）答申書より抜粋

いて定額負担の時代もあったので，これが常に不変の原則というわけでもない。現在の定率一部負担は，医療サービスの「消費者」である患者にも相応のコスト意識をもってもらおうという考え方に基づいている。これは一応もっともな考え方だが，一方，今回のような事例では，患者負担と報酬評価とのリンクをどこまで厳格に考えるのかという議論があり得る。特に，少子化対策が大きな政策課題となっている今日，妊婦に新たな負担増を求めることについては，慎重な配慮が求められる。

しかしながら，患者負担を増やさずに報酬を引き上げるためには，結局のところ，定率患者負担の枠組みを変更しなければならないことになる。その場合，たとえば，特定の診療行為（診療報酬）については，患者負担率を引き下げるといった対応が考えられる。わが国ではこれまでこうしたしくみはとられてこなかったが，フランスでは，薬剤費の患者負担率を薬剤の種類に応じて変えるという措置がとられている（正確には，フランスは現物給付ではなく償還方式なので，薬剤の種類に応じた償還率の差別化ということになる）。そういった意味では，政策論としては十分可能な話なのだが，医療保険各法の基本的な改正を要するそうした政策の妥当性については，十分検討する必要があろう。

第3に，政策決定プロセス，特に中医協のあり方を巡る問題である。今回の妊婦加算凍結の諮問・答申は，きわめて異例なプロセスであった。そもそも診療報酬の改定内容は，中医協での議論の後，パブリックコメント，さらには公聴会という手続きを経て正式決定されたものである。また，ひとたび決定された診療報酬については，今回の答申書が記しているように「診療報酬改定後のしかるべき時期にその実施状況等について調査・検証を行い，必要があれば見直しを行うということを基本として」きたわけである。こうした正規の手続きを踏むことなしに，突然「凍結」という諮問が行われたことはずいぶん乱暴な話であり，「政治的な介入」と言われても仕方がない。そもそもどういう場合にこうした「超法規的な」措置がとられるのか，その判断基準も不明である。たとえば，他の改定項目についてもまたSNS等で「炎上」した場合には，変更するということになるのだろうか。その判断は，誰が，どのようなプロセスを経て行うのだろうか。また，今回のように診療報酬を「凍結」してしまうと，議論に必要なエビデンス自体が出てこないという問題もある。今回の「妊婦加算」の取扱いは，今後の政策決定プロセスに大きな禍根を残す問題であったと思われる。

24

医療と社会保障

（ 1 ） 医療はなぜ社会保障なのか

　　本項では，医療を社会保障制度全体の視点から考えてみよう。そもそも，な
ぜ**医療は社会保障の一環**として位置づけられているのだろうか（このあたり，第
5項の「問題提起」であるとともに，「チコちゃんっぽい」導入？）。実は，これは必ずし
も自明のことではない。たとえば，アメリカでは長らく医療を社会保障とはと
らえてこなかった。アメリカで Social Security（社会保障）と言えば，ふつうは
医療ではなく年金のことである。医療に関しては，障害者や高齢者（のための
Medicare），低所得者（のための Medicaid）といった特定の「社会的弱者」に対して
のみ公的な医療保障制度がとられてきた。

　　多くのアメリカ人は，医療サービスは，それこそ外食サービスなどとあまり
変わらない，「市場」から購入する私的サービスの一種と考えてきた。上述し
た一部の例外を除き，多くのアメリカ人は民間保険を「購入」することによって，
医療サービスをも「購入」してきたわけだ。そうした中で，アメリカは，実額
で見ても，GDP に対する比率で見ても，先進諸国の中で群を抜いて高い医療
費を使ってきた。しかしながら，こうした体制のもとでは（民間保険は公的保険
と違って強制加入ではないので）当然のことながら，どの保険にも入らない（あるい
は入れないと言ったほうが実態に近いかもしれない）人が出てくる。これが，いわゆ
る「無保険者」（Uninsured と呼ばれる）問題であり，アメリカの医療制度が抱える
最大の問題の1つとされてきた。これまで歴代政権（特に民主党政権）は，これ
を何とかしようといろいろ努力を重ねてきた。たとえば，クリントン政権（第
1期）時代には，ファーストレディだったヒラリー・クリントン氏をトップに据
えて，アメリカに先進諸国のような皆保険体制を導入しようと試みたが，結局
これは挫折してしまった。その後，ブッシュ共和党政権を経て，再度この問題
にチャレンジしたのがオバマ政権というわけであった。

　　「Change! Yes we can」を掲げたオバマ政権においては，紆余曲折を経て，い
わゆる**オバマ・ケア**（**Patient Protection and Affordable Care Act**）が 2010 年に成立し，
2014 年から実施に移されている。オバマ・ケアについてのくわしい説明はこ
こでは省略するが，アメリカの医療保障の歴史に一時代を画した画期的な改革
であったことは間違いない。これで先進諸国の中で唯一「わが道を行く」感の
あったアメリカも，**ユニバーサル・ヘルス・カバレッジ**（UHC：皆保険等普遍的な

医療保障制度）への道を歩みだしたと考えられるかもしれない。

　しかしながら，話はそう簡単ではない。まず，オバマ・ケアを巡っては，アメリカの国論は明らかに２つに分裂している。政治的には，これを推進する立場の民主党に対して，二大政党の一方を担う共和党は反対の立場である。たとえば，2012年の大統領選挙をオバマ大統領と争った共和党のロムニー候補は，自分が大統領になったらオバマ・ケアは廃止すると明言していた。もっとも，ロムニー氏は前職のマサチューセッツ州知事時代に，州単位のユニバーサル・ヘルスケアを導入し（これが結構評価されていた面もあった）ので，話はいささかややこしいのだが。また，2016年の大統領選挙では，共和党から出馬したトランプ氏も，同様に廃止を明言していた。そして，大統領に当選してから，公約どおり，オバマ・ケア廃止に向けたアクションを起こしたが，最終的に議会共和党内の「穏健派」が「造反」し，廃止法案を否決してしまったので，オバマ・ケアをめぐる問題は，現時点では政治的には棚上げされている状況にある。

　一方，司法の世界でもオバマ・ケアは試練にさらされてきた。オバマ・ケアは，保険への加入を義務づける条項が，個人の自由を保障した合衆国憲法違反だとして訴訟が提起されてきた。これが，最終的に2012年に連邦最高裁において憲法判断が下され，オバマ・ケアは合憲ということになった。ただし，最高裁の判事の評決は，合憲５に対して違憲４という，わずか１票差のきわどいものだった[注26]。これを見ても，オバマ・ケアに対するアメリカ国民の評価は真っ２つに割れていることがよくわかる。

（注26）
オバマ・ケアについては，2021年6月に再度の違憲訴訟が7対2で斥けられた。

　こうしたアメリカの状況は，率直に言って，日本にいるとよくわからないところがある。たとえば，日本で「皆保険は個人の自由を侵すものだから日本国憲法違反だ」などという議論は寡聞にして聞いたことがない。わが国では，どんなに過激な「市場原理主義者」であっても，ここまで主張する人はあまりいないだろう。しかし，アメリカでは，こうした議論は極論でもなんでもなく，国論の半分を占める堂々たる「正論」なわけである。これは，どちらが正しいかという問題ではない。アメリカ人は，それだけ「個人の自由」ということを真剣に考えていると言える（それに比べ，われわれ日本人は「個人の自由」ということについてあまり突き詰めて考えず，チコちゃん流に言えば，「ボーっと生きている」と言えるかもしれない）。

（2）　基本的な価値観の問題

　一方で，この問題は，私には何となく既視感のある議論のような気がする。言うまでもなく**銃規制**の話である。アメリカでは過去何回も悲惨な銃乱射事件が起こり，そのつど，銃規制が大きな社会問題となってきた。第5項のコラムでも取り上げたマイケル・ムーア監督の「ボウリング・フォー・コロンバイン」はその辺りを鋭くえぐった社会派ドキュメンタリー映画として有名だ。2018年2月には，フロリダの高校での銃乱射事件を受けて，高校生たちが立ち上がり，抗議デモを行うとともに，トランプ大統領にも面会したニュースが流され

た（もっとも，トランプ大統領の「教師が銃で武装すれば」云々の回答には，正直「のけぞった」が）。

　これを，アメリカ人は未だに開拓時代の「カウボーイ（ガンマン？）的発想」から抜けられない愚かな人たちだと見なすのは簡単だ（私自身も正直そのように考えがちだ）。あるいは，銃器産業の強い政治的影響力ということも無視できない。余談だが，上記の「ボウリング・フォー・コロンバイン」において，チャールトン・ヘストンが全米ライフル協会会長として登場し，インタビューに答えたときには，たいへん悲しい思いをしたことを覚えている。「ベン・ハー」「大いなる西部」「猿の惑星」など子どもの頃からのファンの私としては，彼がライフル産業の手先であるかのように描かれることは非常につらいことであった。

　話を元に戻すと，医療および銃規制の問題に端的に表されているように，これは結局人々が何を大切と考えるかという**基本的な価値観の問題**であるということがわかる。アメリカ国民の少なくとも半数の人々は，「個人の自由」を至高の価値と考え，そのためには国民皆保険にも銃規制にも反対の立場を取る。これに対して，日本人を含む多くの先進諸国の国民は，**個人の自由**よりも大切**な社会的な価値**があると考え，国民皆保険や銃規制を進めている。しかし，これは基本的な価値観の対立の問題なので，どちらかが正しい，あるいは間違っているということではない。

　そこで，最初のチコちゃん的な問いに戻ろう。「なぜ，日本では医療が社会保障の一環として位置づけられているの？」。これに対する答えは「みんながそう思っているから」としか言いようがない。トートロジー（同義語反復）のようだが，実はこの「みんながそう思っている」というところが大切な点である。「みんながそう思わなくなった」ときには，アメリカ的な状況が出現する可能性があることは否定できない。皆保険および銃規制堅持論者である私としては，この「みんながそう思っている」という状況は大事にしたいと考えているのだが，いかがだろうか。

問題提起 24　　皆保険体制を維持していくうえで，どのようなことが重要と考えられるだろうか。

「ボーっと生きてんじゃねーよ！」

　NHK総合テレビの「チコちゃんに叱られる！」という番組に一家ではまっている。この番組では，チコちゃんという5歳の女の子が，ナインティナインの岡村隆史さんおよびゲストの2人（ないし3人）を相手に質問を出し，答えられなかったり，いいかげんな答えを返すと，「ボーっと生きてんじゃねーよ！」と大人を叱り飛ばすという趣向である。その質問が結構鋭く物事の本質をえぐりつつ（ボーっと生きている）大人の意表を突いた内容なので，つい見てしまうというわけだ（それに加えて，あの真面目そうな森田美由紀アナウンサーが「今こそすべての日本人に問います」「そんなことも知らずに，やれ○○だとか，○○などと言っている日本人のなんと多いことか」といった毒のあるナレーションを連発しているのも聞き応えがある）。

　ちなみに，チコちゃんは着ぐるみの姿（2.5頭身？）で，顔はCGで作っている（全くの私見だが，私は，結構かわいいと思っている）。声は木村祐一（キム兄）さんの声を変えて出しているので，時々関西弁が混じったり，とても5歳とは思えない「おやじギャグ」を放ったりする。以下，これまでの放送で面白かった事例を2，3ご紹介してみよう。

　まず第1に，「なぜ高齢者のことをシルバーという？」というのがあった。これは，普段われわれは何となく「シルバー・シート」とか「シルバー・エイジ」などと言っているが，考えてみれば，これらは皆日本独特の言い回しだ。そもそも「シルバー・エイジ（Silver age）」というのは，人類の歴史を黄金，銀，青銅，鉄の4つの時代に区分したとされるギリシア・ローマ時代以来の話だし，英語では日本語の「シルバー」に当たる言葉はgray（グレー，灰色）である（たとえば，"The Graying of America：老いゆくアメリカ"などと言う表現がある）。なぜ日本だけが高齢者のことをシルバーと呼んだりしているのだろうか。この答えは，チコちゃんによると，「たまたま銀色の布が余っていたから」ということだ。もう少し詳しく説明する

と，1973年（昭和48年，「福祉元年」の年）に，当時の国鉄が電車に優先席を導入しようとしたときに，たまたまシルバーグレーの布地が余っていたため，これを座席に使い，「シルバーシート」と命名したから，ということであった。それ以来，わが国では，何となく高齢者のことを「シルバー」と呼ぶようになったとの由。

　第2に，「どうして人は歯を磨かないと虫歯になるの？（動物は歯を磨かないのに）」というのがあった。これは，歯科医師の方なら簡単に答えられる常識問題なのかもしれないが，私のような素人だと，「ええ？」という感じだった（ボーっと生きてんじゃねーよ！）。これに対するチコちゃんの答えは「人は料理をするから」というものだ。確かに，動物は料理をしない。動物は，その分，切ったり煮たりしていない，ナマの噛み応えのあるものを食べているので，それによって自然に歯を磨いているのと同じ効果があり，しかも咀嚼に伴い，虫歯予防に効果がある唾液が口内で大量に分泌されるため，歯を磨かなくても虫歯にならないというわけである。それに対して，人間は，小さく刻んだり柔らかくしたうえに砂糖などで味つけをした調理後のものを食べているので，まず咀嚼が少ないことから唾液の分泌量が少なくなり，しかも砂糖を含んだ食べかすが残ってしまうため，食後に歯を磨かないと虫歯になりやすいとのことだった。これも，言われてみればなるほどという話である。

　その他，興味深い質問はいろいろあるが，後は実際に番組をご覧いただくこととして，最後に1問。「山の上のほうが太陽に近いのに，どうして寒いの？」。さて，いかがだろうか。5歳の女の子にこう聞かれたら何と答えるか？　この質問に対する答えは「太陽の暖かさは直火じゃないから」というものだった。これを聞いて，「もと理系」の私としては，教養課程の物理で習った「電磁気学」を50年近くぶりに思い起こしたことだった（ボーっと生きてんじゃねーよ！）。

25

医療経済学入門

（1） 医療経済学とは

　　本項では，**医療経済学**（保健・医療領域における諸問題を経済学的に分析・研究する学問分野）について取り上げてみよう。私も九州大学（医療経営・管理学専門職大学院）時代は，「医療経済学」の講義を担当していたので，多少は「昔取った杵柄」というわけだ。九大の大学院では，医師や歯科医師，看護師等これまで医療経済あるいはそもそも経済学というものと全く無縁に過ごしてきた学生がほとんどだった。これは，しごく当然の話である。多忙な現役の医師や看護師の方々に対して，医療経済や経済一般について勉強しろと言っても無理な話だ。「医療経済学」は必修科目ではなく，あくまでも関心のある学生が選択する選択科目の1つという位置づけだった。そんなわけなので（せっかく大学院に入ったのだから，どうせやるならここはひとつ本格的な医療経済学をということで）国際的に広く使われている標準的な医療経済学のテキストを使って，輪講形式で講義を行った。

　　第16項でもふれたように，私がテキストとして選んだのは，S. Folland, A.C. Goodman, M. Stano による"The Economics of Health and Health Care"であった。2017年現在ですでに8版を重ねている定評のある教科書だが，難点は，いかにもアメリカの教科書らしく第7版時で600ページを超える大冊であるということで，これをすべて読みこなすのには相当骨が折れる。また，和訳はないので，英文の「原書」を読まなければならない。当初は私もまだ40代で，今から思うと全く若気の至りだが，15コマの講義ですべてを読もうとして，1回に2章ずつ進んだところ，ほとんどの学生が消化不良でダウンしてしまった（私自身も毎週の講義の準備は正直たいへんだった）。そこで，2年目からは少し反省して，すべての章を読破することはあきらめて，原則1回1章ということで進めた。それでも，「医療経済学」は，院生には「ハードな講義」として受け止められていたようだ。

（2） 経済学の4つの特色

　　このテキストでは，医療経済学の議論に入る前に，最初の数章で「経済学入門」的な議論が展開されている。今回はその一部をご紹介しよう。そもそも**経済学**という学問の特色は何なのかについてである。経済学をどうとらえるかについ

てはいろいろな考え方があるが，このテキストでは，4つの特色が指摘されている。

まず，第1に，**「資源が稀少である」ことを前提とする**という点である。言い換えれば，通常の経済学が対象とする財およびサービス（goods and services）は有限であるということだ。資源が有限だとどうなるかと言えば，「価格」がつくことになる。誰も無限にあるような資源を手に入れるためにおカネを支払おうとはしない（その場合，価格はゼロである）。有限であるからこそ価格がつき，市場で取引が行われることになる。そして，こうした「価格」を分析することは，経済学の重要な研究領域の1つである。このことは医療サービスでも全く同様だ。（日本の）医療の場合は，多くは診療報酬という形で，「公定価格」であるが，「価格」がつけられている。また，医療サービスあるいはそれを生み出す資本や労働は明らかに有限である。こうしたことは当たり前のように思われるかもしれないが，実はそれほど当たり前の話というわけでもない。資源が有限であるというのは1つの前提であり，実際にはそうでない場合もある。たとえば，「空気」を考えてみると，もちろん厳密に物理的には，空気は地球を覆う薄い層なので，有限である。しかし，誰も（幸い）空気は有限だなどとは思っておらず，呼吸におカネを払う必要はない。日常的には，われわれはあたかも空気が無限にあるかのようにふるまっている。しかし，一方で，ある特殊な空気については価格がつけられている。たとえば，「富士山頂の空気」は缶詰として販売されているが，これは「富士山頂の空気」が有限であるからにほかならない。つまり，有限か無限かというのはあくまでも相対的な話であるということになる。

第2に，**人々が「（経済）合理的」な行動をとるという前提**である。簡単に言えば，今ここに全く同じ2つの商品があったときに，消費者は必ず1円でも安いほうを購入するということだ。あるいは，同じ価格がついた商品があったときには，少しでも性能や品質のよいほうを選ぶということだ。このことは，日常われわれがとっている行動（たとえばスーパーで野菜を買うとき）を考えてみれば，ごく当たり前の前提であると思われる。家庭の主婦が毎朝スーパーのチラシをチェックしているのは前者のケースだし，売り場でいろいろと商品（たとえばレタス）を吟味しているのは後者のケースである。こういう経済合理的な行動を消費者のみならず企業を含むすべての経済主体がとるというのがこの第2の前提である。これも第1の前提同様当たり前のことのように思われるが，実際のわれわれの行動は常にこうした前提に従っているとは限らない。他の（非経済的な）理由によって，こうした経済合理的な行動をとらない場合も十分あり得る。しかしながら，経済学では，問題を単純化するため，差し当たっては，経済合理性を一応の前提としている。

第3に，**「限界概念」を多用する**という点である。これは，第1，第2の前提とは違って，少し説明が必要だろう。これは一言で言えば，「微分」の手法を多用するということだ。経済学の中級以上のテキストや論文をご覧になると，微分記号がたくさん使われていることに気づかれることと思う。経済学では，

独立変数（たとえば価格）の微小な変化に対して従属変数（たとえば需要）がどの程度変化するか，といったような分析がよく行われる（たとえば，医療需要の価格弾力性等）。あるいは均衡点においては，1階微分係数がゼロであることがその前提条件となる。このような微分の概念が経済学に本格的に導入されたのは比較的新しく，1870年代の「限界革命」と呼ばれる経済理論の革新を通じてであった。限界（marginal）というのは，ぎりぎりの微小変化量のことであり，数学的には微分に相当する考え方である。

　第4に，**「モデル」の使用**ということである。経済学に限らずどのような学問分野でも，分析にあたっては一定の「モデル」が使われる。では，「モデル」とは何だろうか。それは，言わば「地図」のようなものだ。「地図」というのは，もちろん「現実」そのものではない（現実そのものの地図があったとしても，そんなものは使い物にならないだろう）。地図は現実そのものではないが，現実から「抽象」してつくられたある有益なツールである。地図の有用性は，現実そのものであるかどうかではなく，それが実際に使われたときに有益な情報を提供してくれるかどうかにかかっている。たとえば，世界地図は，ある街の駅から美術館に行く道を知りたいときには全く役に立たない。しかし，世界情勢を考えるときには大いに有益だろう。モデルも全く同じである。あるモデルの有益性と，そのモデルが現実に近いかどうかは関係ない。そのモデルを使ったときに現実をうまく説明したり，理解したりすることができるかどうかが問題なのだ。つまり，モデルは「使ってなんぼ」のものなのである。したがって，学会や研究会などの場で，時折「あなたのモデルは現実からかけ離れた非現実的なモデルだ」という批判をする人がいるが，じつはこれは正確な批判になっていない。正しくは「あなたのモデルでは現実をうまく説明できない」ないしは「あなたのモデルから得られた結論は現実と合わない」と言うべきなのである。

問題提起 ㉕　本文中に挙げた経済学の4つの前提のうち，初めの2つを日本の医療に適用すると，どうなるだろうか。

スーダラ節と踊るとびはぜの話

前項は「チコちゃんに叱られる！」の話だったが，もう1つわが家が「はまっている」テレビ番組に「Eテレ0655」および「Eテレ2355」がある（「ぜろろくごーごー」および「にいさんごーごー」と読む）。いずれもNHK教育テレビ（Eテレ）が月曜から金曜の6時55分および23時55分から放映している5分間の短い番組である。前者については，朝の忙しい時間帯と重なること，また後者については，翌日のことを考えるとやや遅い時間帯の放送であることから，わが家ではビデオに撮って，数日分まとめて見ている。

両番組については，知る人ぞ知る2010年度から続いているEテレが誇る長寿番組だが，この時間帯にしてはなかなか豪華なメンバーが（歌や声だけの人を含めて）出演している。思いつくままに挙げても，小泉今日子，木村カエラ，竹中直人，爆笑問題，ナイツ，デーモン閣下，細野晴臣等のほか，ロス・プリモス，狩人といったちょっと懐かしい顔ぶれも見られる。また，犬・猫等の飼い主ご自慢のペットが登場する人気コーナーもある。両番組の内容については，ちょっと一言では言えないので，まだご覧になったことのない方には，ぜひ一度ご覧になることをおすすめしたい。あえて言えば，金曜深夜の民放の超長寿番組「タモリ倶楽部」をずっと上品にして，もう少しためになる情報を盛り込んで，しかし基本的には同様の「脱力系」の番組だと言ったらおわかりいただけるだろうか（余計わからなくなったと言われそうだが）。

さて，「Eテレ2355」の数あるコーナーの中でも，最近，私の最もお気に入りは，とびはぜ「トビー」が登場するコーナーである。大体「2355」の最後，つまり日付が変わろうとする直前に，とびはぜのトビーがブラームスの音楽をバックに登場し，含蓄のある一言を吐き，疲れた視聴者が癒されて，新しい一日を迎えるという趣向である。木曜夜には「トビー映画音楽の夕べ」というコーナーが放送されており，これがまたおすすめだ。それこそ「風と共に去りぬ（タラのテーマ）」だと

か「ピノキオ（星に願いを）」「卒業（サウンド・オブ・サイレンス）」等々名画にちなむ有名な音楽を流している。そんな中で，最近驚いたのが，「ニッポン無責任時代」から「スーダラ節」が取り上げられたことだった。その際のトビーのコメントは「今の日本が求める人物像・植木等」「僕の憧れの人」というもので，これには私も大きくうなずいてしまった。

「ニッポン無責任時代」は1962年公開というから，私が10歳のときの映画だ。あたかも皆保険・皆年金体制がスタートして2年目の年であった。この映画の中の「スーダラ節」「無責任一代男」「ハイそれまでョ」といった挿入歌は，小学校の悪ガキ仲間と大声で歌った記憶がある。植木等は，当時の私にとってスーパー・ヒーローであり，確かに「僕の憧れの人」だった（それにしても，トビーはいったい何歳なのだろうか？）。

これらの歌の作詞を担当した青島幸男は当時30そこそこだったわけだから，その才能のきらめきには驚くばかりだ。特に「わかっちゃいるけどやめられねぇ」とか「人生で大事なことはタイミングにC調に無責任」「とかくこの世は無責任こつこつやる奴ァごくろうさん」などと，あっけらかんと明るく歌われると（残念ながら今でも）そうだなあと思わざるを得ない。学生時代に，丸山真男の『超国家主義の論理と心理』等の著作で，戦前・戦中の日本の指導者たちの無責任ぶり，無責任体系の政治システム等に関する分析を読んだが，私にとっては，「ニッポン無責任時代」のほうが，よほど日本社会の実感に近い感じがしたものだ（それが今も続いているようなのは，実に慚愧に堪えないが）。

さて，トビーだが，「では，ご一緒に」ということで，その後，スーダラ節に合わせて，尾びれをスイスイスーダララッタスラスラスイスイスイとみごとに使った踊りを披露してくれた（拍手，拍手）。

JASRAC 出 2203430-201

26

日本の医療提供体制の特色および課題(1)

　わが国の医療提供体制を巡っては，さまざまな議論があるが，ここでは次の4つの点に絞って論じてみよう。すなわち，①民間中心の医療提供体制，②連続的な医療提供体制，③資本集約的＝労働節約的な医療提供体制，④自由放任主義の4つである。本項では，まず①および②について論ずる。③および④については，続く第27項で論ずる。

（ 1 ） 民間中心の医療提供体制

　わが国の医療について説明した言葉に，**Publicly funded and privately delivered** という表現がある。funded というのはおカネを調達するということなので，おカネについては，公的に（publicly）調達されているというわけだ。わが国の医療については，社会保険方式による皆保険体制がとられており，財源としては，保険料および公費（税金）という強制的に調達される部分（「公租公課」と呼ばれる）が9割近くを占めている（第10項）。これは，アメリカのような民間保険が大きなウエイトを占めている国とは大きく違うやり方である。

　一方，delivered というのは，サービスの提供のことである（ピザの宅配を「デリバリー」というのと一緒である）。わが国の医療サービスの提供については，民間中心で（privately）行われているという点がもう1つの特色である。たとえば，2019年10月現在，病院は総数で8300施設あるが，その開設主体別内訳を見てみると，医療法人立が68.9％，個人立が2.1％，公的医療機関立が14.5％，国立が3.9％などとなっている。医療法人立と個人立を合わせると，7割を超えている。また，診療所は医科・歯科合わせると17万施設余りあるが，そのほとんどは個人立か医療法人立である。少なくとも，数のうえでは，わが国の医療施設の多くは民間施設であると言える。

　以上を総合すると，おカネの調達は公的に，しかしサービスの提供は民間中心で，つまりわが国の医療については，**「公－民」という組み合わせ**をとっていることがわかる。しかしながら，これが唯一の組み合わせというわけではない。国際的には，「公－公」，「民－民」という組み合わせをとっている国もある。前者の例としてはイギリスを，後者の例としてはアメリカを挙げることができる。しかし，日本は，そのどちらとも異なる「公－民」という組み合わせをとってきたわけである。

この「公－民」という組み合わせをどのように評価したらよいだろうか。これについてはいろいろな考え方があり得るが，私は，少なくともこれまでのところは，かなりうまく機能してきたのではないかと考えている。わが国に皆保険体制を確立しようとしていた1950年代には，「保険あって医療なし」になるのではないかという危惧があったと言われている。つまり，皆保険という形で医療保険制度を整備しても，肝心の医療提供体制が追いつかず，十分な医療サービスが提供されないのではないかという危惧である。これは，1950年当時，病院の総数が3400施設程度であったことを思えば，もっともな心配であったと言える。しかしながら，結果的には，こうした危惧は，幸いにも「杞憂」に終わった。皆保険体制の成立後，まさに「需要が供給を引っ張る」形で，医療提供体制の整備が急速に進んだ。今や，人口当たりで見た病床数，CTやMRI等の医療機器の数については，日本は圧倒的に世界一となっている。これにはいろいろな要因があるが，やはり「民間中心」の医療提供体制であったことが大きく寄与しているものと考えられる。民間の医療機関は，地域における競合関係の中で，病床の増床や高度医療機器の導入といった設備投資に非常に積極的であった。まさに「医療軍拡競争（Medical Arms Race）」的な状況が当てはまっていたと考えられる（第16項）。

　一方で，こうした「民間中心」の医療提供体制については，次第に問題点も顕在化してきている。医療サービスの拡大・拡張期には，「公－民」という組み合わせは十分有効だったとしても，人口減少社会が進行する中で，その調整からむしろ縮小へと転じて行かなければならない今日では，メリットがデメリットに転ずる恐れがある。率直に言って，医療保険政策に比べ，医療提供政策は，これまで必ずしもうまく機能してきたとは言えないように思われる。たとえば，病床数を規制するための医療計画の導入時に「駆け込み増床」が起こり，全国的にはかえって病床数が高止まりとなるという皮肉な結果となった一方で，医療提供体制の地域間格差については，なかなか解消されるに至っていない（第2項）。また，医療計画そのものが単なる病床総量規制の既得権保護になっているのではないかという批判にはもっともな面がある。「民間中心」の医療提供体制であるわが国においては，なかなか政府の政策でこれを変えていこうとしてもむつかしい面があるのは事実であろう。

　そうした中で，近年推進されている**地域医療構想**は，あくまでも医療機関の自主的な選択によって，将来の地域の医療ニーズに医療提供体制を合わせていこうとするものである。この「医療機関の自主的な選択」ということについては，これでは手ぬるいとか，本当にこれでうまくいくのかといった声があるのも事実だ。実は，私自身も，もともとは，もう少し強力な権限を都道府県等に賦与すべきであるという意見であった。しかしながら，今回の地域医療構想の基本的な発想が日本医師会や病院団体等の医療提供側から提案されたものであったという点については，私は高く評価している。上述したように，民間の医療機関が（少なくとも量的には）大部分を占めている日本の医療提供体制の現状を前提として考えた場合，「強権的」な手法ではなく，医療機関の自主的な選択と

いう「ソフト」な手法を採用したことには一定の合理性があるものと考えられる。各医療機関が，こうした地域医療構想の基本的な性格を理解し，自主的に地域における適切なポジショニングを決定していくことが期待される。

（2）連続的な医療提供体制

　図2-15は，**わが国の医療施設の体系**を示した概念図である。ここでは，簡単化のために，歯科診療所や助産所を除いた病院および一般診療所の概念図を示している。わが国の医療施設は，大きく病院と診療所に分けられるが，診療所がまた，有床と無床に分かれている。無床診療所は病床数ゼロ，有床診療所は病床数1〜19床，病院は病床数20床以上の施設と規定されており，そもそも定義のうえでも連続した構造となっている。しかし，おそらく一般の人には，病院と有床診療所の区別はついておらず，病床があれば病院だと考えるのが普通であると思われる。

　まず，病院だが，図を見ると，2019年10月現在（以下同様）で，8300施設あり，前年同月からの1年間で72施設減少していることがわかる。病院数はピーク時には1万施設を超えていたが，年々少しずつ減少してきている。それでもこの8,300という現在の施設数は，国際的に見ると決して少ない水準ではない。たとえば，第5項でふれたように，アメリカの病院数は2019年で6,090である。ちょっとした市や町には必ず病院があるのが普通だという日本的な感覚は，世界では必ずしも一般的とは言えない。

　次に，有床診療所だが，こちらは近年急速に減少し，かつては3万施設以上あったのが，現在では病院数を下回る6600施設台の水準となっている。そして，こうした有床診療所の減少を上回る形で増加しているのが無床診療所である。その結果，診療所は，病院とは異なり，有床・無床合わせた総数では増加傾向にある。

　また，病院については三角形で表示しているが，この三角形の上部の小さな三角形が大病院，その下の台形部分が中小病院のつもりである。そして，全体

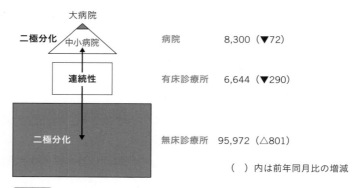

図2-15 日本の医療施設の体系に関する概念図（2019年10月現在）

［出典］厚生労働省：「令和元（2019）年医療施設（動態）調査・病院報告の概況」，2020年9月より作成

の三角形は，底が広がった形状をしており，中小病院の比率が大きいことを示している。たとえば，100床未満の病院は全体の35.5％，200床未満の病院は69.6％を占めている（逆に500床以上の病院は全体の4.8％に過ぎない）。全体としてわが国の医療施設の体系は，病床数ゼロから始まって500床以上の大病院まで，きわめて**連続的な構造**をとっていると言える。

こうした中で，わが国ではよく「診療所が大きくなったものが病院だ」などと言われることがあるが，これは事実としても結構当たっているところがある。たとえば，現在，500床以上あるような大病院であっても，歴史を遡ると，最初は無床の診療所からスタートしたというところが結構ある。無床診療所が，病床を整備して有床診療所になり，さらに20床を超えて病院になり，その後，どんどん病床規模を拡大して大病院に発展してきたというわけだ。しかしながら，こうした「成長発展過程」は，必ずしも「国際標準」というわけではない。むしろ多くの国では，病院と診療所は基本的に別物と考えられており，「診療所が大きくなって病院になる」というようなことはあまりない。これに対して，わが国では，診療所と病院は，人々の意識の問題としても，また事実としても連続した存在になっていると言える。

このことを端的に表しているのが**診療報酬**である。わが国においては，伝統的に「出来高払い」の診療報酬が病院，診療所に共通のものとして設定されてきた。特に外来医療を巡っては，病院と診療所にはほとんど同じ診療報酬点数表が適用されている。このことはごく当然のこととして受け止められてきたが，諸外国では必ずしも当然のことではない。むしろ病院と診療所は全く別物であるから，適用される診療報酬の体系そのものが異なるというのが一般的だ。これに対して，わが国では病院と診療所が連続的なものとしてとらえられているため，診療報酬も同一に設定され，そしてこれを誰も怪しんでこなかった。実は，こうした診療報酬の特徴は，わが国の病院経営にも大きな影響を与えている[注27]。

このような日本の医療提供体制については，OECD（経済協力開発機構）が2001年に公表したレビューの中で，その問題点として「機能分化と標準化が欠けている（Lack of Differentiation and Standardization）」ことを指摘している。当時私はこれを読んで，なかなかいいところを突いている，日本のことをよく調べて書いていると感じたことを覚えている。そして，近年の医療制度改革は，まさにこの2つの点，**機能分化と標準化**を進めていく方向にあると考えることができる。

（注27）
一例を挙げると，わが国の病院は，本格的な急性期医療を担う病院であるほど，一般的に外来部門が赤字で，これを入院部門の黒字でカバーするという経営構造になっている（たとえば，中央社会保険医療協議会・医療機関のコスト調査分科会資料等を参照されたい）。その最大の原因は，外来診療報酬が基本的に病院，診療所でほぼ共通の出来高払い方式をとっていることにあると考えられる。

問題提起 **26**　本文および（注）の記述について，わが国では，なぜ本格的な急性期医療を担う病院であるほど，一般的に外来部門が赤字となるのか，病院の収入・支出両面に分けて説明しなさい。

27

日本の医療提供体制の特色および課題（2）

（1） 資本集約的＝労働節約的な医療提供体制

「資本集約的＝労働節約的な医療提供体制」と書くと，奇妙な感じをもたれる方も多いかもしれない。そもそも医療のような「対人サービス」は，人手をたくさん必要とする「労働集約的」なサービスなのではないかという基本的な疑問である。実際，これまでも政府の雇用対策などでは，医療や介護は労働集約的なサービスだから雇用吸収力が大きいというようなことが述べられてきた。事実，表 2-12 に示したように，一般病院の病床 100 床当たり従事者数（常勤換算）は，この 10 年間で 3 割近くの増加となっており，この間の雇用の吸収力はきわめて大きかったと言える。こうした観点から，医療を「労働集約的」なサービスと考えることは，あながち間違いとは言えない。

しかしながら，国際比較的な視点からこの問題を眺めると，全く異なった姿が見えてくる。結論を先に言ってしまうと，実は，日本の医療サービスについては，諸外国に比べ，相対的に病床施設や医療機器等の「資本」が潤沢なのに対し，医師や看護師等の「労働」投入が手薄であることが大きな特徴である。つまり，国際比較においては，日本の医療提供体制は，決して**労働集約的**ではなく，むしろ**資本集約的＝労働節約的**なのである。

表 2-13 には，OECD による主要な医療資本の投入状況の国際比較データを示した。これを見ると，急性期病床の定義や，CT や MRI といった医療機器についてはその性能の相違等の調整を図る必要があり，厳密な比較は困難だが，いずれも概数として見れば，日本における医療資本が他の G7 諸国に比べてきわめて潤沢な状況にあることがわかる。

一方，医療スタッフの投入の状況を表 2-14 に示した。ここでも，医師や看護職員の定義や業務範囲等は国によって異なるので，厳密な国際比較は困難だ

表2-12　一般病院の病床100床当たり従事者数（常勤換算・人）

調査時点	総数	医師	薬剤師	看護師	准看護師
2007.10	115.6	12.9	2.8	42.1	10.3
2017.10	148.4	16.1	3.6	57.9	6.7

［出典］厚生労働省：「平成 19 年医療施設（動態）調査・病院報告の概況」および「平成 29 年（2017）医療施設（静態・動態）調査・病院報告の概況」より作成

表2-13 主要な医療資本投入状況の国際比較（2017年）

国名	人口1000人当たり 病院病床数	人口100万人当たり CT台数	人口100万人当たり MRI台数
日本	13.05	111.49	55.21
カナダ	2.52	15.28	9.97
フランス	5.98	17.36	14.21
ドイツ	8.00	35.13	34.71
イタリア	3.18	34.71	28.61
イギリス	2.54	9.46 **	7.23 **
アメリカ	2.77 *	42.64	37.56

［出典］OECD：OECD Health Statistics 2019（*2016年，**2014年）より作成

表2-14 主要な医療労働投入状況の国際比較（2017年）

国名	病床100床 当たり 臨床医師数	病床100床 当たり 臨床看護職員数	人口1000人 当たり 臨床医師数	人口1000人 当たり 臨床看護職員数
日本	18.5 *	86.5 *	2.43 *	11.3 *
カナダ	105.1	395.2	2.65	10.0
フランス	52.8	175.3	3.16	10.5
ドイツ	53.1	161.6	4.25	12.9
イタリア	125.4	182.3	3.99	5.8
イギリス	110.8	308.5	2.81	7.8
アメリカ	93.4 *	427.6 *	2.61	11.7

［出典］OECD：OECD Health Statistics 2019（*2016年）より作成

が，少なくともここでは，各国が医師あるいは看護職員としてライセンスを与えている人の数は数えている。表2-14を見ると，病床当たりで見た医師・看護職員数に関しては，日本は諸外国に比べ，きわめて手薄な状況にあることがわかる。アメリカやイギリス，カナダなどと比べると，日本の病床100床当たりの人員配置は，一桁低い水準に見える。ただし，この場合，病床当たりデータと人口当たりデータでは，状況がかなり異なっているということに留意する必要がある。たとえば，医師は人口1000人当たりでは，アメリカやカナダとの差はそれほど大きくないことがわかる。また，看護職員は，人口当たりで見ると，むしろ（アメリカとドイツを除く）欧米諸国の水準を上回っている。このように人口当たりで見るとまずまずの水準なのに，病床当たりで見るときわめて手薄な配置となっている最大の要因は病床数の多さである。わかりやすく言えば，日本はきわめて多数の病床に広く薄く人員配置を行っている状況にあると言える。これらの2つの表により，日本の医療サービスは，諸外国に比べ，相対的に「資本集約的」ないしは「労働節約的」に提供されていることがわかる。

こうした医療提供体制についての評価だが，まず，メリットとしては，何と言っても，これほどの（量的に）整備された医療提供体制が，少なくともこれまでのところは，比較的大きな費用負担なしに実現してきたということが挙げられる。近年，主として経済の不振により，マクロ的な医療費の対GDP比や国

民所得比は上昇傾向にあるが，これだけ高齢化が進んでいることを考慮に入れれば，日本の医療費水準が国際的に見て際立って高いということはない（第3項表2-3）。それほどおカネをかけることなしに，容易に入院でき，世界でも最先端の医療機器が利用できてきたわけである。なぜこのような（夢のような？）ことが可能だったのだろうか。それは，一言で言えば，わが国における「資本集約的＝労働節約的」な医療サービスの提供体制が最大の要因であったと考えられる。あえて身もふたもない言い方をするならば，わが国では，これまで医療サービスの提供に関して「人手をケチってきた」ということに尽きる。

一方，こうした医療提供体制のデメリットとしては，医療提供側への負荷の大きさと，提供される医療サービスの質の問題が挙げられる。少人数できわめて数多くの病床を担当し，また，外来患者にも対応しなければならない医師や看護職員等の医療スタッフは，文字どおり全身全霊で患者に「奉仕」してきたわけだが，それが限度を超えると，「燃え尽きて」しまったり，「立ち去り型サボタージュ」につながったり，といったことになる。ひところ喧伝された「医療崩壊」の基本的な背景は，こうした医療提供体制のあり方にあったと考えられる。また，これは「医療崩壊」ほど目につかない現象だが，提供される医療サービスの質という大きな問題にもつながっている。たとえば，最先端の高度医療機器は装備していても，読影できる専門家が足りておらず，疾病の早期発見に失敗したり，薄い配置の看護職員では，褥瘡の発生など入院患者のQOLが犠牲になったり，といった提供される「医療の質」にかかわる問題が起こってくる可能性がある。

国の医療提供政策も，こうした状況をふまえて，近年，より**「労働集約的」な方向**へと舵を切ってきた。世界一の病床数を削減しつつ，病床当たりの人員配置を手厚くする方向である。たとえば，2006（平成18）年の医療制度構造改革（小泉構造改革）では，療養病床を中心とする病床数を削減（転換）する一方で，7対1看護の導入に見られるように，看護職員の配置を厚くする方向の改革が行われた。その後の，いわゆる「2025年ビジョン」，さらにはそれを基本的に踏襲した「地域医療構想」においても，こうした基本的な考え方は引き継がれている。そして，実際に，病床当たりの人員配置が年々厚くなってきていることは，表2-12に示したとおりである。問題は，こうした「労働集約的」な医療サービスの提供体制は，従来に比べ（人手をケチらない分）おカネがかかるということである。「2025年ビジョン」や「地域医療構想」においては，その費用増大分については，消費税増税によって対応するということが基本的な考え方であった。いわゆる「社会保障と税の一体改革」である。そして，今後ともこうした方向を続けていくとすれば，さらなる費用負担の増大が大きな問題となってくる。

（2）　自由放任主義

わが国の医療提供政策に関しては，伝統的に**自由放任主義**（Laissez-faire：なす

（注28）
医療保険サイドの改革には，制度改革（老人保健制度や高齢者医療制度の創設等）のほか，診療報酬改定が有力な政策手段として使われてきた。かつて旧厚生省においては「保険帝国主義」（保険局が保健医療政策全般に強い影響力を行使しているというほどの意味）ということが言われたことがある。

（注29）
病床規制については，医療法による行政機関からの規制のほか，保険医療機関の（不）指定（理念上は保険者機能の一環）があり得る。

に任せよの原義から）がとられてきた。これは，医療保障に関して，早期の皆保険体制実現以来，強い政府の介入政策がとられてきたこととは対照的であった。これまで実現した大きな医療制度改革とは医療保険制度改革のことであったと言っても過言ではない[注28]。

　これは，第26項で述べた「公－民」ミックス型のわが国の医療のあり方と密接に関連している。publicly funded の医療保障制度については，財源の9割を占める税・保険料の管理のため，医療財政的な観点から強力な介入，制度改革が行われてきた。これに対して，privately delivered の医療提供体制については，基本的に「自由放任」だったのである。医療機関の開設・立地，診療科の標榜，医療機器の導入等については，（法令上の規定さえ遵守していれば）原則自由であった。わずかに1980年代に導入された医療計画によって，病床過剰地域での増床は規制されたが，病床を削減する権限は行政・保険者のいずれにもなかった[注29]。

　こうした伝統的な「自由放任主義」から一歩（半歩？）踏み出そうとしているのが**地域医療構想**である。地域医療構想においては，地域における2025年の病床機能別必要病床数に各医療機関の病床数を収斂させることを目指しており，従来の医療計画の病床規制に比べると，はるかに積極的な目標を設定していると言える。ただ，第26項にも記したように，その推進にあたっては，あくまでも各医療機関の選択を基本とすることとしており，今のところそれ以上の強制権限は行政にも保険者にも与えられていない。伝統的な「自由放任主義」から一歩（半歩？）踏み出そうとしていると評価したゆえんである。

 問題提起 27 　わが国の医療提供体制の現状を，どのように評価するか。また，将来像をどのように展望するか。

28

長寿社会と医療

（1） 長寿社会の到来

　　日本人の**平均寿命**（ゼロ歳児の平均余命）は，男性・女性ともに世界の先進諸国の中でもトップクラスの水準にある（表2-15）。2019年現在，男性は80歳を超え，女性は90歳に迫る勢いである。まさに「長寿社会」が現実のものとなり，人生90年時代，100年時代も夢ではなくなってきている。一方，最近では，こうした単なる寿命の長さだけではなく，いわゆる**健康寿命**（健康上の問題で日常生活が制限されることなく生活できる期間）の長さが問題であるとされ，「健康寿命の延伸」は，「アベノミクス」における重要な政策目標の1つとして位置づけられていた（第4項を参照）。平均寿命，健康寿命のいずれをとるにしても，これまで日本が相当の成果を上げてきていることは間違いない。それでは，この原因をどのように考えるべきなのだろうか。

表2-15 平均寿命の国際比較

（単位：年）

	国	作成基礎期間	男	女
	日本	2019	81.41	87.45
北アメリカ	アメリカ合衆国	2017	76.1	81.1
アジア	イスラエル	2013-2017	80.41	84.17
	韓国	2018	79.7	85.7
ヨーロッパ	フランス	2019	79.7	85.6
	アイスランド	2018	81.0	84.1
	イタリア	2018	80.88	85.182
	ノルウェー	2019	81.19	84.68
	スウェーデン	2019	81.34	84.73
	スイス	2018	81.7	85.4
	イギリス	2016-2018	79.25	82.93
オセアニア	オーストラリア	2016-2018	80.7	84.9

（注）　当該政府の資料による。
［出典］厚生労働省：令和3年版厚生労働白書，2021年7月，資料編p.9より抜粋

（2） 長寿達成と医療の成果

　１つの有力な見方として，**「医療の成果」論的な考え方**がある。たとえば，「日本の医療は世界一」的なとらえ方である。皆保険体制を中心とする戦後のわが国の平等主義的な医療制度・政策および現場の医療者たちの日々のたいへんな努力と献身によって，このような素晴らしい成果が生み出されてきたというわけである。こうした考え方の代表的なものとしては，WHO（世界保健機関）による評価等が挙げられる。20年以上前になるが，WHOはその年次報告（世界保健報告 2000）の中で，こうした考え方に立って，日本の医療を非常に高く評価しており，「日本の医療は世界一」と言っても，決して過言ではなかった[注30]。確かに，こうした素晴らしい成果の達成に医療が一定の寄与をしていることは間違いないだろう。

　しかしながら，平均寿命や健康寿命，あるいは乳児死亡率といったマクロの指標に医療の成果を直結して考えることには，実は問題がある。こうしたマクロ的な健康指標の改善は，本当に医療（だけ）の成果だと言えるのだろうか。

　図2-16は，麻疹，猩紅熱，結核，腸チフスという４つの疾病について，人口1000人当たりの死亡率の推移を示したものである。図の中で矢印が示しているのは，それぞれの疾病に関して特効薬や画期的な治療法が導入された時点を示している。たとえば，麻疹ならワクチン，猩紅熱ならペニシリン，結核ならイソニアジド，腸チフスならクロラムフェニコールといった具合だ。主として第２次世界大戦後におけるこれらの特効薬や画期的な治療法の開発・導入が大きな成果を上げてきたことは間違いない。それ以前には手の施しようがな

（注30）
WHOが毎年年次総会において公表している世界保健報告（The World health report）の2000年版では，各国の医療について，障害調整平均余命（DALE：日常生活に制限なくどのぐらいの期間長生きをしているかを示した推計値），医療政策の対応，経済的負担における公平性，全体としての健康目標達成度，１人当たり医療費，健康水準，全体としての医療制度の成績といった項目ごとに順位をつけて公表している。これを見ると，当時の加盟国191カ国中，日本は多くの項目で10位以内に入っており，中でもDALEの水準および全体としての健康目標達成度では１位となっていた。

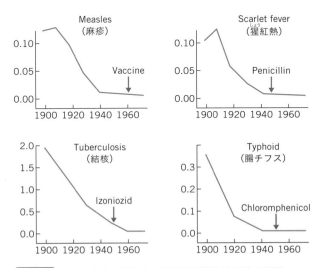

図2-16 ４つの疾病の死亡率の推移と画期的治療法の開発

［出典］Milbank Memorial Fund Quarterly/Health and Society, John B. Mckinlay and Sonja M. Mckinlay, The Questionable Contribution of Medical Measures to the Decline of Mortality in the United States in the Twentieth Century, Milbank Memorial Fund Quarterly/Health and Society 55（1977）：405-428.

かった症状に対して，これらの特効薬や治療法が劇的な効果を上げ，以前には助からなかった多くの人命を救ったことは確かだろう。それ自体は否定できない事実である。一方，図 2-16 をよく見ると，こうした戦後の特効薬や画期的な治療法の導入以前から，それぞれの疾病の死亡率は着実に低下してきていたことがわかる。たとえば，結核などは，トーマス・マンの『魔の山』の時代以前から，その死亡率は右肩下がりで低下してきていたのである。

　この事実は，決して医療や医学の進歩の貢献を否定するものではない。こうした死亡率の低下に対して，医療や医学の進歩が寄与していることは間違いないところだ。しかしながら，一方で，こうした継続的な死亡率の低下には，医療や医学以外の要因もかかわっている可能性が高い。たとえば，一般的な公衆衛生や（感染症であれば水道の普及等を含む）環境衛生の改善，所得水準の向上とそれに伴う栄養状態の改善，労働条件の改善といった狭義の医療・医学以外のさまざまな**社会経済的な要因**[注31]が，医療や医学の進歩とともに働いた結果，こうしたマクロ的な指標の改善につながってきているものと考えられるわけである。長寿の達成を医療の成果のみに帰することは適切ではなく，社会経済的な要因を含む幅広い総合的なとらえ方が求められる。

（注31）
WHO は，2008年の報告書で, SDH (Social Determinants of Health：健康の社会的決定要因) という視点を打ち出している。

問題提起 **28**　　長寿社会における医療のあり方を，どのように考えればよいだろうか。

C o l u m n
長寿を巡るあれこれ

　年をとるということは，知り合いの誰彼が次々と鬼籍に入り，だんだん知り合いが少なく先細りになって孤独になっていくことだ，といった趣旨のことを安岡章太郎が以前に書いていた。一般に「長寿」というのは，それ自体価値のある，めでたいことであると考えられている。まさに「寿(ことぶき，ことほぎ)」なわけだ。しかし，一方で，安岡章太郎が指摘しているように，どうやってこうした「長寿」のもたらす孤独感に耐えていくかということも今や重要な課題であるかもしれない。イギリスの作家サマセット・モームは91歳まで長命したが，晩年は「もう人生には飽きた」と言っていたそうである。イギリス政府のスパイを務めたり，世界各国での多彩な生活を経験し，波乱万丈の人生を送ったはずのモームにしてからが，このような感想をつぶやいていたということには，少々考えさせられる。
　ちなみに安岡章太郎は，別のところでは次のよ

うに書いている（安岡章太郎「私の履歴書」〈安岡章太郎，ほか：私の履歴書　第三の新人, 日経ビジネス人文庫, 2007, p.109-110〉。下線は引用者）。
　　……少し前なら死ぬところを，医学の進歩で助かっている。その点，私は医学に感謝するが，医学は誰かを助けるために進むというより，<u>医学自身のために勝手に進んでいるのではないか？</u>　そう思うと，私は<u>医学の進歩にも何か不気味なものを感ずる</u>。

　これを「素人」の身勝手な感想だとして一蹴できるだろうか。周知のように，安岡章太郎は，脊椎カリエスで20代の大事な時期をほとんど寝て暮らしていた作家である。その点，正岡子規とよく似ているが，幸い安岡の場合は子規とは違って自然治癒し，日常生活に復帰することができた。その後，いくつかの病気はしたものの，92歳まで長生きし，天寿を全うしたと言えるだろう。そ

の間, 『海辺の光景』をはじめとする多くの秀作を世に送り出してきた。そうした経歴の持主の作家が, 医学あるいは医学の進歩について, かなり懐疑的な意見をもっていたということは注目すべき点であると思われる。それから, これは, 実は私自身まだよく理解できていない点なのだが, 安岡章太郎は, 人生後半においてキリスト教に入信している (それも遠藤周作の導き (代父) による受洗というのだから, 長年, 安岡作品における遠藤周作の奇人・変人ぶりについてのユーモラスな描写を大笑いして読んできた読者としては, 何だか狐につままれたような気がしないでもなかったが)。安岡章太郎の人生後半における入信と死生観, 医学に対する見方というのは関連しているように思われるのだが, 専門家でない私には, これ以上のことはよくわからない。

一方で, こうした考え方とは対照的に, 医学の進歩についてかなり楽観的な見方もある。○○ (という疾病) を克服できれば, 平均寿命は○○年延びる, といった考え方だ。確かに「不老長寿」は, 秦の始皇帝以来人類の見果てぬ夢である。始皇帝自身は, 有名な徐福を使って不老長寿の霊薬を求めようとした。その徐福が渡来した東方の「蓬莱」こそわが日本であるという話になっている。徐福伝説は, 熊野や佐賀, 佐久など日本全国に広がっており, 人々の関心の高さを示している。そうした観点からは, 医学の進歩は, 医学自身のためだけというよりは, むしろ人々の願望の反映である

と考えることもできるだろう。ちなみに始皇帝は49歳で亡くなっているため, 平均寿命が80歳を超えて, なお医学の進歩によりその上を目指している現在の日本などは, さしずめ「不老長寿の蓬莱国」と言っても過言ではないかもしれない。しかし, 長寿を達成してなお, 孤独でもなく, 人生に飽き飽きすることもなく, 充実した生を送れるというのはどういうことなのだろうか。

その点で参考になるのが「画狂老人」葛飾北斎の生き方である。北斎は88歳という, 当時の日本人の平均年齢をはるかに超える長寿を全うしたことで知られている。しかも年齢を重ねるほどに, その画業の水準は進化・向上し続け, 臨終間際に「あと5年の命が保てれば, 真正の画工になれるのだが」と嘆息したと伝えられている。まさに「画狂老人」と呼ぶにふさわしい覚悟と態度だと言えるだろう。一般に, 画家は, 特に大家とされる人ほど長寿で, しかも最晩年まで活躍し続ける傾向があるようだ。たとえば, 近現代で思いつくままに例を挙げれば, ピカソ91歳, モネ86歳, シャガール97歳, ミロ90歳など, 日本では, 横山大観89歳, 前田青邨92歳, 奥村土牛101歳, 東山魁夷90歳等々だ。もちろん不幸にして夭折した画家も沢山いるが, 他の分野と比べても大家の画家の寿命は長いように思われる。絵筆を動かすという作業が健康によいのかどうか, 寡聞にして知らないのだが。

29

EBPMと「カンと度胸」

（1） 診療報酬改定は「カンと度胸」か？

（注32）
尾形裕也：Evidence-Based
Policyに関する考察：An Ico-
noclastic View, 日本医療・病
院管理学会誌, 2013, 50(3),
p.1.

わが国の医療政策を巡って，「診療報酬改定は，**カンと度胸**だ」という有名な言葉がある。このことについては別のところで一度書いたことがあるが(注32)，改めて考えてみよう。

そもそもこの言葉が出てきたのは，私の理解しているところでは，「診療報酬の改定は何に基づいて行っているのか」という質問に対して，当時の厚生省保険局長が「それは，結局，最後はカンと度胸だ」と答えたとされることに由来している。それ以来，この言葉は，いかにわが国の医療政策が科学的なエビデンスに基づかず，いい加減に（非科学的に？）決定されてきたものであったのかを露呈した表現であるとして，はなはだ評判が悪く，批判ないしは揶揄の対象となってきた。近年では，**EBPM**（**Evidence-Based Policy Making：エビデンスに基づく政策立案**）という考え方が医療以外の政策分野でも広く唱道されるようになってきている(注33)。そうした中で，エビデンスもなしに診療報酬改定のような重要な決定が恣意的に行われてきているのか，実にけしからん，というわけだ。しかし，本当にそうなのだろうか。実は，問題はそれほど単純ではないように思われる。

（注33）
たとえば，内閣府Webサイトを参照。内閣府ではEBPMを「証拠に基づく政策立案」と訳し，「政策の企画をその場限りのエピソードに頼るのではなく，政策目的を明確化したうえで合理的根拠（エビデンス）に基づくものとすること」としている（下線は引用者）。「その場限りのエピソード」といういささか異例な表現には，政府の審議会等での審議に対する学者サイドの憤懣がうかがえるように思われる。

そもそも「カンと度胸」によって診療報酬改定を行っているというのは，どういう状況（だった）のだろうか。政策当局者（この場合は厚生労働官僚）が頑迷固陋で，明らかな科学的なエビデンスがあるというのに，これを顧みないなどということが本当にあり得るのだろうか。官僚というのは，その性格からいって本来保守的なものである（現存する体制を覆すような官僚などというのは語義矛盾である。実際，体制打破を唱えた，いわゆる「革新官僚」は，昭和史において大きな害をなした）。そうした官僚が科学的なエビデンスを無視して，自分の「カンと度胸」に頼って政策を進めるなどということが本当にあり得るのだろうか。保守的な官僚の行動パターンとしては，それは最もあり得ない選択であるように思われる。

では，「カンと度胸」に頼らざるを得ないというのは，どういう状況が考えられるだろうか。一番ありそうなのは，当該政策に関して明確なエビデンスが乏しいとか，対立する学説が並存していて多数説が形成されていない，といった状況だ。頼りになるようなエビデンスや根拠が乏しい中で，しかし一定の政策決定を行わなければならないとしたら，どうしたらよいだろうか。その場合

は，それこそ「清水の舞台から飛び降りる」覚悟で，「カンと度胸」に頼らざるを得ないのではないだろうか。そして，現実の政策選択にあたっては，こうした場合がきわめて多いというのが，少なくともこれまでの現実であったように思われる。

（2） 政策的意思決定と結果責任

サー・ウィンストン・チャーチルは（第2次世界大戦中の話だったと思うが），専門家は10人いれば10人異なった専門的見解を示し，それを自分は首相として聴かなければならない，しかしながら，結局のところ最後に決定を下すのは自分だ，といった趣旨のことを述べている。つまり，政策当局者は（政治家であれ官僚であれ），「実務家」として，一定の**政策的意思決定**を行わなければならないわけだが，それは学者や評論家の主張とは次元の異なる行為である。そうした決定には当然現実の政策効果や影響を伴うわけだが，そうした結果に対して政策当局者は全面的に責任を負わなければならない。その責任はあくまでも**結果責任**であり，学者や評論家のように「自説が間違っていた」とか「前提条件が変わった」では済まない。ここから，政策効果について常に一定の不確実性があるのが通例である政策的意思決定において，政策当局者はリスクのある「賭け」を行わざるを得ず，まさに「カンと度胸」が必要になってくるわけである。チャーチルや，コラムで取り上げる勝海舟などは，こうした「カンと度胸」を見事に発揮した「実務家」であった。

最近，医療の世界では，前述のEBPMに加え，**EBP**（**Evidence-Based Practice**）ということがよく言われるようになってきている。特に，わが国では，レセプトデータや特定健診・特定保健指導等のデータが電子化された形で利用可能になってきたことや，AIの活用等によるビッグ・データ解析の進展によって，従来に比べ，データに基づくエビデンスの蓄積が飛躍的に進んでいる。政府の審議会や検討会等での議論でも，まずは信頼し得るエビデンスの提示が求められるようになってきている。

そのこと自体は結構なことであり，そうした中で，従来のような「カンと度胸」による政策は，いかにも「旧時代の遺物」といった印象があるかもしれない。確かに確実なエビデンスの蓄積が進めば，「カンと度胸」に頼らざるを得ない領域は縮小することだろう。ある政策をとったことについて，「それはカンと度胸だよ」では，今日では説明責任を果たしたことにはならない。しかし，だからと言って，すべての課題について常に確実なエビデンスを用意することは不可能であり，不可知な部分，あるいは不確実な部分は依然として残る。その場合，最後を決するのは，結局のところ「カンと度胸」であるという基本的な構造は変わらないのではないか。「実務家」にとって「カンと度胸」は依然として重要な資質の1つなのではないかというのが私の意見なのだが，いかがだろうか[注34]。

（注34）
このほか，社会・人文科学におけるデータ分析ないしは計量的，統計学的手法の限界については，ハンナ・アレントが鋭い指摘を行っている（ハンナ・アレント著，志水速雄訳：人間の条件，ちくま学芸文庫，1994）。

Column

実務家と学者，評論家についての考察

先ごろ，思い立って，勝海舟関連の著作を引っ張り出して，いくつか再読してみた。幕末維新期は，沸騰する時代の中で数々の英雄豪傑を生み出したが，海舟・勝安芳は，私の最も好きな人物の1人である。『氷川清話』や『海舟座談』などを読むと，老齢に至ってもなお，口の悪い，とても一筋縄ではいかない，取り扱いのむつかしい老人であったことがよくわかる。同時代に生きていたら，きっと腹の立つことばかりで，およそお付き合いしたくない人物だったのだろうと思われる。

事実，人の神経を逆なでする言動の多い海舟には敵も多く，福沢諭吉などは，生涯海舟を嫌い，それとの比較で木村芥舟（同じ「かいしゅう」だが，咸臨丸の総督を務めた幕臣。木村摂津守）を尊敬し，交際したと言われている。確かに，海舟の言葉の端々には，強烈な自尊心と自己顕示欲がうかがわれ，こうした日本人には珍しい「あくの強さ」を嫌う向きがあっても不思議ではない。謹厳実直で秩序を重んじ，万事控え目な木村芥舟のほうが，福沢を含め，おそらく多くの日本人にとっては（美学的にも？）好ましい性格であると言えるだろう。しかし，こうした海舟の「あくの強さ」こそが，難局に当たってもひるまない腰の強さにつながり，危機的な状況のもとでの度胸満点の舞台回しを担うことにつながったのだとすれば，何をかいわんやというわけである。岩波文庫版『海舟座談』の巻末附録の中で，大川周明（あの東京裁判でA級戦犯の被告席から東条英機の頭を叩くなどの奇行により，梅毒による精神障害ということで無罪となった思想家である）が勝のことを「大胆不敵」と評しているが，この言葉は勝海舟についての見事な要約と言えるだろう。

一方，福沢諭吉は，有名な「痩我慢の説」で，維新前後の勝の出処進退について厳しく批判しているが，これに対する勝の返答が実にふるったものだった。曰く「行蔵は我に存す，毀誉は他人の主張，我に与からず我に関せずと存候」。また，

別のところでは，勝は福沢について「福沢は学者だからね」とあっさり切り捨てている。このあたり，政治家と学者，あるいは実務家と評論家といった視点からこの2人の巨人を比較することができるだろう。ちなみに，慶應出身で，もちろん大の福沢びいきの江藤淳は，次のように書いており，本件については福沢ではなく，勝の肩をもっている。「……いずれにせよ福沢は，このことに関するかぎり，終始海舟よりはよほど幸福な批評家であった」（江藤淳『海舟余波：わが読史余滴』文春文庫，p.323。下線は引用者）。

さて，福沢諭吉の『福翁自伝』は，私も好きで，これまで何度か読み返しているが，日本における自叙伝の傑作の1つといえるだろう。緒方洪庵の適塾での教育方法や書生の勉強ぶりなどは現代にも十分通じるものがあると思われる。その『福翁自伝』の中に，福沢と大村益次郎を巡る興味深いエピソードが紹介されている。以下は，文久3（1863）年に江戸で急逝した恩師緒方洪庵の通夜の席での話である。適塾で塾頭を務めたこともあり，蘭学の実力では屈指の長州藩の村田蔵六（大村益次郎）が居合わせたので，当時沸騰していた攘夷（この年，長州藩による下関での攘夷決行や前年の生麦事件による薩英戦争などが起こっている）が話題になった。そのときの様子を福沢はいきいきと伝えている（福沢諭吉『福翁自伝』講談社学術文庫，2016，p.168-169。下線は引用者）。

（福沢が村田に向かって）「ドウダエ馬関では大変な事をやったじゃないか。何をするのか気狂いどもが，あきれ返った話じゃないか」というと，村田が眼に角を立て，「何だと，やったらどうだ」「どうだって，この世の中に攘夷なんてまるで気狂いの沙汰じゃないか」「気狂いとはなんだ，けしからん事をいうな。長州ではチャント国是がきまってある。あんな奴ばらにわがままをされてたまるものか。（中略）これを打ち攘うのは当然だ。モウ防

長の士民はことごとく死に尽くしても許しは
せぬ，どこまでもやるのだ」というその剣幕
は以前の村田ではない。実に思いがけもない
事で，これは変なことだ，妙なことだと思う
たから（中略）実にわけが分らぬ。（中略）こ
れがその時の実事談で，今でも不審が晴れぬ。

福沢には後々までも「不審が晴れなかった」こ
のときの村田蔵六（大村益次郎）の態度について，
司馬遼太郎は次のように推測している（司馬遼太
郎『花神（中）』新潮文庫，1976，p.175-176。下
線は引用者）。

　　……なるほど福沢の意見は正論であった。
福沢にいわせれば，「長州の攘夷はついに日
本をほろぼすにいたるだろう」ということだ
が，福沢は日本と西洋との勝負を，物質で計

算しすぎているように蔵六にはおもえる。ま
ず，攘夷という一大発熱によって日本の体質
を変えねばならないというのが蔵六の考えで
あり，これには当然，危険な賭が賭けられる。
（中略）蔵六の計算では少々の攘夷は危険で
はない，ということであった。

こうした政治的かつ動態的な計算を行えるのが
政治家ないしは実務家であって，静態的な「正論」
を吐くのが学者ないしは評論家ということになる
のだろう。実際，次の時代を切り開いたのは，本
気で攘夷戦争を決行した長州藩および薩摩藩であ
り，ものわかりのよい「開明家」ではなかったと
いう事実が，こうした「政治力学」の機微の何ほ
どかを物語っているように思われる。

30

地域医療構想に関する私見

　地域医療構想を巡っては，さまざまな議論があるが，中には誤解，曲解と思われるものも少なくないように思われる。本項では，地域医療構想に関する若干の私見を述べてみたい。

地域医療構想に関する7つの私見

①地域医療構想はもともと医療提供側からの提案である

　これはしばしば誤解がある点なのだが，地域医療構想はもともと医療提供側の方々からの提案であった。ちなみに，私自身は「強硬派」であり，行政にもっと大きな権限を与えなければ実効性に乏しいのではないかという意見だった。具体的には，現在，医療計画における民間病院に対する病床規制において採用されているような，都道府県知事の勧告に従わない医療機関に対しては保険医療機関の指定を行わないといった権限を行政に付与すること等が考えられる（社会保障審議会医療部会「医療法等改正に関する意見」平成25年12月27日，p.7をご参照）。

　これに対して，医療提供体制に関しては，民間医療機関のウエイトが大きく，長らく「自由放任」政策になじんできたわが国においては，そうした強制的な政策は適切ではない，むしろ個々の医療機関の自主的な判断を尊重したほうがうまくいく，というのが医療提供側の方々の主張であった。地域の医療提供体制のあり方を地域の医療機関が考え，その自主的な判断と選択によってあるべき姿に収斂させていくという発想は素晴らしいものであり，私もこれを多とし，当面自説を引っ込めた経緯がある。そういった意味では，ぜひ，こうした地域医療構想の原点に立ち返って，あるべき地域医療提供体制への「ソフトランディング」を目指していただきたいと考える。

②地域医療構想調整会議における調整は「談合」であってはならない

　一方，地域医療構想調整会議（調整会議）における議論や調整は，従来の伝統的な「自由放任」主義から見れば画期的なことである（第27項）。地域の医療の実態に最もよく通じている地域の医療機関同士が率直に話し合い，望ましい地域の医療提供体制を構築していくという考え方は十分に説得的であると言える。

　しかしながら，少し視点を変えて，こういった議論や調整を一般の経済界で行ったとしたら，どうだろうか。これは利害関係者による「談合」そのものな

のではないだろうか。この場合，通常の経済原理である「競争」に代わって，「協調」や「連携」が重視されているのは，公共性が高いと考えられている地域医療なればこその話である。ただし，その場合，議論の「透明性」の確保はきわめて重要である。いやしくも「談合」まがいの裏取引のようなことがあってはならない。客観的なデータに基づき，議論の筋道がわかるよう，調整会議における検討の「透明性」の確保には十分配慮する必要がある。併せて，特に医療法を改正して，調整会議のメンバーに費用の負担者である医療保険の保険者を加えたことの意義を十分ふまえる必要があるものと思われる。

③2025年に地域医療構想が実現しなかった場合にはどうなるのか

これは，地域医療構想について講演などをしていると，よく出てくる質問である。その場合は，後述するように，基本的に現状投影型で推計している2025年の医療需要を上回る高度急性期や急性期を称する過剰な病床が存在するということになる。他の条件を一定とすれば，そのことは病床利用率の低下をもたらす。つまり空きベッドが増えるということである。こうした状況で民間の医療機関は手をこまねいているということはないものと思われる。おそらく病床転換や病床削減等機敏に対応することだろう。そうでなければたちまち赤字経営に陥ってしまう。しかしながら，公立や公的医療機関の場合には対応が遅れるおそれがある。そうなると，貴重な医師や看護職員等の人材がニーズのないところに「囲い込まれ」，ニーズが増大する在宅ケア等の分野が供給不足に陥る可能性がある。こうしたアンバランスは大きな問題であり，これを解決するためには，もはや地域医療構想のような「ソフトランディング」ではなく，「ハードランディング」とならざるを得ないことになるだろう。

④再検証要請対象病院リストは再編統合病院リストではない

調整会議における議論の活性化を促す観点から，2019年9月末に，厚生労働省から，全国の公立・公的病院等について診療実績データを分析した結果が公表された。これは，一定の基準に基づき，診療実績が特に少ない場合もしくは構想区域内の近接する場所に競合する他の病院が存在する場合，「再検証要請対象病院」として指定し，調整会議において再度検討を行い，その結果を報告することを求めたものである。この基準によって，2017年の病床機能報告において高度急性期または急性期の病床を有すると報告を行った公立・公的病院等計1455施設のうち，400施設余が対象となり，病院名が公表された。再検証要請対象病院の公表については，マスコミ等でも大きく取り上げられ，相当のインパクトがあったことは事実である。

しかしながら，しばしば誤解がある点だが，このリストは決して「再編・統合リスト」ではない。あくまでも今後の「再検証」を要請しているものであり，再編や統合を実際に行うかどうかは「再検証」を行った結果に基づいて判断すべきものである。したがって（何の根拠もなく）「再検証」自体が必要ないというような議論は説得的ではない。また，今回対象となった400施設余だけが問題かというと，決してそうではない。今回の基準では対象とならなかった病院の中にもギリギリのところは多々あり，これは連続的な問題なのである。今回の

データを基に，各病院が自院の地域におけるポジションについて再度真摯な検討を行うことが望まれる。

⑤ **2025年の必要病床数推計は，一部過大推計の可能性がある**

2025年の「必要病床数」の推計にあたっては，入院患者数上位255の疾患に関するDPCデータという「現状」（横軸に入院日数を，縦軸に医療資源投入量をとった場合のL字曲線）を前提として，これに2025年の人口構成を掛け合わせて医療需要の推計が行われている（第6項）。つまり，人口構成の変化は見込んでいるが，医療については基本的に「現状」が2025年においても維持されていることが想定されているわけである。その場合，おそらく高度急性期および本格的な急性期に関しては，この想定はそれほど大きくはズレないものと考えられる（厳密に言えば，技術進歩によって医療サービスの内容が大きく変化する場合にはズレる可能性はあるが）。L字曲線において，入院初日から数日間に提供される高度急性期や急性期の医療については，患者のニーズの変化という要因はあまり影響しないと想定してもそれほどムリはないだろう。

しかしながら，その後のいわゆる軽症急性期や回復期，慢性期といった部分（L字曲線の横一線の部分）については，過大推計の可能性がある。そもそも2025年を目途としたのは，団塊の世代およびそれ以降の世代が後期高齢者になった場合，医療や介護に対するニーズが大きく変わる可能性があることをふまえての話であった。この部分に関しては，患者のニーズが大きく変わる可能性（早期退院および在宅療養への移行）がある。そして，仮にこの部分が過大推計だとすれば，逆に在宅ケアのニーズについては過少推計ということになる。これらをふまえれば，近年の「回復期」病床が不足するという議論は適切ではなく，地域の実態を十分ふまえて考える必要がある。

⑥ **2025年は最終到達目標ではない**

現在は2025年を目標年次とする地域医療構想の推進が大きな政策課題とされているが，2025年はすでに目前に迫っている。そろそろその先，たとえば人口の高齢化がピークを迎える2040年代を念頭においた新たな長期ビジョンを策定すべき時期が近づいている。地域医療構想は，もともと「2025年ビジョン」をふまえて，それを具体化する形でつくられたものだが，「2025年ビジョン」が策定されたのは民主党政権時代の2011年であった。さらにこの長期ビジョンは，その前の自公政権時代の2008年に「シミュレーション（改革シナリオ）」として示されたものを原型としている。つまり，当時は，14〜17年後の世界を展望して，医療・介護提供体制の将来像が検討されていたわけである。こうした経緯をふまえれば，次の長期ビジョンを模索すべき時期が近づいてきていると考えられる。

また，医療機関の経営戦略，特に長期的な投資戦略の観点からも，ある程度長期の見通しが明らかになることが望ましい。そして，次期の長期ビジョンを構想する際には，2025年ビジョンが「社会保障と税の一体改革」という形で，給付と負担を一体ととらえた改革の展望を示したように，負担の問題を避けて通ることはできない。私見では，今後長期にわたって適切な医療・介護サービ

スを確保していくためには，現在の消費税率10%では不足であり，早晩その引き上げを検討せざるを得なくなるものと思われる。その際には，かつて三党合意という形で，与野党を超えた超党派で，あえて不人気な消費税率引き上げを決定した当時のような「政治的英断」が求められる。

⑦コロナ禍の中，地域医療構想のせいで医療崩壊近くまでいった？

2020年以降のコロナ禍の中で，「医療崩壊」の危機に関して，それは国の病床削減政策，なかんずく近年の地域医療構想がよくなかったといった趣旨の言説が見受けられた。しかしながら，これは事実に基づかない，きわめてミスリーディングな主張である。地域医療構想は決して病床を減らそうとするものではない。⑤で述べたように，地域医療構想は，基本的に現状投影型の，現状を将来に伸ばした推計である。その結果，少くとも一般病床については，トータルでは必要病床数が各医療機関からの報告病床数を上回る結果，つまり「病床不足」ということになっていた（第6項）。

問題は，医療機関からの報告の妥当性いかんということである。医療資源投入量の現状から見て，とても高度急性期や急性期とは思えないような病棟についても高度急性期や急性期だという報告をしている病院があるので，一見すると必要病床数に比べて，これらの病床は過剰であるということになっている。高度急性期や本格的な急性期医療については，今回問題になったICUの整備が象徴しているように，今後拡充強化する必要がある一方で，亜急性期や回復期医療については，その機能にふさわしい内容のものとしていく必要がある。中途半端な急性期を標榜する病床がたくさんあるというのは，決して望ましい状態ではない。今後ICTの活用を含め，適切な機能分化と連携をいっそう推進する必要がある。

その一方で，医療政策には一定の「ゆとり」をもたせることも必要である。地域医療構想に従って，機能分化と連携を進めながら，医療のような分野については，きっちり過不足ない状態というのではなく，常に一定のゆとりをもたせておく必要があるように思われる。たとえば病床利用率で言うと，常に100%に近い状態ということではなく，ある程度の空きベッドは許容してもよいかもしれない。緊急事態に備えた供給体制のある程度のゆとりということは視野に入れておくべきであろう。しかし，だからと言って，一部の公立病院などに見られるように常に病床利用率が5割程度でよいということにはならない。その辺の「ゆとり」のもたせ方に，今後，地域の実態をふまえた工夫が必要になってくるものと思われる。

問題提起 ㉚　地域医療構想に関する上記7つの私見について，どう考えるか。また，それ以外の視点から地域医療構想について評価してみるとどうか。

31

患者負担論

（ 1 ） 日本アクチュアリー会での講演

　2019 年末に，公益社団法人日本アクチュアリー会の年次大会に招待されて，「公的医療保険制度における患者負担の現状，課題及び将来」という演題で講演を行った。演題は先方の要請によるものだが，2022 年 10 月からは後期高齢者医療における患者負担の見直し（一定所得以上のある者について 2 割負担の導入）が予定されているなど，これはタイムリーなテーマでもあるので，本項ではその講演内容について紹介する。

　その前に，**アクチュアリー**という言葉についてごく簡単に説明をしておこう。公益社団法人日本アクチュアリー会の Web サイトによれば，アクチュアリーとは，「確率や統計などの手法を用いて，将来の不確実な事象の評価を行い，保険や年金，企業のリスクマネジメントなどの多彩なフィールドで活躍する数理業務のプロフェッショナル」であり，アクチュアリー（Actuary）という言葉は「actus（公務の）記録員」を意味するラテン語の Actuarius を語源としているとのことだ。日本では，日本アクチュアリー会の資格試験に合格して，同会の正会員になっている人がアクチュアリーと呼ばれている（2021 年 3 月末現在の名誉・正会員数は 1,931 人）。

　アクチュアリーは「保険数理人」として，生命保険会社や損害保険会社，信託銀行等に勤務している人が多いようだが，実は厚生労働省にも「数理技官」として活躍している人たちがいる。私は役人生活の振り出しが厚生省年金局年金課というところだったが，年金局には数理課という課があって，年金財政の数理計算を所管している。私は入省後ちょうど 5 年に 1 回の「財政再計算」の年にあたり，厚生年金の法改正の仕事に従事したため，数理課の数理技官の人たちにはたいへんお世話になったことを覚えている。また，後年，保険局国民健康保険課で国保の改革を担当したときにも，保険局調査課の数理技官の人たちにはずいぶん助けてもらった。厳しい日程の中で，国保の改正原案をつくると，直ちにその案の財政影響を調査課で計算してもらう。それをふまえて，また改正案を練り直すといった，文字どおり連日の「フィードバック」の作業に深夜までお付き合いいただいた。わが国の社会保障は，医療にしろ，年金，介護にしろ，すべて「社会保険」方式をとっているので，保険数理の考え方が基本になる。数理技官の方々が活躍されているゆえんである。

さて，当日の講演内容だが，まず，わが国の**公的医療保険制度における財源構成**から話を始めた。国民医療費ベースで見ると，その財源は大きく保険料，税（公費）および患者負担の3つから成っている。ここで特徴的なことが2点ある。

　まず，第1は，上述したように，わが国は「社会保険」方式をとっていると言いながら，保険料の割合が5割を切っているという事実だ。これはきわめて低い比率であると言える。実は，かつてはこの比率はもう少し高く，6割を超えていた時代もあったが，今や5割を切るに至っている。その最大の原因は税（公費）の投入であり，2019年現在，その比率は38.3％と4割近くになっている。これは，言うまでもなく，国民健康保険や後期高齢者医療制度，生活保護（医療扶助）といった公費が多く投入されている制度（の拡大）の影響である。わが国の医療保障は，純粋な社会保険方式というよりは，**税と組み合わせた社会保険**であると言ったほうが適切であると言えるだろう。

　第2に，**患者負担の割合**が11.7％となっているが，これは通常「窓口3割負担」と言われていることと比べると，ずいぶん低い比率になっているように見える。これには2つ原因がある。

　1つは，「窓口3割負担」と書いたが，実は患者負担が3割でない人が結構いる。たとえば，高齢者は（現役並みの所得の方については3割とされているが），多くの方が1割ないしは2割負担である（図2-17を参照）。また，義務教育前の児童も2割，さらに難病等特定の疾病の方については患者負担が軽減されているし，生活保護（医療扶助）については，患者負担はゼロである。このように，すべての人が3割負担になっているわけではないということが1つである。

　2つ目の原因として，いわゆる**高額療養費制度**の存在が挙げられる。図2-17は，高額療養費制度の概要を示したものである。これを見ると，たとえば，医療費が100万円かかった場合，被用者本人であれば，その患者負担は30万円ではなく，8万7430円ということになる。そして，30万円から8万7430円を引いた21万2570円が高額療養費として保険から支給されることになる。このケースでいうと，患者負担率は30％ではなく，8.743％ということになるわけだ。高額な薬剤の登場等によって1件当たりの医療費が高騰している中，この高額療養費が非常に大きな役割を果たしていることがわかる。これらの2つの要因によって，患者負担率は12％を下回る低い水準にコントロールされているわけである。もちろん，この水準を低いと見るか，高いと見るかは，自助（患者負担），共助（社会保険料），公助（公費）のバランスをどう考えるか，その人の価値観によるわけである。

　さて，こうした**患者負担の意義ないしは役割**だが，一般的には患者の適切な受診行動を促進すること，言い換えれば，いわゆる**モラル・ハザード**を防止することに意味があるとされている。「ただ」であると，どうしても過剰なサービス利用につながりがちである。このことは，かつて1970年代の老人医療費が無料化されていた時代，「病院が老人のサロン化した」などと言われたことにもよく表れている。要は，患者に「適切なコスト意識」をもってもらうとい

医療費の一部負担（自己負担）割合について

○それぞれの年齢層における一部負担（自己負担）割合は，以下のとおり。
・75歳以上の者は，1割（現役並み所得者は3割。）。
・70歳から74歳までの者は，2割（現役並み所得者は3割。）。
・70歳未満の者は3割。6歳（義務教育就学前）未満の者は2割。

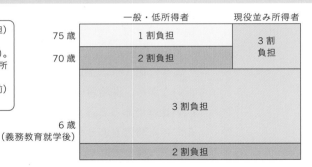

高額療養費制度の概要

○高額療養費制度は，家計に対する医療費の自己負担が過重なものとならないよう，医療機関の窓口において医療費の自己負担を支払っていただいた後，月ごとの自己負担限度額を超える部分について，事後的に保険者から償還払い（※）される制度です。
（※1）入院の場合，医療機関の窓口での支払いを自己負担限度額までにとどめる現物給付化の仕組みを導入
（※2）外来でも，平成24年4月から，同一医療機関で自己負担限度額を超える場合に現物給付化を導入
○自己負担限度額は，被保険者の所得に応じて設定される。

（例）70歳未満・年収約370万円～約770万円の場合（3割負担）

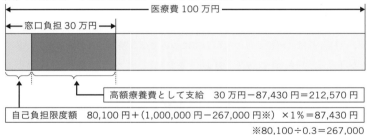

高額療養費として支給　30万円－87,430円＝212,570円

自己負担限度額　80,100円＋（1,000,000円－267,000円※）×1％＝87,430円
※80,100÷0.3＝267,000

（注）同一の医療機関における一部負担金では限度額を超えない場合であっても，**同じ月の複数の医療機関における一部負担金（70歳未満の場合は2万1千円以上であることが必要）を合算する**ことができる。この合算額が限度額を超えれば，高額療養費の支給対象となります。

図2-17 医療費の一部負担割合および高額療養費制度の概要

[出典] 厚生労働省Webサイト：我が国の医療保険について，2022年3月確認

（注35）
2018年4月の診療報酬改定で導入された「妊婦加算」については，妊婦の診療に積極的な医療機関を増やすため，診療報酬上の加算措置を講じたものである。しかしながら，一部不適切な事例が見られたこともあり，患者サイドから批判の声が上がり，その意義について国民の十分な理解が得られなかったことから，結局，政治主導で2018年末にその凍結が決定されるという異例の事態に立ち至った。第23項コラムを参照。

うことだ。

　患者負担は，大きく**定額一部負担**（copayments）および**定率一部負担**（coinsurance）に分けられる。上述したコスト意識の喚起という意味では，定率負担のほうが優れていると考えられる（実際にかかった医療費が容易に推測できる）。ただ，一方で，定率一部負担の場合，たとえば診療報酬改定の結果医療費が上がると，それが患者負担にストレートに反映されることになるため，問題が生ずることもある。2018年の「妊婦加算」をめぐる騒動（注35）などは，定率一部負担ゆえの問題であったと言えるだろう。わが国においては，歴史的には定額一部負担から定率一部負担へとシフトしてきていると言える。

（2）　患者負担に関する私見

　　　　　患者負担のあり方を巡っては，近年，わが国の医療政策上の争点の1つとなってきているが，以下では，この問題に関する全くの私見をいくつか述べて

みたい。

　まず，第1に，私は，現在のような年齢による患者負担率の設定は撤廃すべきであると考えている。超高齢・少子社会，人口減少社会において，年齢に依存した制度設計は，いずれにせよ持続可能ではない[注36]。また，世代間の負担の公平性という観点からも問題がある。現行の制度設計について，保険料・患者負担がいずれも重くなっている若い世代の納得を得ることは困難であろう。年齢による区分は撤廃したうえで，年齢にかかわらず，病気がちの方や低所得の方については患者負担を軽減する措置を別途講ずるべきであると考える。

　第2に，わが国は「社会保険」方式をとっている以上，医療保険としてのリスク対応機能を重視すべきである。「保険」というのは，本来（大きな）リスクに対応するための制度である。そのことは上述した高額療養費制度によく表れている。「本当に困ったときに役に立つ」のが保険である。そういった観点に立つと，いわゆる「保険免責制（deductible）」の併用ということも政策の選択肢としては十分あり得るものと考える[注37]。保険免責制に対しては，早期発見・早期治療を妨げるとか，低所得者等の受診抑制につながるといった批判が根強いのも事実である。しかし，そうした「原理論」的な議論にとどまらず，エビデンスに基づいた実証的な議論を行う必要があると考える。

　第3に，現在のような一律定率負担制については見直す余地がある。フランスの薬剤給付率の事例（薬剤の有用性や代替性等の観点から償還率を0％～100％に設定）に見られるように，給付の内容に応じた負担率を政策的に設定することは十分可能である。このことは価格メカニズムによる資源配分機能を強化することにつながる。また，このことは，後述する保険の給付範囲の問題とも連動した問題である[注38]。

　第4に，本格的な保険の給付範囲の検討に着手すべきであると考える。患者の一部負担と保険の給付範囲という政策選択の中で，わが国は伝統的に患者負担率を引き上げる一方で，保険の給付範囲については基本的に維持する政策がとられてきた。しかし，患者負担率の引き上げは，高齢者等一部を除いて限界にきている（4割負担，5割負担というのは現実的ではない）。一方で，相次ぐ高額薬剤の出現等医療サービスの給付内容には近年大きな変化が起こっている。こうしたことをふまえると，保険の給付範囲の検討は避けて通ることができない問題であると思われる。ただ，その際には，私が20年以上前から主張しているように[注39]，専門的な見地から医療技術評価を行う常設の専門組織の存在が不可欠であり，単純な医療保険財政的な議論では合意を得ることは困難であると考える。

問題提起 ③①　2019年現在の国民医療費ベースでの患者負担率11.7％という水準を，どう考えるか。仮にこの負担率を上げるとすると，どのような政策が考えられるか。

32

救急医療を巡って

（ 1 ） 正月にけがをして救急外来にかかった話

　　2020（令和2）年1月3日に外出中，全くの不注意でけがをしてしまった。実に
みっともない話なのだが，駅に向かうエスカレーターを駆け上がろうとして，転
んで顔を強打してしまったものだ。ちょうど紙袋をもっていたので，うまく手
をつくことができず，左目上を階段にぶつけてしまったという次第。そのとき
は左眉に隠れたところをちょっと切っただけで，大したこともないと思い，消
毒薬で消毒するだけに留め，予定どおりその日の予定をこなしていた。ところ
が，その後，4時間ほど経ってから，左目の周囲に内出血が広がり，たいへん
なことになってきた。左眉上の外傷が大して出血しなかった分，顔の皮膚の下
に血が広がったようだ。瞼の上や横に赤紫色の大きな隈ができ，鏡を見ると，
ちょっとぎょっとする面相である。ちょうど歌舞伎の「隈取り」あるいはツタン
カーメン王の黄金のマスクのアイラインといった感じだろうか。いやいやむし
ろ連打されKOされた直後のボクサーの顔だと言ったほうがいいかもしれない
（映画「ロッキー」第1作のシルベスター・スタローンの試合後の顔だと言ったらいいだろうか）。

　　ともかくこれは一度医師に診てもらったほうがよさそうだということになっ
た。ネット上の情報を見ると，こうしたけがは「見た目は大仰だが，大したこ
とがない場合が多い」とのことだったが，何しろこれまでボクシングなどやっ
たことのない素人なので，こんな顔も初体験である。とりあえず，住まいの近
くの夜間診療機関をネットで調べてみたが，正月の3日で開いているところは
少なく，しかもほとんどが内科か小児科だ。そこで，やむなく家の近くの大学
病院の救急外来を受診することにした。これまで60数年生きてきたが，救急
医療を受診するのは初めてである。ともかく救急外来の受付に向かった。

　　正月3日の夜というのに（いや，むしろ，だからというべきか），救急外来には結
構人が来ていて，救急受診初体験の私としては，妙に感心した。そして，思い
の外早く診察室に案内され，医師（若い女医さんだった）の診察を受けることが
できた。打ったところが目の上なので，念のためにCTを撮ったところ，幸い
ほかへの出血は見られないとのことであった。目の周りの「隈取り」も1カ月
以内には治るだろうということだった（実際には3週間以内できれいに消えた）が，
ここで担当医からひと言。「高齢者の場合，1カ月ぐらい経ってから認知症の
ような症状が出たりする場合がありますので，ご家族は注意してください。も

し，そんな症状が出たら，また来てください」。

これは，随行していた妻に向かっての言葉である。これに対して「わかりました」と私の答えが一瞬遅れたのは，「高齢者って誰のことだ？」と思い，「ああ，自分のことだ」と納得するのに少々時間を要したためだ。考えてみれば，確かに私は立派な「前期高齢者」なのだから，これは，担当医としては当然の説明だ。しかし，面と向かって「高齢者」と言われたのは初めてだったので，ある意味「新鮮な驚き」があった。私はまだ電車の中などで席を譲られた経験はないが，初めて譲られたときにはおそらく同じような「新鮮な驚き」を感ずるかもしれない。ちなみに，担当医の心配については，その後，知り合いの複数の医師から「硬膜下血腫」についての懸念だろうと言われたが，幸い今日まで大過なく過ごしている（認知症的言動については，けがとは関係なく，もはや「常態」だとの声あり！？）。

（2） 救急医療に関する考察

さて，せっかく自分自身が救急医療のお世話になったのだから，本項ではわが国の**救急医療**について考えてみよう。医療の多くの領域の中でも，救急医療ぐらい広く一般の注目を浴びている分野は少ないかもしれない。普通の国民が医療の恩恵を実感するのは，やはり救急医療の場合が多いように思われる。実際，テレビドラマの「医療もの」では，しばしば ER（Emergency Room：救急救命室）が取り上げられている。「神の手（God Hand）」と並んで，おそらく救急医療はドラマになりやすいテーマなのだろう。2020 年放映の「病院の治しかた〜ドクター有原の挑戦〜」というテレビドラマでも，「24 時間 365 日断わらない救急」を掲げる話が出てきた[注40]。

（注40）
このテレビドラマの主人公（有原医師）のモデルは，相澤孝夫日本病院会会長・相澤病院最高経営責任者である。このことは，テレビ東京の番組紹介ホームページに掲載されていた。

わが国の医療政策において，救急医療は医療法上も重要な位置づけが与えられている。医療計画では，**5 疾病 5 事業**に重点をおいた記載を行うこととされているが，この「5 事業」の先頭に来るのが救急医療であり，「5 事業」は，法文上は「救急医療等確保事業」と名づけられている（医療法第30条の4第2項第5号）。ちなみに，救急医療以外の4事業としては，災害時における医療，へき地の医療，周産期医療，小児医療（小児救急医療を含む）が掲げられている。

図 2-18 に，わが国の**救急医療体制の体系図**を示した。周知のように，わが国の救急医療体制は，初期救急，第二次救急，第三次救急の3段階から成っている。それぞれの概要は図 2-18 のとおりだが，地域ごとに初期から三次に至る一応整然とした体系が組まれることになっている。最近は三次救急医療機関へ患者を搬送する「ドクターヘリ」の整備も着実に進んでいる。その結果，救急車の出動件数および搬送された患者数は，近年右肩上がりで増加し続けている。

一方で，わが国の救急医療を巡っては，さまざまな問題点が指摘されてきた。上述した救急医療の量的な拡大の内容を分析したのが図 2-19 である。こちらを見ると，年齢別には 65 歳以上の高齢者の伸びが大きいことがわかる。2009 年と 2019 年の 10 年間を比較すると，小児や成人では重症度を示す多くのカテゴリーで救急搬送人員は減少しているのに対し，高齢者はすべてのカテゴリーで増大

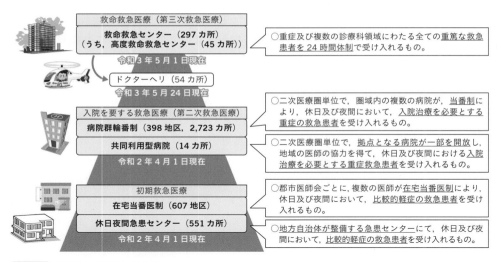

図2-18 救急医療体制の体系図

[出典] 厚生労働省：「第1回救急・災害医療提供体制等に関するワーキンググループ」，2021年3月13日，参考資料1, p.8

○救急搬送人員の伸びは，年齢別では高齢者が多く，重症度別では軽症・中等症が多い。

全体	小児	成人	高齢者
死亡	0.09万人	1.6万人	5.4万人
重症	1.2万人	12.5万人	32.5万人
中等症	10.2万人	58.4万人	108.4万人
軽症	34.6万人	118.7万人	84.2万人

平成21年中

傷病程度とは，救急隊が傷病者を医療機関に搬送し，**初診時における医師の診断**に基づき，分類する。

死亡：初診時において死亡が確認されたもの
重症（長期入院）：傷病程度が3週間以上の入院加療を必要とするもの
中等症（入院診療）：傷病程度が重症または軽症以外のもの
軽症（外来診療）：傷病程度が入院加療を必要としないもの

「救急・救助の現況」（総務省消防庁）のデータをもとに分析したもの

令和元年中

全体	小児 （18歳未満）	成人 （18歳〜64歳）	高齢者 （65歳以上）
死亡	0.07万人 0.02万人減 −22%	1.2万人 減0.4万人減 −25%	6.4万人 1.0万人増 +19%
重症	1.0万人 0.2万人減 −17%	10.5万人 2.0万人減 −16%	37.2万人 4.7万人増 +14%
中等症	12.3万人 2.1万人増 +21%	62.7万人 2.9万人減 −4%	179.1万人 70.7万人増 +65%
軽傷	36.2万人 1.6万人増 +5%	114.6万人 4.1万人減 −3%	136.1万人 51.9万人増 +62%

図2-19 10年間の救急搬送人員の変化（年齢・重症度別）

[出典] 厚生労働省：「第1回救急・災害医療提供体制等に関するワーキンググループ」，2021年3月13日，参考資料1, p.6

問題提起 **32** 救急医療搬送人員における軽症・中等症の人の増大に対して，どのような対策をとることが考えられるだろうか。

している。そしてその多くが軽症・中等症の増大であることがわかる。こうした趨勢が今後も続くとすると，人口の高齢化に伴い，救急医療へのプレッシャーがさらに大きなものとなることが懸念される。こうした問題も含め，2024年度からの第8次医療計画の策定に向け，2021年10月に「救急・災害医療提供体制等に関するワーキンググループ」が設置され，検討が行われているところである。

Column
スイスの救急医療

　私自身はまだ救急車のお世話になったことはないが，スイス（ジュネーヴ）に滞在しているときに貴重な体験をした。当時の外交官は，小さな子どもを連れて海外赴任するときには，日本人のベビーシッターを同行することが認められていた。当時は，海外赴任する本人のみならず，その夫人もいろいろな機会に外交上の式典やパーティーなどに引っ張り出され，一定の役割を果たすことが期待されていたので，こうした制度があったのだと思う。

　私の場合も，当時まだ3歳にならない娘がいたので，この制度を使って，日本人の若いお嬢さんを同行していた。その方が赴任後2カ月ほどで体調を崩し，医師に診てもらったところ，髄膜炎の疑いがあるとの診断で，救急車で州立病院に搬送されることになった。幸い，結果的には髄膜炎と言っても細菌性ではないことが判明したので，数日間の入院で回復し退院ということになり，事なきを得た。このとき，スイスの病院や救急医療システムの一端にふれることができ（赴任後日も浅く，しかもちょうど会議シーズンで日本からの出張者が多く，そのアテンドや会議への出席等でなかなかたいへんだったが），貴重な体験をすることができた。スイスの救急医療体制はなかなかよく整備されたもので，安心して任せることができたが，日本との最大の違いは，救急車での搬送が有料だったことだ。正確ではないが，記憶では確か6万円ほどかかったと思う。

　スイスではこうした救急車の有料制は現在も続いている。正確には医療保険から費用の一部が償還されるので，かかった費用の全額負担ということではないが，それでも相当の「利用者負担」が生じることは間違いない。こうしたしくみについては，スイス国内でも議論があるところだ。医療へのアクセスの確保という観点から批判があるの

は当然だが，一方で，利用者負担がなかった場合の「モラル・ハザード」の発生ということも無視できない。わが国における救急搬送患者における軽症・中等症の増大の中には，こうしたモラル・ハザード的な要素も含まれていることは否定できないだろう。モラル・ハザードを抑えつつ，必要な医療へのアクセスを確保していくという，いわば「二律背反」，経済学でいう「トレードオフ」の状況にわれわれは直面していると言える。

　こうしたトレードオフ問題への対応については，これが絶対正しいという解は存在しない。結局のところ，どのへんで折り合いをつけるかという問題である。わが国では，モラル・ハザードはあまり大きくないという想定の下に救急搬送は無料とされてきた。しかし，スイスではモラル・ハザードは相当大きいだろうと考え，有料制がとられてきているものと思われる。こうした問題を判断するにあたっては，抽象論ではなく，実際にモラル・ハザードがどの程度発生しているのか，あるいは利用者負担を導入した場合どの程度医療需要を抑制するのか，その中で「必要な受診」がどの程度妨げられるのか，といった具体的な問題についての情報が必要になってくる。ただ，こうしたデータは言うは易く，実際にはなかなか得ることは容易でないため，その判断は政策当局者に委ねられ，日本とスイスの例のように判断が分かれることになっているわけだ。

　一方，モラル・ハザードに対しては，金銭的な費用負担で対応することだけが唯一の方法というわけではない。一般的には医療を受ける側のリテラシーを向上するとともに，たとえば，小児医療における「子ども医療電話相談事業（#8000事業）」などのように，まずは適切な受診を促すための情報提供，相談体制を充実することは重要な施策であると思われる。

33

看護業務の効率化

（1）看護業務効率化の先進事例

働き方改革の関連で，近年私が個人的にかかわっているのが**看護業務の効率化**というテーマである。2020年1月15日に東京国際フォーラムにおいて「看護業務の効率化先進事例アワード2019」の表彰式および事例報告会が開催され，私も関係者の1人として出席した（図2-20）。これは，厚生労働省の**看護業務効率化先進事例収集・周知事業**の一環として，公益社団法人日本看護協会が主催する形で実施されたものである。当日は国際フォーラムの大きなホールが一杯になる盛況ぶりで，この問題に対する看護職員および施設側の関心の高さがうかがわれた。

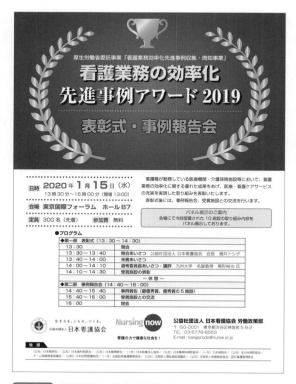

図2-20 看護業務の効率化先進事例アワード2019

［出典］公益社団法人日本看護協会

私はアワードの選考委員会の委員長として挨拶をしたが，2019年9月中旬からの1カ月間というきわめて短かい募集期間であったにもかかわらず，全国から総計で57件の応募があった。応募施設としては，病院が9割以上を占め最も多かったが，診療所や訪問看護ステーションからの応募もあった。そして，選考委員会による厳正な審査の結果，最優秀賞1施設，優秀賞4施設，奨励賞3施設，特別賞2施設の計10施設がめでたく受賞ということになった。

　このうち最優秀賞を受賞したのは熊本市医師会が運営する熊本地域医療センターの取り組みで，「ユニフォーム2色制」と「ポリバレントナース育成」による持続可能な残業削減への取り組みというテーマであった。これは，看護職員の離職率が一時20％を超え，残業時間も長かった同施設において考案され，実行された取り組みで，「業務のスムースな引き継ぎ」に基本的な課題を見出し，具体的な解決策を打ち出したものである。その際，特に注目されるのは，①アメリカンフットボールの攻守が切り替わるように，日勤と夜勤のユニフォームの色を変え，勤務と非勤務を明確に区分したこと，②サッカー西野ジャパンのチーム編成方針にならい，「複数のポジションをこなす」ポリバレントナースの育成・活用を図ったこと，③陸上400mリレー日本代表チームのスムースなバトンパスにならったベッドサイドにおける walking conference の実施の3つであり，同医療センターではこれを「看護部の取り組みの3本の矢」と呼んでいる。

　これらは，いずれもスポーツの世界におけるアイディアを取り入れたものであり，その柔軟な発想は高く評価できる。コラムで取り上げる『ホモ・ルーデンス』によれば，もともと「競技」としてのスポーツは，古代社会以来の重要な「遊び」の一翼を担う存在として発達してきたものであるという。ホイジンガは，現代社会における「生産性向上のため，ことさら遊びの因子を自社の従業員に鼓吹」しているという大企業の事例にも言及している。熊本地域医療センターの取り組みは，まさにスポーツという本来「遊び」と密接にかかわってきた領域の発想をホイジンガの言う「真面目な仕事」の領域に取り込んだものであると考えられる。

　このほか，当日の表彰式において優秀賞，奨励賞，特別賞を受賞した施設も，いずれ劣らぬ積極的な工夫や取り組みを行ったものであることが紹介された。また，今回残念ながら受賞に至らなかった応募施設においても優れた取り組みは多々あり，その差は小さなものであった。当該事業は，その後も2020，2021年度と継続して実施されており，その詳細については，公益社団法人日本看護協会公式 Web サイトをご参照いただきたい。

（2）　病院経営における喫緊の課題

　看護職員は，言うまでもなく医療機関における最大の専門職集団である。表2-16 には主な職種別に見た病院の病床100床当たりの職員数を示した。これを見ると，看護職員が圧倒的に多いことがわかる。たとえば，一般病院の場合，

表2-16 主な職種別に見た病院の病床100床当たり常勤換算従事者数

（単位：人）　　　　　　　　　　　　　　　　　　　　　　　　　　　　　平成29（2017）年10月1日現在

	総数	医師	歯科医師	薬剤師	看護師	准看護師	診療放射線技師・診療エックス線技師	臨床検査技師・衛生検査技師	管理栄養士・栄養士	その他
総数	135.7	14.1	0.6	3.2	52.3	7.4	2.9	3.6	1.8	49.8
精神科病院	68.2	3.7	0.1	1.2	22.7	10.6	0.2	0.4	1.3	28.0
一般病院	148.4	16.1	0.7	3.6	57.9	6.7	3.4	4.2	1.9	53.9

注：従事者数不詳を除いて算出した。

［出典］厚生労働省：「平成29年（2017）医療施設（静態・動態）調査・病院報告の概況」，2018年12月より抜粋

　　　病床100床当たりの常勤換算職員数は150人弱だが，このうち看護職員は65人弱（43.5％）を占めている。看護職員の業務の効率化は，**病院経営にとって喫緊の課題**である。今回のアワードは，全国の先進事例の一部を紹介する初めての試みであったが，今後，各施設がこうした取り組みを参考にしながら，自施設の課題に対して具体的かつ創造的な解決策をもって取り組んでいくことが期待される。

問題提起 ㉝　　看護業務の効率化の余地について，どう考えるか。具体的な事例に即して論じなさい。

Column

『ホモ・ルーデンス』を巡って

　新型コロナウイルス感染症の流行が連日メディアを賑わしている。WHOがCovid-19（Coronavirus Disease 2019）と名づけたこの新たな感染症は，世界的なpandemicとなっている。2020年2月27日には，安倍首相から全国の小中高校等に対して臨時休校を要請するというきわめて異例の措置がとられた。政府関係の審議会や検討会等についても開催の中止や延期が相次ぎ，また，大学での講義や研修セミナー等も「休講」となったため，私の場合，3月に予定されていた出張や会議の日程の多くが飛んで，思いがけない「前倒しの春休み」ということになった。当面の仕事と言えば依頼原稿を執筆することぐらいなので，文字どおり「在宅勤務」ないしは「テレワーク」となった次第だ。2020年の冬は総じて暖かい日が多かったため，ウイルス感染のおそれが少ない，人のいない郊外でもゆっくり散歩するには絶好の機会で

あったかもしれない。しかしながら，不幸なことに，私は年来の宿痾である「花粉症」のため，この季節の外出はできる限り控えなければならない。というわけで，映画にも行けず，散歩もできず，結局，家で大人しく読書ということに相成った。

　そこで，せっかく思いがけない「長期休暇」となりそうなので，日ごろ読めない大部の本をということで，ホイジンガ『ホモ・ルーデンス』を書棚から引っ張り出して読み始めた。中公文庫版で480ページに及ぶ大著である。ホイジンガと言えば，何と言っても主著である『中世の秋』で有名なオランダの歴史家だ。『中世の秋』のほうは，同じ中公文庫版の，表紙にパリのクリュニー美術館（フランス国立クリュニー中世美術館）所蔵の「貴婦人と一角獣」のタペストリーが使われているのが印象的な書物で，ご存知の方もおられるだろう。ちなみに，私はこのタペストリーが大好き

で，パリ出張の際にはできる限りクリュニーを訪問しているし，2013年に初めて日本に貸し出されたときにも，東京・国立新美術館へ見に行ってきた。

そうした『中世の秋』のほうは，これまで2度ほど読み返しているが，『ホモ・ルーデンス』については（活字がぎっしり詰まっている印象だったこともあって）これまで何となく敬遠していた。それが，今回の予定外の休暇の中で，ふと思い立って取り出してみたというわけだ。しかしながら，読み出して見ると，これが思いの外面白く，無聊を慰めるには絶好の読書となった。

「ホモ・ルーデンス」とは，ラテン語で「遊ぶ人」という意味で，人類の文化史を「遊び」という視点からとらえた画期的かつ雄大な構想の著作である。この本には，文字どおり全世界の芸術・文化の具体的事例がちりばめられており，日本のことも（多少不正確なところがあるのはご愛敬だが）複数回言及されている。中でも驚かされたのは，上杉謙信が武田信玄に対して「敵に塩を送った」とされる逸話の引用だ（これは今日ではどうも「伝説」であって，史実ではないということになっているようだが）。詳しい内容については，本書をお読みいただくこととして，ここでは1つだけ私が興味を引かれた話題をご紹介しよう。

それは，余暇と労働（閑暇と仕事）に関する次のような記述だ。ちょうど思わぬ「閑暇」が与えられたところでもあり，この辺りは興味深く読んだ。ホイジンガは，まずアリストテレスの「政治学」の次のような一節を引用している（ホイジンガ著，高橋英夫訳：ホモ・ルーデンス，中公文庫，1973，p.382-383。下線は引用者）。
　（前略）この閑暇こそが万物の根本原理（アルケー）である。それは，両方とも望ましいものではあるけれども，何といっても閑暇のほうが仕事よりいっそう好ましいのであり，それが目的（テロス）なのである。

こうした古代ギリシア人の考え方について，ホイジンガは「われわれのあいだで普通にとられている立場の倒置である」としつつ，こうした閑暇を有意義に過ごすためには，何かを学び，自らを教育していかなければならない，としている。そしてそれは，
　（前略）仕事を目当てに必要に迫られて学んだり，自らを陶冶（とうや）したりするという事柄を学ぶのではない。それ自体のために学ばなければならないことを学ぶのである。（中略）それが必要であるからとか役に立つからというのではなくて，ただ閑暇を過ごすのに有用なものと考えたのである。

以上のような記述には，古代奴隷制社会と現代の産業社会における余暇と労働に関する見解の大きな相違がよく表されている。そして，ここから私が連想するのは，20世紀最大の経済学者ケインズ（J.M.Keynes）による次のような「予言」である（ジョン・メイメード・ケインズ著，山形浩生訳：孫たちの経済的可能性，プロジェクト杉田玄白公開資料，p.4-5。下線は引用者）。
　私が導く結論は，大きな戦争や人口の極度の増加がないとすれば，経済問題は百年以内に解決するか，少なくとも解決が視野に入ってくる，というものだ。これはつまり，経済問題は―将来を見通せば―人類の永遠の問題ではないということだ。（中略）つまり創造以来初めて，人類は己の本物の，永続的な問題に直面する―目先の経済的懸念からの自由をどう使うか，科学と複利計算が勝ち取ってくれた余暇を，賢明にまっとうで立派に生きるためにどう埋めるか。

これは，1930年に書かれた論文（Economic Possibilities for our Grandchildren）の一節だが，1938年刊行の『ホモ・ルーデンス』とみごとに符節が合っていることに驚かされる。その後の歴史は，まさにケインズのいう「大きな戦争」を経て「人口の極度の増加」も経験したわけだが，全体としてケインズが提起した「人類の永遠の問題」，すなわち「余暇をいかに有意義に過ごすか」，あるいはホイジンガのいう「遊び」の現代社会における意義の再構築が，（少なくとも先進諸国では）次第に大きな問題になってきていることは間違いないものと思われる。そういった意味では，近年のわが国における「働き方改革」は，実は「楯の片面」を語っているにすぎず，次の課題としては，こうした改革を通じて増大するはずの余暇をいかに過ごすかという，より根元的な問題に早晩われわれは直面することにならざるを得ないということだろう。

34

WHOおよび「ニュー・ノーマル」における医療政策

（1）WHOの対応を巡る混乱

　　世界的に深刻な**コロナ禍**の状況をふまえ，イギリスのブラウン元首相（就任期間は 2007 〜 2010 年）が，一時的に「世界政府」を設立するよう呼びかけたとの報道が 2020 年 3 月末にあった。新型コロナウイルス感染症のようなグローバルな問題にはグローバルな対応が求められる。グローバル化の滔々たる潮流を押し留めることはできないのだとしたら，グローバル化の弊害を規制する何らかの有効なしくみを工夫する必要がある。

　　しかしながら，現実は，こうした発想とは全く逆の方向に向かっているように見える。「世界政府」どころか，国連の医療・健康に関する専門機関である**世界保健機関（WHO）**がその初動の失敗，中国に過度に配慮したとしか思えない事務局長の不適切な言動などにより，アメリカをはじめとする各国からの強い批判を浴びてきた。確かに今回の WHO の対応には首をかしげざるを得ない点が多かったのは事実だ。感染拡大が明らかになってきた初期時点における WHO の奇妙な楽観論は，当初は中国からの情報に頼るしかなかったという事情に加え，2009 年の「豚インフルエンザ」流行の際に出された WHO の国際緊急事態宣言に対する批判（あれほど厳戒態勢をとる必要はなかった等々）の後遺症だとの説がある。もしそうだとしたら，それは人の生命や健康を第 1 に考えるべき国連専門機関としての信用を失墜させる態度だと言わざるを得ないだろう。

　　アメリカのトランプ前大統領は，アメリカ政府の対応の失敗に対する批判をかわすため，WHO に対する批判を強め，ついに拠出金の支払い停止という非常手段に訴えることを決めた。トランプ前大統領の WHO に対する批判には全くの言いがかりとばかりは言えない面もあるが，新型コロナウイルスの感染拡大に対して，今まで以上に世界的に協調した対応が求められている現時点において，WHO への拠出金負担をストップするなどというのは，明らかに誤った対応であり，バイデン政権になってから，この方針は覆された。台湾の排除等 WHO 側にも不適切な「政治化」傾向が見られるのははなはだ遺憾だが，トランプ政権の措置は，国内政治の事情を国際的な問題に優先させた，それ以上に不適切な「政治化」であったと思われる。

　　WHO の 2018 年事業予算（総額 21.6 億ドル）の各国政府や国際機関等による負担の内訳を見ると，加盟各国（2020 年現在 194 ヵ国）のほか，国連の諸組織，ゲ

イツ財団等の各種慈善団体が上位 20 組織に名を連ねている。その中でも拠出金停止騒ぎを起こしたアメリカは，約 4 億ドルと群を抜いて大きな拠出国である。日本は全体では 7 位，加盟国の中では，アメリカ，イギリス，ドイツに次いで第 4 位の位置を占めている。第 4 代 WHO 事務局長（1988 〜 1998 年）に中嶋宏氏が就任し，また，西太平洋地域事務局長には歴代日本人が選出されることが多い（現在は葛西健氏）ことの背景には，こうした日本の財政的寄与が一因となっていることは事実だろう。ちなみに，私は 1989 年から 1992 年までの 3 年間，ジュネーヴの日本政府代表部に勤務し，WHO や ILO，国際赤十字等の国際機関を担当したことがある。また，帰国後は，厚生省国際課で，1993 年初めに行われた WHO 事務局長選挙（執行理事会投票）での中嶋宏氏再選に向けたお手伝いをした。WHO やジュネーヴには個人的な思い出も多いので，今回のように WHO が批判にさらされている姿を見ることには複雑な思いもある。

　ちなみに，今回何かとその影響力の大きさが取り沙汰されている中国は，WHO に対する財政負担ランキングで，全体では 16 位，加盟国の中では 10 位と，それほど目立った貢献をしているわけではない。しかも，中国の貢献は，そのほとんどが経済規模や人口等から自動的に算定される義務的拠出金であり，任意拠出金の額はきわめて限られている。この辺が，国際貢献という観点からは，「アメリカと並ぶ 2 大超大国」と呼ぶのはいささか早計と言わざるを得ない中国の実態だが，一方でアメリカの拠出金支払停止の間隙を突いて，中国が臨時に資金拠出を行うという報道もあった。アメリカの近視眼的な対応によって，かえって中国の影響力が大きくなってしまうのだとしたら，はなはだ皮肉な結果であると言わざるを得ない。いずれにせよ，拠出金の支払停止というような一時の感情的，政治的行動に走るのではなく，WHO の今回の対応の評価については，「コロナ後」に専門的な見地に立って，改めてきちんと検証する必要があるものと思われる。

（2）「ニュー・ノーマル」における医療政策

　さて，ここで，少しだけ今後のことを論じてみよう。もちろん，コロナ禍がまだ終息していない現時点においては，どのような将来論も暫定的なものに留まらざるを得ないということを前提としての話である。**ニュー・ノーマル**の下における医療政策のあり方として，次の 3 点を挙げてみたい。

　まず，第 1 に，今回の「コロナ禍」のような**国際的な感染症の流行**を医療政策（のニュー・ノーマル）の中にきちんと位置づけることだ。たとえば，地域におけるあるべき医療提供体制の姿を記述した**医療計画**は，医療政策上きわめて重要である。医療計画においては，いわゆる「5 疾病 5 事業」および「在宅医療」を中心に PDCA サイクルがきちんと回るよう，計画期間中に目指すべき具体的な目標等を掲げ，その検証を行うことになっている。「5 疾病 5 事業」および「在宅医療」に焦点が当てられてきたのは，近年における疾病構造の変化や人々の医療に対するニーズの変化に対応したものであり，それ自体は妥当なことで

あった。その一方で，これらに比べ，感染症については若干油断があり，今回不意を突かれた面があったのは事実であろう。2021年5月に成立した医療法改正においては，次期（第8次）医療計画（2024年度～2029年度）において**新興感染症対策**を6つ目の事業として位置づけることが決められている。その際には，今回問題となった中央政府内における対応組織のあり方や中央政府と地方政府の間の役割分担，権限関係等の明確化を図り，緊急事態における混乱を極力小さなものとする工夫が望まれる。

第2に，いわゆる**機能分化と連携の推進**ということである。今回のコロナ禍の中で，「医療崩壊」の危機に関して，それは国の病床削減政策，なかんずく近年の「地域医療構想」が悪かったという趣旨の言説が見受けられた。しかしながら，これは事実に基づかない，きわめてミスリーディングな主張である。地域医療構想について改めて強調しておきたいのは，地域医療構想は決して病床を減らそうとするものではないということだ。地域医療構想における必要病床数は，基本的に現状投影型の，現状を将来に伸ばした推計である（第6項および第30項）。その結果，一般病床については，トータルでは必要病床数が各医療機関の報告病床数を上回る結果になっている。問題は，医療機関の報告の妥当性いかんである。医療資源の投入量の現状から見て，高度急性期や急性期とは思えないような病棟についても高度急性期や急性期だという報告をしている病院があるので，一見すると必要病床数に比べて，これらの病床は過剰であるということになっている。高度急性期や本格的な急性期医療については，今回問題になったICUの整備が象徴しているように，今後拡充強化する必要がある一方で，亜急性期や回復期医療については，その機能にふさわしい内容のものとしていく必要がある。まさに地域における適切な機能分化と連携が求められているのである。

第3に，その一方で，**医療政策には一定の「ゆとり」をもたせる**ことも必要である。地域医療構想に従って，機能分化と連携を進めながら，常にきっちり過不足ない状態というのではなく，一定のゆとりをもたせておく必要がある。たとえば病床利用率で言うと，常に100％に近い状態ということではなく，ある程度の空きベッドは許容してもよい。緊急事態に備えた供給体制のある程度のゆとりということは視野に入れておくべきだろう。しかし，だからと言って，常に病床利用率が5割程度でよいということにはならない。その辺の「ゆとり」のもたせ方に，今後，地域の実態をふまえた工夫が必要になってくるものと思われる。

問題提起 34 「新型コロナウイルス感染症」等国際的な感染症流行（パンデミック）に対して，日本はどのように対応すべきだろうか。

Column

「Covid-19」という名称

「新型コロナウイルス感染症」の名称を巡っては，当初からいろいろな議論があった。アメリカのトランプ前大統領などは，その攻撃的な対中政策の一環として「チャイナウイルス」と呼び続けていたし，当初は「武漢肺炎」などという呼び方もあった。昔の事例では，1918〜1920年に流行した「スペイン風邪（The Spanish Flu）」のように，適切でない呼称が定着してしまった例もある。

今回の感染症については，わが国では，法令上は「新型コロナウイルス感染症」というのが正式名称である。「新型コロナウイルス感染症を指定感染症として定める等の政令」（令和2年1月28日，政令第11号）によれば，「新型コロナウイルス感染症」とは「病原体がベータコロナウイルス属のコロナウイルス（令和2年1月に，中華人民共和国から世界保健機関に対して，人に伝染する能力を有することが新たに報告されたものに限る。）であるものに限る」とされている。

国際的にはWHO（世界保健機関）が2月に公表したCovid-19という呼称が広く使われている。Covidとは，Coronavirus Diseaseの略称で，19というのは，最初にウイルスが発見された年である2019年を指している。これは，特定の国や地域を名指しすることなく，19というウイルス発見年次が組み込まれている中立的な呼び方であると言えるだろう。

一方，国によっては，この名称が多少の混乱（？）をもたらしているところもある。先日，フランスの英語放送を聞いていたところ，Covid-19という言葉の「性」が問題になっていた。フランス語では，原則としてすべての名詞は男性か女性に分けられており，頭につく冠詞（英語のthe, aに相当する

もの）もle, un（男性）かla, une（女性）と区別されている。昔から使われている言葉であれば，慣用に従って男性名詞，女性名詞を区分すればよいのだが，問題は新語や新造語，外来語等の場合だ。そうした場合，これを最終的に決定しているのがアカデミー・フランセーズ（L'Académie française）というパリにある国立の学術団体である。アカデミー・フランセーズは17世紀，ルイ13世の時代に有名な宰相リシュリューのもとで設立された歴史と伝統を誇る国立機関だ。「正しいフランス語」を決定するのもアカデミー・フランセーズの重要な機能であるとされている。

今回のCovid-19について，アカデミー・フランセーズの決定は，これを女性名詞とするというものだった。報道されているところでは，Covidのd，つまりdiseaseのフランス語訳maladieが女性名詞なので，Covid-19も女性名詞ということになったようだ。しかし，一方で紛らわしいのは，コロナウイルス（Coronavirus）という言葉については，これはもともとvirusが男性名詞なので，こちらも男性名詞という扱いになっていることだ。私が見ていたフランスの放送でも，これを紹介したキャスターが苦笑いをして肩をすくめていたのが印象的だった。名詞の性別というのは，フランス人にとっても結構やっかいなもののようで，そうした悩みがない日本語を母語とするわれわれはいくぶん楽をしていると言えるかもしれない。

もっとも，かつてはそれを上回るむつかしい敬語や男女の言葉の区別（僕，俺 vs. わたし，あたしなど）があったわけだが，その辺も昨今はずいぶん緩くなってきているように思われる。

35

医療に関する国際比較

　新型コロナウイルス感染症の世界的な拡大に伴って，各国の対応や医療体制の相違等の問題が朝のワイドショーなどでも頻繁に取り上げられるようになった。実際，これまでのところ，感染者数や死亡者数には国によってかなりの差違が見られる。それはどうしてなのか，というのはもっともな疑問である。中にはずいぶん見当ちがいな発言も見られないわけでもないが，自国の医療制度や医療提供体制のあり方に広く関心がもたれること自体は結構なことだと思われる。

　ここでは，コロナ禍に関連して，医療のあり方に関する国際比較データを2つ示してみよう。

（1） 1人当たり受診回数の国際比較

　まず，第1は，最近，私も関係している厚生労働省の検討会に示されたデータである。

　図2-21は，**OECD加盟国の1人当たり年間受診回数**を示したものである。※にもあるように，国によってデータのとり方に相違があるため，厳密な比較はできないが，OECD諸国の中でもわが国の受診回数が韓国に次いで2位と，相当多いほうであることがわかる。日本は，皆保険のもとで「**フリー・アクセス」体制**となっており，医療へのアクセスはきわめて良好であると言える（文字どおり，保険証1枚あれば，どこでも好きな医療機関にかかることができる）。問題は，こうした良好な医療へのアクセスが効率的・効果的に行われているかどうかである。こうした状況が，外来医療のあり方を巡って，近年さまざまな議論が起こってきている背景にある事実である。入院医療に関する病床の機能分化・連携だけではなく，外来機能の明確化や連携のあり方が検討されている。いずれにせよ，こうした良好な医療へのアクセスが，よく言われる「早期発見，早期治療」につながっていることが期待される。

（2） 保健医療支出の国際比較

　表2-17には，医療にどれだけおカネを使っているかを，同じOECD加盟国について示した（**OECD加盟国の保健医療支出**）。これを見ると，日本は，総医療

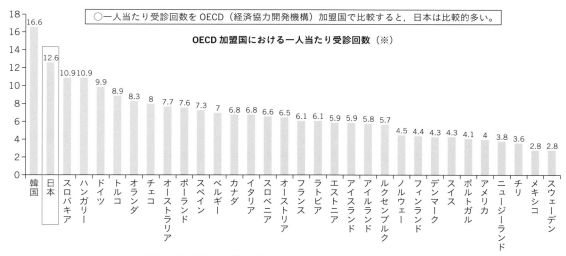

※ OECD は「一人が一年において医師を受診/訪問する平均の回数（Average number of consultations/visits with a physician per person per year）」と定義しているが，各国の報告における定義は例えば以下のようにばらつきがある。
・日本は皆保険でカバーされる受診に基づき計算。
・スウェーデンは全ての公的，民間セクターの医師への受診をカバーして計算。
・ドイツは，社会保険の支払いのルールにより，一連の治療で３ヶ月のうちに複数回の受診をした場合については，最初の１回のみをカウントしており，著しい過小評価が推定されるとされている。
・米国は，サンプル抽出に基づく推計値。

（出典）OECD Health Statistics 2019 データ時点は 2017 年または最新年（日本は 2016 年）

図2-21 OECD 加盟国の１人当たり受診回数の国際比較
［出典］厚生労働省：「医療計画の見直し等に関する検討会（第 20 回）」，2020 年 3 月，資料 1

表2-17 OECD 加盟国の保健医療支出の状況（2019年）

国　名	総医療費の対GDP比（％）	順位	一人当たり医療費（ドル）	順位	備考	国　名	総医療費の対GDP比（％）	順位	一人当たり医療費（ドル）	順位	備考
アメリカ合衆国	17.0	1	11,071.7	1		アイスランド	8.8	20	4,811.4	16	
ス イ ス	12.1	2	7,732.4	2		イ タ リ ア	8.7	21	3,649.2	20	
ド イ ツ	11.7	3	6,645.8	4		スロベニア	8.3	22	3,224.0	25	
フ ラ ン ス	11.2	4	5,375.7	12		韓 国	8.0	23	3,384.2	23	
日 本	11.1	5	4,822.8	15		ギ リ シ ャ	7.8	24	2,383.6	29	
スウェーデン	10.9	6	5,782.3	6		チ ェ コ	7.8	25	3,426.0	22	
カ ナ ダ	10.8	7	5,418.4	11		イスラエル	7.5	26	2,932.5	26	
ノルウェイ	10.5	8	6,646.7	3		コロンビア	7.3	27	1,212.6	36	
オーストリア	10.4	9	5,851.8	5		スロバキア	6.9	28	2,353.6	30	
ベ ル ギ ー	10.3	10	5,428.0	10		アイルランド	6.8	29	5,275.5	13	
イ ギ リ ス	10.3	11	4,653.1	17		リトアニア	6.8	30	2,638.1	27	
デンマーク	10.0	12	5,567.9	8		エストニア	6.8	31	2,578.8	28	
オ ラ ン ダ	10.0	13	5,765.1	7		ハンガリー	6.4	32	2,222.4	32	
ポルトガル	9.6	14	3,378.6	24		ポーランド	6.3	33	2,292.1	31	
オーストラリア	9.3	15	5,787.4	14		ラトヴィア	6.3	34	1,972.6	34	
ニュージーランド	9.3	16	4,204.0	19		メ キ シ コ	5.5	35	1,153.6	37	
チ リ	9.1	17	2,159.4	33		ルクセンブルク	5.4	36	5,558.3	9	
フィンランド	9.1	18	4,578.4	18		ト ル コ	4.4	37	1,139.5	35	
ス ペ イ ン	9.0	19	3,616.5	21		ＯＥＣＤ平均	8.8		4,224.1		

出典：「OECD HEALTHDATA 2020」
（注）上記各項目の順位は，OECD 加盟国間におけるもの

［出典］厚生労働省：令和３年版厚生労働白書，2021 年 7 月，資料編 p.33

費の対 GDP 比率では 11.1％で, OECD 加盟 37 カ国中 5 位, 1 人当たり医療費(米ドル表示)では 4822 ドルで 15 位となっている。「国力」との相対的な関係から見て, 日本はまずまずのところにあると言えるだろう。もっとも日本が世界の最長寿国であることをふまえれば, 医療費はかなりコントロールされていると見ることもできる。ちなみに, アメリカは先進諸国の中でも飛びぬけて医療費におカネをかけている国であることがわかる。その一方で, 図 2-21 を見ると, アメリカの 1 人当たり受診回数はむしろかなり少ないほうである。**医療へのアクセスのあり方**, あるいは**医療へのおカネの使い方**が, 日本とアメリカでは相当違っているということが, ここからも推測される。

問題提起 35 日本の 1 人当たり受診回数が多いことに伴うメリットおよびデメリットを, どのように考えるか。

C o l u m n

『子規の音』を巡って

最近のほとんど「引き籠り」状態の中で, 映画館にも美術館にも行けないので, 家では読書および撮っていてまだ観ていないビデオを観るのが数少ない気晴らしになっている。私はゴルフも囲碁も盆栽もやらないので, こんなときには我ながらつくづく無趣味, 無風流だと思う。実際, 「ご趣味は？」と聞かれると, 大学時代の恩師にならって「無芸大食です」と答えることにしているのだが。

そんな中で, 先日, 森まゆみ『子規の音』という文庫本(親本は 2017 年発行)を読んでみた。森まゆみさんの著作は, 文京区に住んでいる私には興味深いものが多く, これまでも『鴎外の坂』『千駄木の漱石』『不思議の町 根津』『「谷根千」の冒険』などなどいろいろ読んでいる。森まゆみさんは文京区動坂下の歯医者さんの家のお生まれで, 小学校から高校まで文京区内という, 「生粋の(？)文京人」だ。今では普通に使われるようになった「谷根千」(谷中・根津・千駄木)という言葉は, もともと森さんたちが始めた地域雑誌『谷根千』に由来していることは広く知られているだろう。特に「ふるさと」と呼べるような場所をもたない「根無し草」の私にとって, 中学入学からかかわりが生じ, すでに最近 20 年以上居住している文京区は, 「準ふるさと」と言える地域である。

今回の『子規の音』では, 文京区も子規の大学時代にかかわってくるが, 主たる背景は郷里松山と, その短い晩年を過ごした台東区根岸, それに子規が東北旅行で回った諸地域である。『子規の音』という表題にもあるように, 子規は, 特に不治の病で病床に就いてから, 周囲の「音」に敏感に反応し, それを文学に表現してきた。私は鴎外, 漱石は子どもの頃から好きで, よく読んできたが, 子規についてはそれほど熱心な読者とは言えず, せいぜい漱石との関係で興味があったという程度であった。ちなみに漱石による子規の描写は, 「大将」とか「御前」とか(多少揶揄の入った)ユーモアと友情溢れるもので, 今読んでも思わず笑ってしまう。こうした鴎外, 漱石と子規に対する関心の濃淡は, 私がどちらかといえば詩歌よりも散文を好む傾向があることによったものであると思われる。

しかしながら, こうした私の「偏見」を打ち破ったのが, 司馬遼太郎の子規論であった。子規を前半の重要な主人公の 1 人としている大長編小説『坂の上の雲』や, 子規の係累の足跡をたどったユニークな作品である『ひとびとの跫音』などでも繰り返し述べられているように, 子規こそは現代の「文章日本語の見本の一つ」であると, 司馬遼太郎は高く評価している。また, それ以上に,

司馬は「子規が好きでたまらない」様子で，このことは今回の森まゆみさんも全く同様であると感じる。子規は，その短い生涯の中で，「ホトトギス派」とも言うべき多くの知友，弟子に恵まれたが，人を惹きつける人間的な魅力に富んだ人だったのだろうと思われる。

そんな子規だが，1895（明治28）年，日清戦争に記者として従軍，喀血して帰国，その後1902（明治35）年の死まで7年足らずの歳月を過ごしたのが根岸の子規庵であった。脊椎カリエスが悪化して，晩年にはたいへんな闘病生活となったわけだが，多くの人が指摘するように，子規の文章にはとても重病人とは思えない，周囲の世界を達観したある明るさがあり，そのことが私たちを感動させる。

たとえば，『病床六尺』には，次のような箇所がある（下線は引用者）。

　○余は今まで禅宗のいはゆる悟りといふ事を誤解して居た。悟りといふ事は如何なる場合にも平気で死ぬる事かと思って居たのは間違ひで，悟りといふ事は如何なる場合にも平気で生きて居る事であった。

西洋の言葉に「メメント・モリ（memento mori）」「死を忘れるなかれ」というラテン語の表現があり，芸術作品などによく引用されている。この言葉の意味についてはいろいろな解釈があるようだが，少なくとも子規は，病床のたいへんな苦痛の中で，「死を思う」のではなく「生を思う」方向を向いていた。そして，このことは，現在のような「コロナ禍」という死の影が世界を覆っている状況の中で，私たちにある力を与えてくれるように思われる。

また，子規の死は，私にもう1つの若すぎる死，松陰・吉田寅次郎のことを思い起こさせる。松陰が安政の大獄で刑死したのは1859（安政6）年，29歳のときであった。獄中で記した同志たちへの遺言とも言うべき『留魂録』には，次のような有名な一節がある（古川薫『吉田松陰 留魂録』講談社学術文庫，2002，p.100-101の現代語訳。波線部を補足。下線は引用者）。

（前略）だが，私自身について考えれば，やはり花咲き実りを迎えたときなのである。どうしてこれを哀しむ必要があろうか。

なぜなら，人の寿命には定まりがない。農事が必ず四季をめぐっていとなまれるようなものではないのだ。（中略）十歳にして死ぬ者には，その十歳の中におのずから四季がある。二十歳にはおのずから二十歳の四季が，三十歳にはおのずから三十歳の四季が，五十，百歳にもおのずからの四季がある。

十歳をもって短いというのは，夏蝉を長生の霊木にしようと願うことだ。百歳をもって長いというのは，霊椿を蝉にしようとするようなことで，いずれも天寿に達することにはならない。

私は三十歳，四季はすでに備わっており，花を咲かせ，実をつけているはずである。それが単なるモミガラなのか，成熟した栗の実であるのかは私の知るところではない。もし同志の諸君の中に，私のささやかな真心を憐れみ，それを受け継いでやろうという人がいるなら，それはまかれた種子が絶えずに，穀物が年々実っていくのと同じで，収穫のあった年に恥じないことになろう。同志よ，このことをよく考えてほしい。

その後の明治維新につながっていく歴史を改めて振り返ってみると，子規の言う「悟り」の中に，松陰の未来への展望が鮮やかに描き出されていることに驚かされる。松陰は「単なるモミガラ」ではなく，まさに「成熟した栗の実」であった。その死によって，その後の大きな歴史の転回が起こったわけである。しかし，子規といい，松陰といい，いずれも三十歳そこそこの青年が，このような透徹した認識に達していたということ，また，その死は，それで終わりということではなく，次代の豊かな実りをもたらすものであったという事実は，私たちを感動させるとともに，励ますものであると思われる。

36

コロナ禍を巡る考察など

（1） コロナ禍に関する言説

　2020 年以来，**コロナ禍**は一向に収まる気配がない。死者数や感染者数は欧米諸国に比べると何とか低い水準を維持しているが，各地で**病床逼迫**や**医療崩壊**が大きな問題となっている。マスコミ等では，なぜこの程度の感染者数で日本の医療は崩壊の危機などということになるのかという疑問が連日取り上げられていた。これは，ある意味では当然の疑問である。日頃日本の病床数は世界一多いとか，「日本の医療は世界一」とか言われているのに，なぜ病床が逼迫するなどという事態になるのだろうか。

　この問題を論ずる前に，今回の「コロナ禍」を巡る報道等に関し，一言ふれておこう。これは今回の「コロナ禍」全般を通じての特色だが，何か「新事実」が明らかになると，すぐに大した根拠もない「犯人捜し」やら「○○が悪かった」論が始まる傾向がある。曰く民間病院がちっともコロナ対応をしていない，公立病院でコロナ患者を受け入れていないところがある，地域医療構想が悪かった等々。こうした言説は，すぐに淡雪のように簡単に無責任に消え去っていくが，後には現場で日々苦闘しておられる方々の気持ちが傷つけられただけという「後遺症」が残る場合も少なくないだろう。

　一方で，こうしたマスコミの対応を厳しく批判していたのが，2021 年 1 月 6 日付の日本経済新聞に掲載されたジャナン・ガネシュ氏によるフィナンシャル・タイムズ紙からの転載記事であった。「コロナ禍 教訓得られぬ悲劇」と題された同記事では，今回のコロナ禍について，各国がとってきた対策の成功や失敗を説明できるような説得的な要因分析は現時点ではほとんど存在しないとして，人々に「架空の物語を無理やり押しつけないよう」自制することを求めている。これは上述したような無責任な「犯人探し」とは異なる，誠にもっともな主張であると思われる。以下では，日本の「医療崩壊」と言われるような事態について，基礎的なデータを紹介し，こうした「自制」の一助となる事実を提供してみよう。

（2） 日本の医療提供体制の課題

　　まず，**世界一と言われる病床数**だが，表 2-18 に示したように，確かに人口千対で見た日本の病院病床数 12.98 は，G7 諸国の中でも群を抜いて多い。G7 諸国の中で最も病床数が少ないイギリスとの比をとると，5.28 倍であり，日本はまさに世界で最も病床の多い国であると言っても過言ではない。

　　一方，表 2-19 は，厚生労働省の医療施設調査からとったものだが，これを見ると 2019 年の病院病床は総数で 153 万床弱ということになる。しかし，このうちコロナ患者の直接の受け入れ先となる可能性があるのは感染症病床と一般病床だから，併せても 89 万床弱である（逆に精神病床と療養病床が合計で 63.5 万床もあることがわかる）。さらに，厚労省の公表データによれば，そのうち実際に使われている病床は 7 割，62 万床程度であるということだから，当初の 153

表2-18 G7諸国における人口千対病院病床数および平均在院日数（2018年）

国　　名	人口千対病院病床数	平均在院日数
日　　本	12.98	27.8（一般病床 16.1）
カ ナ ダ	2.55	8.0
フランス	5.91	8.8
ド イ ツ	8*	8.9*
イタリア	3.14	7.9
イギリス	2.46	6.6
アメリカ	2.87*	4.8（2010）

［出典］OECD：OECD Health Statistics 2020（*2017 年）より作成

表2-19 病床の種類別に見た病床数

各年 10 月 1 日現在

	病床数		対前年		構成割合（%）	
	令和元年 （2019）	平成 30 年 （2018）	増減数	増減率 （%）	令和元年 （2019）	平成 30 年 （2018）
総　　数	1 620 097	1 641 468	△　21 371	△　1.3	…	…
病　　院	1 529 215	1 546 554	△　17 339	△　1.1	100.0	100.0
精神病床	326 666	329 692	△　3 026	△　0.9	21.4	21.3
精神科病院	245 052	246 288	△　1 236	△　0.5	16.0	15.9
一般病院	81 614	83 404	△　1 790	△　2.1	5.3	5.4
感染症病床	1 888	1 882	6	0.3	0.1	0.1
結核病床	4 370	4 762	△　392	△　8.2	0.3	0.3
療養病床（A）	308 444	319 506	△　11 062	△　3.5	20.2	20.7
一般病床	887 847	890 712	△　2 865	△　0.3	58.1	57.6
一般診療所	90 825	94 853	△　4 028	△　4.2	100.0	100.0
（再掲） 　療養病床（B）	7 882	8 509	△　627	△　7.4	8.7	9.0
歯科診療所	57	61	△　4	△　6.6	…	…
療養病床総数 （A）＋（B）	316 326	328 015	△　11 689	△　3.6	…	…

［出典］厚生労働省：「令和元（2019）年医療施設（動態）調査・病院報告の概況」，2020 年 9 月

万床から見ると，実際に使用されている病床は4割程度まで減少する。そして，一般病床イコール急性期病床ということでは必ずしもないので，さらに使える病床数は減ってくる。たとえば，一般に急性期病院と考えられているDPC対象病院は1700余，病床数で48万床強である。しかしながら，DPC対象病院といっても，実際には結構バラツキがあり，小児科等に特化していたり，病床のごく一部がDPC対象である「ケアミックス」型であったりするので，さらに使える病床数は減ることになる。

　一方，地域医療構想に関連して，2025年における必要病床数の推計値を見ると，高度急性期13万床，急性期40万床，総計53万床となっている（第6項の図2-4）。これは，現在の医療資源投入量の状況が将来も変わらないとして，これを2025年まで伸ばした「現状投影型」の推計であり，「現状」を考えるうえで参考になるデータである（もっとも，その間における高齢化の進展等人口構成の変化は考慮しているので，本件に関しては多少過大推計気味となるが）。しかしながら，この場合，急性期の基準は1日当たりの医療資源投入量が600点以上とかなり甘く設定されていることを考慮すると，本当に急性期病床と言えるのはもっと少なくなる。**高度急性期および急性期病床**と言えるのは，せいぜい30万床程度（13万床＋20万床？）といったところではないだろうか。そうなると，最初の153万床から見ると，2割程度の水準となり，これは先進諸国の中ではむしろ低いほうに属するということになる（表2-18で単純に日本の12.98の2割とすると，2.60となり，これは現在のカナダ並みのレベルに相当することになる）。

（注41）
このことは，表2-18に示した日本の平均在院日数がG7各国の中で群を抜いて長いことにもよく表れている。病床全体の平均在院日数27.8日は各国の3.1倍～5.8倍の長さである。一般病床だけを抜き出しても16.1日の長さであり，日本の医療が全体として，1日当たりの医療資源投入量が低く在院日数が長い状況（高齢化対応・施設収容型？）にあることを示唆している。

　つまり，日本の病床数は世界一と言っても，その多くは精神病床，療養病床，さらには医療資源投入量の低い「高齢者介護施設」的な病床が占めており，「コロナ禍」のようなときには「役に立たない」ということになる[注41]。これは，ある意味では（病院が介護施設化していることについての是非はさておき），わが国の医療提供体制が世界一の超少子・高齢社会への対応を進めてきたことの結果である。したがって，この問題を考えるときには，日本の病床数が世界一多いという前提そのものを疑ってかかる必要があることになる。しかし，それにしても，日頃からもう少し**病院の集約化や機能分化と連携**を進め，**地域医療のネットワーク化**を進めておけば（換言すれば，「地域医療構想」をきちんと進めておけば），今の時点で「病床逼迫」や「医療崩壊」などという事態には陥っていなかったものと思われる。

> **問題提起 36**　日本の病院の多くは1日当たり医療資源投入量が低く，在院日数が長い状況にあることを，どのように評価するか。

医療におけるジェンダー問題

2021年2月13日付朝日新聞朝刊の『天声人語』欄からの引用。

こんなクイズがある。父親と息子が交通事故にあい、二人とも大けがをした。救急車で別々の病院に運ばれ、息子のほうを担当した外科医は顔を見るやいなや叫んだ。「これは私の息子です！」。一体どういうことか。

いかがだろうか。これをお読みになって、どんな答えを考えられただろうか。たとえば母親の前夫がその外科医で息子が生まれたが、その後2人は離婚して、息子を連れて元妻は現在の夫と再婚したとか、あるいは母親が昔その外科医と不倫をして生まれた息子だったとか、はたまた人工授精の精子のドナーがその外科医だったとか……。

考え出すと、テレビのサスペンス・ドラマなみにいろいろ複雑な状況設定が考えられるが、答えはいたってシンプルだ。「外科医はその息子の母親だった」というだけの話である。「なあんだ」だろうか。『天声人語』では、これが「クイズとして成り立つのは外科医と聞いて男性だと思い込む人が多いからだろう」と書いているが、まさにそうだろうと思う。

これは1つの例に過ぎないが、かくもジェンダー意識がわれわれの思考に深く食い入っているということを改めて感じさせるクイズである。医療界で言うと、たとえばこのクイズにもあるような女医（この言葉自体が問題だ。なぜなら「男医」という言葉はないのだから）の比率は年々上がってきたが、国際比較をするとG7諸国の中ではわが国は2割台と最低であり、まだまだ低い水準にある（多くの国は4割台）。国民の半分（以上）が女性であることを考えると、この比率はかなり低いと言えるだろう。先ほどのクイズでも、これは

ひょっとしたらわが国でしか通用しないクイズであって、女性医師の比率が5割に迫っている欧米諸国では、あるいはごく素直に「正解」が導き出されるのかもしれない。ちなみに2000年時点での日本の女性医師比率は14.33％であったので、この20年ほどの間に改善してきていることは確かだ。また、文部科学省の「学校基本調査」によれば、2020年度の大学医学部入学者のうち、男子が63.4％、女子が36.6％と、女子学生の割合が4割近くになっており、今後、女性医師の割合がさらに上昇していくことが予想される。医療機関経営においても、女性医師の存在を前提とした人事政策を考えていく必要がある。

一方、こうした医師の状況とある意味では対極にあるのが看護職員だ。Nurseという言葉は、わが国では長らく「看護婦」と訳されてきた。私が厚生省に勤務していたころには、法律上も、女性は看護婦、男性は看護士と区別された名称が使われていた。それが今世紀に入ってようやく「看護師」として「一本化」されたわけだ（保健師や准看護師についても同様）。近年では「看護師」という呼称もだんだん一般にも定着してきたように思われる。

しかしながら、看護職員が圧倒的に「女性優位」な職種であることは変わらない。男性看護職員の割合は増加傾向にあるが、まだ10％に達していない。諸外国についての正確なデータは今手元にないが、多くの国では10％を超え、2割を超えている国もあるようなので、わが国は看護職員のジェンダーについても、医師とは逆の意味で「遅れている」と言えるだろう。先ほどのクイズの看護職員版を考案することもできそうだ（母親と息子が事故にあって、息子のほうを担当した病院の看護師が叫ぶ話？）。

37

准看護師制度を巡って

（1） 看護職員の就業動向等

　読者諸兄姉は，わが国の**看護職員の養成課程**について正確に説明することができるだろうか。これははなはだ失礼な質問だが，実は恥ずかしながら私自身，旧厚生省で看護課という部署に1年間所属するまでは，正直言ってよくわかっていなかった。看護大学，看護短期大学があり，看護師養成所があり，3年課程があり，2年課程があり，高等学校衛生看護科等があり，それに保健師や助産師のコースもありというわけで，何が何やら頭の整理がつかないという状態だった。これはもちろん私自身の不勉強ということもあったが，医師のように大学医学部に一本化されている養成課程と違い，看護職員の養成課程が非常に複雑化していることもまた事実である。

　そうした複雑な養成課程の中で，中学校卒業を前提としているのが**准看護師養成課程**である。中学卒業以上の学歴で，准看護師養成所の教育課程を修了し，都道府県が実施する准看護師試験に合格すれば准看護師になることができる（保健師助産師看護師法第8条）。看護師，保健師および助産師とは違って，准看護師資格は国家資格ではなく，都道府県知事資格である。

　ここで，いささか奇異な感じがするのが，中学校卒業という学歴要件である。文部科学省のデータを見ると，通信制も含めた高等学校等への進学率は，2020（令和2）年度現在98.8％となっており，現在はほとんどの人が中学校で学業を終えずに進学している。しかしながら，この同じ進学率の数字は1950（昭和25）年度当時には42.5％であり，半数以上の人が中学校で学業を終えていた時代があったこともまた事実だ。そして，この時代は戦後復興から経済の高度成長期にさしかかる中で，病院や診療所等の医療機関が急速に整備された時代でもあった。准看護師は，まさにこうした時代において，急速に拡大する看護職員に対するニーズに対応するために養成が進められたものである。

　図2-22には，**看護職員就業者数の推移**を示した。これを見ると，昭和の時代は，看護師と准看護師の就業者数が拮抗していた時期が長く続いたことがわかる。昭和40年代など，むしろ准看護師の就業者数の方が多い時期もあった。それが平成に入って以降は，看護師の就業者数が大きく伸びたのに対し，准看護師の就業者数は微増，頭打ちを経て，現在ではすでに減少傾向が顕著となっている。直近のデータで言うと，2020（令和2）年末現在，就業看護師数は128

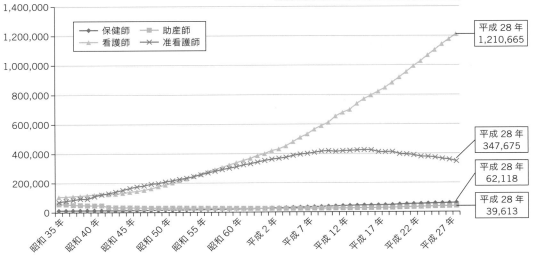

看護職員全体　1,660,071人（平成28年）

凡例：
- 保健師
- 助産師
- 看護師
- 准看護師

平成28年
1,210,665

平成28年
347,675

平成28年
62,118

平成28年
39,613

縦軸：1,400,000／1,200,000／1,000,000／800,000／600,000／400,000／200,000／0

横軸：昭和35年／昭和40年／昭和45年／昭和50年／昭和55年／昭和60年／平成2年／平成7年／平成12年／平成17年／平成22年／平成27年

図 2-22　看護職員就業者数の推移

［出典］厚生労働省：「医療従事者の需給に関する検討会・看護職員需給分科会（第3回）」，2018年9月，参考資料

万911人なのに対し，就業准看護師数は28万4589人であり，その比率はほぼ4.5対1となっている（令和2年衛生行政報告例（就業医療関係者）の概況）。かつてはこの比率がほぼ1対1だったことを考えると，ここ30年ほどの間に非常に大きな変化が起こっていることがわかる。

　この大きな変化の背景としては，いくつかの要因が考えられる。まず第1に，人口構造の変化である。わが国の合計特殊出生率は，戦後急速に低下してきた。昭和20年代のいわゆる「第1次ベビーブーム」の時代には，合計特殊出生率は4を超えていたが，その後長期的に低落し，現在では1.3，1.4といった低い水準になっている。いわゆる「少子化」の進展である。かつては，4人兄弟姉妹や5人兄弟姉妹がそれほど珍しくなかったのが，現在ではむしろ一人っ子がごく普通になってきている。そうした中で，かつては多くの子どもに対して高校，大学といった高等教育を授けるだけのゆとりがない家庭が多かったのに対し，今では1人か2人の子どもであれば，高校，さらには大学へ進学させることは，かつてのように大きな経済的負担ではなくなってきている。准看護師制度が中学校卒業を前提とした制度として設けられたのは，「多子時代」および高等教育がまだ一般的ではなかった時代が背景にあった。准看護師制度は，かなりの数の子どもたちが学業を中学校で終えていたという「現実」をふまえた制度であったが，その「現実」自体が急速に変化してきたわけだ。実際，四半世紀前に私がこの問題を看護職員確保対策官として担当した時点でさえ，新たに准看護師になった人たちのうち9割以上の人は高校卒業以上の学歴であり，中には大学卒の人も結構おられたことを記憶している。

　第2に，医療の高度化である。戦後，さまざまな基礎研究の進展およびそれをふまえた急速な技術革新を経て，提供される医療サービスも大きく変貌して

きた。たとえば，結核の治療法などは，抗結核薬の進歩によって劇的に変化した。また，特にわが国では，CT や MRI，さらには最近では PET 等に象徴される高度な先進・先端医療機器の導入が進み，医療の高度化が急速に進展している。そうした中で，医療従事者に求められるスキルも高度なものになってきている。現在，ほとんどの医療職種は，大学，短大ないしは高校卒業後の専門学校卒業以上が要件とされている。医師や歯科医師については大学といっても 6 年間の（他分野だと修士レベルの）教育が求められてきたし，近年では薬剤師についても 6 年制教育が導入されている。また，看護職員についても，大学卒（以上）の人の割合が大きくなってきている。こうした医療従事者の高学歴化は，基本的に医療の高度化に対応したものと考えられる。そうした中で，（別に学歴だけを問うているわけではないが）中学校卒業を前提とした准看護師制度については，かなり特異な制度となってきていることも事実である。

第 3 に，患者側の医療ニーズの高度化・多様化である。前述したように高校進学率が 98.8％，また大学・短大進学率も年々上昇し，令和 2（2020）年度には 58.6％に達しているという全般的な高学歴化の中で，人々の医療サービスに対するニーズも高度化・多様化してきている。また，最近のインターネットの急速な進展ともあいまって，医療サービスについてもさまざまな情報を容易に入手することができるようになっている。中には，海外の医学専門誌の記事をフォローするという患者さえ出てきている。そのことの是非はともかく，患者側の医療ニーズが高度化・多様化してきていることは事実だろう。医療関係職種の人々は，こうした患者側の大きな変化に対応することが求められている。

その関係で思い出すのは，これはもう今から 10 年以上も前のことだが，厚生労働省のある検討会で同席した委員の 1 人がおっしゃった一言である。その方はご自身が患者になって入院されたときの体験から，次のような趣旨の発言をぽつりと漏らしていた。「（患者の立場からすると）何気ない普通の会話ができないようなナースでは困りますね」。私自身はまだ入院した経験はないが，この言葉の意味するところはよくわかるような気がした。医療専門職の中でも患者と接する機会が最も多い看護職員について，これは患者側が抱いている切実なニーズなのではないだろうか。病気についての大きな不安を抱えている患者にとって，ケアにあたってくれている看護職員との何気ない会話が重要な意味をもつことは十分あり得る。もちろんこうした「普通の会話ができる」というのは学歴云々という話ではない。結局，看護職員の全人的な「人間性」が問われているわけだが，一方で，そこには一定の「基礎学力」や広い意味での「教養」ということが前提となってくることもまた否定できないだろう。上述した方の発言の趣旨もそういうことだったと思われる。

（2） 准看護師制度問題の本質

さて，四半世紀前に厚生省健康政策局看護課で准看護師制度問題を担当していた私にとって，主たる交渉相手は日本医師会だった。これは，後述するよう

に，准看護師を雇用している医療機関の多くが診療所や民間中小病院であったという事実とともに，そもそも准看護師の養成所は地域の医師会立のものが多かったことにもよっている。この辺に，実はこの問題のむつかしさ，一筋縄ではいかない根の深さがある。当時の日本医師会の担当理事は残念ながら先年亡くなったが，いつも筋道立てて静かに話される学究肌の紳士で，私もいろいろ勉強させていただいた。当時，その理事の方と話していると，こんなことをおっしゃった。

「尾形さん，あなたは日本の医療を一枚岩のようなものと考えておられるかもしれないが，実際はそうではない。高度医療を担う先端的な急性期の大病院がある一方で，日常的なプライマリ・ケアや慢性期の高齢者等を主たる患者としている診療所や中小病院等がある。つまり日本の医療は大きく２つに分けられるのであって，現在の看護師・准看護師という制度も実はこうした二分法に見合ったものとなっており，合理性のあるものなのですよ」

たいへん印象的なお話だったので，今でもよく覚えているが，おおよそこういった趣旨のことをおっしゃった。図2-23 には**資格別看護職員の就業場所**を示しているが，確かに就業場所の違いから見るという主張は当たっているように見える。看護師は7割が病院に勤務しているのに対し，診療所勤務は16.1％である。これに対して，准看護師については，病院勤務は38.7％なのに対し，診療所勤務が36.2％となっている。また，ここには示していないが，一般に准看護師の勤務先病院としては，精神科病院や療養病床（昔で言えば老人病院）等が多いことは当時からあまり変わっていない。これに対して，高度急性期や

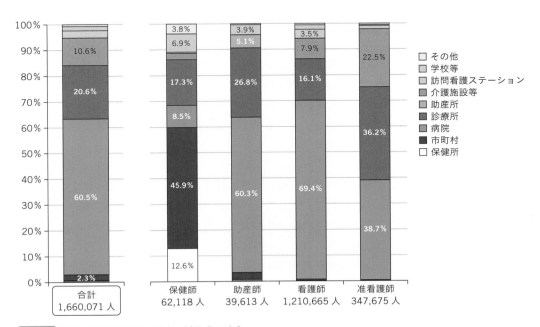

図2-23 資格別看護職員の就業場所（平成28年）

［出典］厚生労働省：「医療従事者の需給に関する検討会・看護職員需給分科会（第3回）」，2018年9月，参考資料

本格的な急性期医療を担っている病院にはほとんど准看護師は勤務していないというのが現在の状況である。さらに，図2-23で注目すべきなのは，介護施設等に勤務する看護職員が，准看護師の場合は22.5％と高いのに対し，看護師は7.9％に過ぎないという事実である。

　以上を総合して考えると，確かに「日本の医療は二分されており」，「看護師・准看護師という制度はそれに見合ったものである」という主張に頷ける面があるのは事実である。しかし，それならなぜ数ある医療専門職のうち，看護職員だけが2つに分けられているのだろうか。「日本の医療は二分されている」のであれば，医師も2つに分けるべきなのではないだろうか。実際，国によっては専門医（specialists）と一般医（GP：general practitioners）を分けているところもある。しかしながら，私の承知しているところでは，この問題について日本医師会の基本的な立場は「かかりつけ医（機能）の推進には賛成だが，GPや家庭医のような制度を導入することには反対だ」というものだ。この辺はなかなかわかりにくいところがあるが，実は，私自身は，この日本医師会の立場についてはもっともな面があると考えている。たとえば，「イギリスのようなGP制度さえ導入すれば日本の医療がもっとよくなる」といった単純な主張には私は組しない。

　「かかりつけ医」と，「GP」あるいは「家庭医」との最大の相違は，前者が「機能」であるのに対し，後者は「制度」（ないしはもっと露骨に言えば「身分」）であるという点である。そして，この点を無視した議論はあまり有効ではない。30年来「かかりつけ医（機能）」の普及・拡大ということが叫ばれ続けているのに，あまり目覚ましい進展があるように見えないのは，この点の理解が十分でないことも一因であるように思われる。この点に関しては，少し古い資料だが，OECDのワーキング・ペーパー（2008）が，各国の専門医とGPの待遇や地位の比較を行っており，参考になる[注42]。同ワーキング・ペーパーによると，一般に専門医はGPに比べ収入もステータスも高いことが示されており，人数が限られた専門医になるのは「狭き門」である場合もあるというように，事実上2つの「身分」が区分される状況になっているようだ。したがって，GP制度を導入して医師を2つに分けるべきという提案に対して日本医師会が反対することはよく理解できる。

　しかしながら（だからこそ，と言うべきだろうか），看護職員を2つに分ける，あるいは准看護師制度を堅持しなければならないという主張にはいささか無理があるように思われる。仮に今，医師が「医師」と「准医師」に分けられたとしたらどうだろうか。その区分について，仮にいかに「合理性」があったとしても，これは到底耐え難いことなのではないだろうか。

　実は，これは医療職の問題に限らない。たとえば，医師を「専門医」と「GP」に分けるべきだという主張をしている学者に対して，それではこの際学者も「専門研究職」と「一般教育職」に分けましょう。「専門研究職」には，最先端の研究に従事してもらい，学生の教育指導は「一般教育職」に担ってもらうという「二分法」をとることが，研究・教育の実態に即した「合理的」かつ「効率的」な区

（注42）
OECD：Health Working Paper no.41, 2008, The Remuneration of General Practitioners and Specialists in 14 OECD Countries.

分です，と主張したとする。果たしてこうした「暴論」を簡単に受け入れてくれるだろうか。おそらく「研究と教育は不可分一体のものである」という原理原則論が持ち出され，紛糾することは目に見えている。

　どのような分野であれ，既存の職能を分けて新たに「身分」をつくるということは，いわば「生木を裂く」ような行為であり，生易しい話ではない。事実上医師を二分することにつながるおそれのある GP 制度の導入に日本医師会が反対するというのは理解できる。しかし，それならば看護師を 2 つに分けることも筋が通らないのではないだろうか。准看護師問題の本質というのは，基本的に，今や時代の趨勢にそぐわなくなったこうした古い「身分制度」の温存という問題であるように思われる。

問題提起 ③⑦　准看護師制度の今後について，どのように考えるか。医療者および患者の双方の立場をふまえて論じなさい。

Column

「北の国から」と看護師制度

　ある知人から「そう言えば，テレビドラマ『北の国から』の「蛍ちゃん」が一生懸命勉強して看護師になろうと努力していた姿が目に浮かびます」というメールを頂戴した。私自身は，あまり熱心な「北の国から」のファンというわけでもなかったが，もちろんこの「国民的ドラマ」は知っているし，時々総集編などが再放送されていると，つい観てしまうという程度の視聴者だった。吉岡秀隆さんと中嶋朋子さんが演ずる「純と蛍」の兄妹が，幼いほんの子どもの時代から，大人になって巣立っていくまでの歳月を丁寧に追った倉本作品は，民放のドラマとしてはやはり異色の作品であったと言えるだろう。

　さて，改めてネット情報を活用して調べてみると，主人公黒板五郎（2021 年 3 月に亡くなった田中邦衛さんの当たり役）の長女である蛍ちゃんは，自分の一生の職業として看護師を目指す。まずは中学校を卒業して，病院の看護助手として働きつつ，准看護師の養成学校へ通う。この時点は 1989 年前後という設定だから，図 2-22 で見ると，昭和の終わりから平成の始めにかけて，ちょうど看護師就業者数が准看護師就業者数を上回り始めた時期にあたる。しかし，地方ではまだ准看護師

が多数を占めているところも多かったものと思われ，このように医療機関で看護助手として働きつつ，准看護師の養成学校へ通うという形態は当時よく見られた姿であった。この辺りについては，倉本聰氏のドラマが有している「リアリティ」を改めて感じさせられる。

　さて，蛍ちゃんだが，結局，恋人（緒形直人さん）のすすめもあって，准看護師からさらに看護師資格を取ることを目指し，札幌の大学病院に勤務することになった。これが 1992 年前後の話であり，図 2-22 で言うと，看護師就業者数と准看護師就業者数の差が広がり始めた時期にあたる。そして（ネット情報では正確なところは確認できなかったが）少なくとも 1995 年には看護師になっていた蛍ちゃんは，妻子ある男性と不倫，駆け落ちをしてしまうという思いもよらぬ展開になる。ここから先は，本題とは関係ないのでこのぐらいにしておくが，いずれにしても蛍ちゃんの職業人生はなかなか波乱万丈のものであったことがわかる。それが，ちょうど准看護師から看護師へという大きな時代の変化の時期と重なっていたということは留意しておいてよい点であると思われる。

38

外来医療のあり方

（1） 外来医療を巡る動向

　2018年の医療法改正において，地域の外来医療機能の偏在や不足等の問題に対応するため，都道府県が**外来医療計画**を策定し，地域の協議の場において協議を行う制度が導入された。これは，従来の地域医療構想に外来医療の視点を加味する試みであったが，残念ながらこれまで地域で十分協議が行われてきたとは言い難い。日本は，先進諸国の中でも1人当たりの受診回数が際立って多い国の1つである（第35項）。このことは皆保険体制のもとでの医療へのアクセスのよさを表しているが，一方で，地域における効率的・効果的な外来医療の確保には課題が残されている。こうした中で，外来機能の明確化・連携等に関する検討が「医療計画の見直し等に関する検討会」において進められ，2020年12月に報告書が取りまとめられた。

　この報告書をふまえ，2021年5月に医療法が再度改正され，「医療資源を重点的に活用する外来」等について報告を求める**外来機能報告制度**が創設された。同報告制度は2022年4月から実施されることになっており，その具体的内容についての検討が「外来機能報告等に関するワーキンググループ」において行われた。そして，2021年12月には同ワーキンググループの報告書が取りまとめられている。

　今回の医療法改正において打ち出された「外来医療の機能の明確化・連携」ということ自体は適切な方向性であると思われるが，この問題を考えるときには，いわゆる「かかりつけ医」の問題を避けて通ることはできない。しかしながら，上記ワーキンググループにおいては，もっぱら「外来機能報告」の具体的内容を検討することに主眼がおかれてきた。一方，「かかりつけ医」については，上記医療法改正に関する審議に際しての参議院厚生労働委員会の附帯決議等をふまえ，「かかりつけ医機能の強化・活用にかかる調査・普及事業」を実施し，その結果に基づいて（2022年度における外来医療計画ガイドラインの見直しにおいて）対応することとされている。

（2） 「かかりつけ医」機能の普及・拡大についての考察

　こうした「**かかりつけ医**」機能の普及・拡大に関しては，いくつかの基本的

な問題があると考えられる。問題の所在をわかりやすくするために，これを医療需要面と医療供給面に分けて考えてみよう。

まず，**医療需要面**だが，これは一言で言えば，いわゆる「フリー・アクセス」体制からの脱却の困難性という問題である。わが国においては，長らく患者が自分の望む医療機関にいつでもかかれるという「フリー・アクセス」体制がとられてきた。わが国においては風邪をひいてもいきなり大学病院の外来へ行って受診することが可能である。これは，GP（General Practitioner）が「ゲートキーパー（門番）」の役割を務め，病院での受診については，救急などの場合を除き，原則としてGPからの紹介が必要とされるイギリスなどの方式とは大きく異なっている。その結果，大病院などでは「3時間待って3分診療」と言われる状況が（だいぶ改善されてきたとは言え）続いている。ちなみに厳格なGPによるゲートキーパー制をとっている国では，紹介状がなければ病院では「3時間待っても診てくれない」ことは言うまでもない。「フリー・アクセス」と「3時間待って3分診療」とは，基本的に同じ現象のコインの両面なのである。

こうした「フリー・アクセス」に慣れ切ったわが国の医療において，患者の受診行動を変えることは容易ではない。これまでは，強制的なゲートキーパー制をとることはなく，もっぱら経済的な誘導措置がとられてきた[注43]。これは，強制によらない，よりソフトな手法と言えるだろう。しかしながら，経済的な誘導措置にもさまざまな限界がある。たとえば，かかりつけ医機能を評価するような診療報酬を（加算等の形で）引き上げたとする。そうすると，このことは当該医療機関にとっては経営上プラスとなり，かかりつけ医機能を発揮するインセンティブとなるが，定率一部負担制をとっている現在のしくみのもとでは，患者負担もまた引き上げられることになり，かかりつけ医受診の促進という観点からはかえってマイナスのインセンティブが働くことになってしまう[注44]。

そこで，それ以外の患者負担による誘導ということで考えられたのが，**保険外併用療養費（選定療養）**の活用である。紹介状を持参しない外来患者に対しては，初再診料について上乗せ負担をとることができるが，特に特定機能病院および200床以上の地域医療支援病院については，その徴収が義務化され，最低徴収額も定められている。これは，当該病院の外来患者負担を重くすることによって，紹介状なしの受診を抑制しようとするものである。この徴収が義務化された病院の範囲を広げることが医療保険サイドで検討され，今回の「医療資源を重点的に活用する外来を地域で基幹的に担う医療機関」（紹介受診重点医療機関）という形で医政局サイドにおける検討が行われてきた（図2-24に，保険局サイドでの検討の概念図を示した）。

これは，確かに経済的誘導という意味では1つの方法である。しかしながら，私見では，その政策手法としての適切性について疑問がある。混合診療を一部解禁した保険外併用療養費（コラムを参照）については，基本的に医療機関がその経営判断に立って採用（ないしは不採用）を決定すべきものである。

紹介状を持参しない外来患者の受診は，高度急性期や急性期医療を担う病院にとっては，経営上明らかなマイナス要因となる。病院も診療所も基本的に同

（注43）
このほか，経済外的な方策としては，患者の受診行動を（経済的インセンティブ以外の要因によって）適正化することが考えられる。たとえば，よく知られる，兵庫県立柏原病院（旧）における小児医療崩壊の危機を地域住民の活動（適切な受診の促進）によって回避したケースなどが挙げられる。
（注44）
同様の問題が，妊婦加算の導入論議においても起こった（第23項コラム）。

○大病院と中小病院・診療所の外来における機能分化を推進する観点から，紹介状がない患者の大病院外来の初診・再診時の定額負担制度の拡充する必要がある。
○現在，外来機能報告（仮称）を創設することで，新たに「医療資源を重点的に活用する外来」（仮称）を地域で基幹的に担う医療機関（紹介患者への外来を基本とする医療機関）を，地域の実情を踏まえつつ，明確化することが検討されている。
○紹介患者への外来を基本とする医療機関は，紹介患者への外来医療を基本として，状態が落ち着いたら逆紹介により再診患者を地域に戻す役割を担うこととしており，こうした役割が十分に発揮され，保険医療機関間相互間の機能の分担が進むようにするために，当該医療機関のうち，現在選定療養の対象となっている一般病床数 200 床以上の病院を，定額負担制度の徴収義務対象に加えることとする。

	病床数（※）	特定機能病院	地域医療支援病院	その他		全体
現在の定額負担（義務）対象病院	400 床以上	86 (1.0%)	328 (3.9%)	拡大「医療資源を重点的に活用する外来」（仮称）を地域で基幹的に担う医療機関（紹介患者への外来を基本とする医療機関）	124 (1.5%)	538 (6.4%)
	200〜399 床	0 (0%)	252 (3.0%)		564 (6.7%)	816 (9.7%)
現在の定額負担（任意）対象病院	200 床未満	0 (0%)	27 (0.3%)	7,031 (83.6%)		7,058 (83.9%)
	全体	86 (1.0%)	607 (7.2%)	7,719 (91.8%)		8,412 (100%)

出典：特定機能病院一覧等を基に作成（一般病床規模別の病院数は平成 29 年度医療施設調査より集計）
※病床数は一般病床の数であり，特定機能病院は平成 31 年 4 月，地域医療支援病院は平成 30 年 12 月時点。

図 2-24 保険外併用療養費による上乗せ負担の概念図

［出典］厚生労働省：「第 138 回社会保障審議会医療保険部会」，2020 年 12 月 23 日，参考資料 1，p.103 より一部改変

じ出来高払いの外来診療報酬が設定されているわが国の現在の診療報酬体系のもとでは，診療所に比べ高コスト構造の高度急性期や急性期医療を担う病院の外来は赤字構造となる。これを入院部門の黒字で埋めることによって何とか病院経営が成り立っているというのが現状である。高度急性期や急性期医療を担う病院の経営を安定化するためには，外来患者の総数を抑えるとともに，入院につながる外来患者（紹介患者等）の比率を上げることが必須となる（まさに「機能分化と連携」である）。そのためには，紹介状を持参しない外来患者に対して上乗せ負担を求めることは有効な経営手法の 1 つであると考えられる。しかしながら，実際にはこの活用がきわめて不活発で，上乗せ負担額も低かったため，特定機能病院等についてはこれが義務化されたという経緯がある（図 2-24）。

病院側が動かないので，政府が政策的に介入したという構図だが，上述したように，本来保険外併用療養費は，個々の医療機関がその経営判断のもとに採否を決め，患者負担の水準を設定すべきものである。稲盛和夫氏が言うように「値決めが経営」であるとするならば，このような強制的な「値決め」は，保険外併用療養費の趣旨にそぐわないものであり，大げさに言えば医療機関の「経営権」への介入であるとも言える。自由な価格設定を容認したはずの保険外併用療養費において，これを義務化し，最低徴収額を設定するというのは本末転倒の議論であると思われる。

次に医療供給面であるが，これは結局「かかりつけ医機能」の推進と GP 制度の導入に係る問題であるということになる。第 37 項で説明したように，これは医師の「身分」制度にかかわる問題となる可能性が高く，一筋縄ではいかない（専門医 vs.GP の問題）。単にイギリス型の GP 制度を導入すればいいというような単純な話ではない。一方，最近のコロナ禍の中で自宅療養者が増えてい

ながら，十分な医療が受けられていない場合があることが報道されており，改めて頼りになるかかりつけ医の重要性が再認識されている。この辺をどのように工夫するかということだが，幸い，現在専門医制度の検討の中で，基本領域（19領域）の1つとして「総合診療」が設定されており，こうした「専門医」であって，しかもかかりつけ医機能を担うような**総合診療専門医**という存在は，長期的に見れば，この問題に対する1つの答えであるように思われる。

 問題提起 **38** かかりつけ医機能を強化するためには，どのような政策をとることが有効だろうか。

C o l u m n

混合診療

わが国においては，混合診療（一連の診療行為について，保険診療と自由診療を併用すること）は一般的には禁止されている。混合診療がなぜ一般的に禁止されているかに関しては，長らく医療における公平性の観点によるものとされてきた。混合診療を認めると，経済的な負担能力によって医療へのアクセスに差がついてしまうことになり，皆保険の形骸化につながるおそれがあるという議論である。また，医療サービスについては「情報の非対称性」が大きいことも，混合診療原則禁止のもう1つの根拠となっている。一般に医療について素人である患者が専門的な医療サービスの適否を判断することは困難で，混合診療を無制限

に拡大すると，結局専門家である医療提供側の言いなりになってしまうおそれがあるという話だ。

こうした観点から，混合診療については原則禁止としたうえで，一部について条件つきで解禁されてきた。この場合の「条件」としては，上述したように，医療へのアクセスに大きな差をもたらすようなものでないことおよび「情報の非対称性」を小さくするよう，十分情報開示や丁寧な説明を行い，患者の納得と同意を得ることが求められている。それが資料2-4の「保険外併用療養費制度」であり，現在は，評価療養，選定療養，それに第2次安倍政権において導入された患者の申し出に基づく患者申出療養の3種類が認められている。

資料2-4 保険外併用療養費制度の概要

○ 保険診療との併用が認められている療養
①評価療養
②患者申出療養 ── 保険導入のための評価を行うもの
③選定療養 ──→ 保険導入を前提としないもの

保険外併用療養費の仕組み
［評価療養の場合］

基礎的部分 （入院基本料など保険適用部分）	上乗せ部分 （保険適用外部分）
↑ 保険外併用療養費として 医療保険で給付	↑ 患者さんから料金徴収可 （全額自己負担※）

※保険医療機関は，保険外併用療養費の支給対象となる先進医療等を行うに当たり，あらかじめ患者さんに対し，その内容及び費用に関して説明を行い，患者さんの自由な選択に基づき，文書によりその同意を得る必要があります。また，その費用については，社会的にみて妥当適切な範囲の額としています。

○ 評価療養（先進A：36技術，先進B：69技術　平成29年9月時点）
・先進医療（先進A：36技術，先進B：69技術　平成29年9月時点）
・医薬品，医療機器，再生医療等製品の治験に係る診療
・薬事法承認後で保険収載前の医薬品，医療機器，再生医療等製品の使用
・薬価基準収載医薬品の適応外使用
（用法・用量・効能・効果の一部変更の承認申請がなされたもの）
・保険適用医療機器，再生医療等製品の適応外使用
（使用目的・効能・効果等の一部変更の承認申請がなされたもの）

○ 患者申出療養
○ 選定療養
・特別の療養環境（差額ベッド）　・大病院の初診
・歯科の金合金等　　　　　　　　・大病院の再診
・金属床総義歯　　　　　　　　　・小児う蝕の指導管理
・予約診療　　　　　　　　　　　・180日以上の入院
・時間外診療　　　　　　　　　　・制限回数を超える医療行為

［出典］厚生労働省Webサイト：保険外併用療養費制度について（PDF），2022年3月確認

39

医療におけるミクロとマクロ，あるいは「合成の誤謬」について

（1） ミクロとマクロ

　経済学でよく使われる概念に，「ミクロ」と「マクロ」という言葉がある。**ミクロ**，すなわち micro だから，本来は「マイクロ」と言うべきなのだろうが（「マイクロソフト社」と言うように），慣例に従い，ここでも「ミクロ」と記述しておく。**マクロ**は macro である。日本語にあえて訳すと，ミクロは「微視的」，マクロは「巨視的」ということになり，私の学生時代には『微視的経済理論』などという訳名のテキストもあったが，最近はあまりこうした訳は使われていないようだ。

　経済学の世界で言うと，ミクロ経済学というのは，消費者や企業等の個々の経済主体の行動を分析する領域であるのに対し，マクロ経済学というのは，一国の経済全体の，たとえば GDP（国内総生産）のような「集計量」の動向について分析する領域である，と一応は言える。そして，ミクロとマクロの間には，しばしば**合成の誤謬**（fallacy of composition）と呼ばれる乖離が生じることがあり，注意が必要だとされている。

　「合成の誤謬」というのは，もともとは論理学の概念だが，個々のミクロ的に見たときには正しい命題であっても，これを集計（合成）してマクロ的に見ると必ずしも正しくない場合があり得るというものだ。経済で有名な事例としては「貯蓄のパラドックス」と呼ばれるケースがある。これは，一定の条件の下では，ミクロ的に個々の消費者が貯蓄を増やそうとすると，マクロ的な一国経済全体ではかえって貯蓄が減ってしまう場合があり得るというものだ。たとえば不況のときなどに，個人が消費を差し控え貯蓄を増やそうとすると（それ自体は個人としては合理的な行動だが），不況がさらに深刻化し，国民所得が低下して，社会全体の貯蓄量が低下してしまう場合があり得るということである。

　サムエルソンの『経済学』という一世を風靡した有名な教科書では，「合成の誤謬」のわかりやすい例として，次のような事例が取り上げられていた。（正確な紹介ではないが）仮に今，あなたが映画館で映画を見ているとしよう。そのとき，前の人の頭が邪魔をして画面が見にくいので，立ち上がったとする。そうすると，（映画館でのマナーの問題は別として）よく見えるようになる。ミクロでは，「映画館で立ち上がると画面がよく見える」という命題は正しいということになる。しかしながら，これを「合成」したらどうなるだろうか。つまり，あなた1人

ではなく，すべての人が立ち上がったとする。そうすると，当然ながら画面はよく見えなくなる。つまり，ミクロで正しい（１人だけ立ち上がる）からと言って，それを合成した（全員立ち上がる）場合，マクロ的には正しくないということになるわけだ。これは当たり前の話のように見えるが，こうしたミクロとマクロの乖離，合成の誤謬ということは結構現実に起こっていることが多く，物事を考える際に有益な示唆を与えてくれる考え方である。

　もう１つ，ミクロとマクロの乖離という問題を，今度は経営の事例で考えてみよう[注45]。経営（学）では，クラウゼヴィッツの『戦争論』以来，「戦略」と「戦術」を分ける必要があるということが言われる。英語で言うと，戦略はstrategy であり，戦術は tactics である。もちろん両者の相違は相対的なものであり，あらかじめ明確な線が引けるというものではない。一般論で言えば，**戦略**は（戦争全体を遂行する）マクロ的，全体的な構想であるのに対し，**戦術**は（個々の戦闘を実行する）ミクロ的な個別の技術であると言えるかもしれない。しかしながら，この両者を一応分けて考えることが戦争の場合でも経営の場合でも重要であるとされている。「戦略の失敗は戦術では補えない」という有名な言葉がある。大きな戦略，たとえば自組織の基本的なポジショニングが誤っていると，いくら個別の戦術的な対応に工夫を凝らしても追いつかないということになる。医療機関の事例で言えば，地域における自院の基本的なポジショニングが間違っていると，いくら医師や看護職員等のスタッフが現場で頑張っても医療機関経営はうまくいかないということになるだろう。このことを「チリは積もっても山にはならない」という言葉で喝破した慧眼の病院長もおられた[注46]。

（注45）
以下の記述は，尾形裕也：看護管理者のための医療経営学，第３版，日本看護協会出版会，2021，p.68-69による。

（注46）
尾形裕也：志なき医療者は去れ！　岩永勝義，病院経営を語る，MASブレーン，2009を参照。

（２）「コロナ敗戦」の意味

　ここで，**ミクロとマクロの乖離の事例**として，昨今の「コロナ禍」の問題を取り上げてみよう。昨近，特にいわゆる「感染第５波」の中で，週刊誌の見出し等でしばしば「コロナ敗戦」という言葉が使われているのが目についた。確かに，国内の新型コロナウイルス感染症の感染者数の推移を見ると，第５波は突出して多く，これに対して十分な対策をタイムリーに打ち出せていないように見えた政府の対応を非難することにはもっともな面があるように思われる。第５波の死者数は感染者数の割に少なかったとはいえ，実際にお亡くなりになった方や「病床逼迫」の影響で医療機関での受診を断られた方が出るなど多くの問題や課題が浮き彫りになったことは事実だ。これらについては十分検証し，今後に備える必要がある。

　その一方で，「コロナ敗戦」という言葉については，違和感がある。仮に日本が「敗戦」したのだとしたら，いったいどこの国が「勝利」したと言うのだろうか（コロナ対策が勝ち負けの問題などでないことは言うまでもないが）。ここで，国際比較のため，表2-20 に NHK の特設サイト「新型コロナウイルス」から，2021年10月２日現在の G7 諸国のデータを抜き出してみた[注47]。これを見ると，

（注47）
NHKのデータは，アメリカのジョンズ・ホプキンス大学の発表に基づいている。

表2-20	G7諸国における新型コロナウイルス感染症による感染者数および死者数等		
国　名	感染者数(人)	死者数(人)	総人口(万人)
カナダ	1,631,647	27,914	3,770
フランス	6,843,836	114,491	6,530
ドイツ	4,239,773	93,715	8,380
イタリア	4,672,355	130,921	6,050
イギリス	7,807,036	136,662	6,790
アメリカ	43,460,343	697,851	33,100
日　本	1,702,638	17,687	12,530

(注)　感染者数・死者数は2021年10月公表データ。総人口は2020年のデータ。
[出典] NHK特設サイト:「新型コロナウイルス」(2021年10月2日確認)および総務省統計局:「世界の統計 2021」より作成

日本の報道においては，感染拡大初期から，感染対策の「モデル国」が取り上げられ，紹介されることが多かった。曰くドイツ，スウェーデン，イスラエル等々。しかしながら，その後の事態の推移の中で，多くの「モデル国」はその地位を失墜してきているように見える。2021年10月現在先進諸国で残っているのは，台湾（感染者数1万6223人，死者数842人），ニュージーランド（感染者数4291人，死者数27人）といったところだろうか。ここで，両国がいずれも「島国」であるということは，わが国にとって示唆的であるように思われる。

少なくともG7諸国の中では，日本の感染者数および死者数は相対的にきわめて少ないことがわかる。唯一カナダの感染者数が日本を下回っているが，カナダの人口規模は日本の30％程度であることを勘案し，これも人口当たりで見れば日本よりもかなり多い数字ということになる。したがって，仮に日本が「コロナ敗戦」したのだとしたら，G7諸国はいずれも「大敗戦」国ということになるわけだ。たとえばG7のサミットの場で，「日本はコロナ敗戦した」などと言ったら，各国首脳から顰蹙を買ったのではないだろうか。上述したように個別的・ミクロ的にはさまざまな問題や課題を抱えながら，しかしマクロ的には，先進諸国の中で日本の相対的なパフォーマンスは，これまでのところ悪くないというのも事実である。むしろどういう要因がこうした結果をもたらしているのか，仮に「政府が無能」だったのだとしたら，「無能な政府」のもとでいったい何がうまく機能したのか，ミクロ的な意識（「コロナ敗戦」等）とマクロ的な事実との間の乖離をどう考えるのかといった点については，今後十分検討する必要があるように思われる[注48]。

 問題提起 39　医療機関の経営について，「戦略の失敗は戦術では補えない」事例を具体的に述べなさい。

志賀直哉『流行感冒』

コロナ禍の中，2021年4月にNHK-BSで放送された「流行感冒」というドラマをご覧になられた方もおられるのではないだろうか。これは，志賀直哉の同名の小説をドラマ化したもので，「私」（志賀直哉）には本木雅弘（モックン），志賀夫人には安藤サクラという配役で，スペイン風邪流行中の日本の姿（1918～1919年）を描いた結構タイムリーな作品だった。阿川弘之の『志賀直哉』（新潮文庫，1994，p.282）によれば，志賀直哉は「……病菌に感染する恐ろしさを（女中たちに）徹底的に教えこんだ。近所近辺で色々陰口をきいているだろうが，かまうもんか，神経質過ぎるとか頑固でつき合いが悪いとか，悪評を立てて敬遠してもらった方が，むしろ留女子（こども）の為に安心でいいと思っていた」とのことで，このドラマでもいささか病的と思えるほど神経質になっている作家の「私」の様子がリアルに描かれていた。

スペイン風邪では日本全体で2300万人を超える人が感染し，38万人以上が亡くなっており，この数字はコロナ禍の比ではないので，「私」のあたふたと心配する姿もよくわかる。劇中でも当時のセレブであった島村抱月が感染して亡くなったことが取り上げられていた（その後，抱月の愛人であった女優松井須磨子も抱月の後を追って自殺するに至ったことは有名だ）。まして，主人公の「私」は少し前に長女を病気で亡くし，その後に授かった次女（留女子）ということであれば，その病的なほどの心配ぶりもむべなるかなと思わせる。しかし，結局，「私」を含め，1人の女中を除き，一家がすべて感染してしまう結果になり，その女中とのやりとりや心の交流がこのドラマの中心になっている。

これ以上お話しすると，「ネタばれ」になってしまうので，このぐらいにしたいと思うが，ドラマの舞台となったのは，現在の千葉県我孫子市であった。大正時代に，柳宗悦，志賀直哉，武者小路実篤といった白樺派の面々が居を構え，一大文化センターの観を呈したこともある我孫子だが，もともとは嘉納治五郎が別荘を構え，そこに嘉納の甥である柳宗悦が移住し，そこから志賀，武者小路へと広がっていったようだ。私は妻の実家が我孫子なので，これまで何度も訪れているが，手賀沼を望む高台の上には杉村楚人冠邸や嘉納治五郎別荘跡である天神山緑地，下ったハケの道沿いには白樺文学館や志賀直哉邸跡などが並んでいて，なかなかいいところである。ドラマの中では，大正時代の長閑な農村地帯らしい我孫子の風景が描かれていたが，今ではすっかり東京のベッドタウン化している。しかし，都心から1時間足らずで行ける「北の鎌倉」は，手軽な（白樺派）文学散歩におすすめだ。

40

医療における
規模の経済・不経済，範囲の経済

（1）規模の経済・不経済

　一般の経済や経営では，「規模の経済」および「規模の不経済」ということがよく言われる。**規模の経済**とは生産規模が大きくなるにしたがって，生産が効率的になり，一定の経済効率性が発生することである。日本では，よく「スケール・メリット」と言うが，これは和製英語であって，正しくは economies of scale である。

　図 2-25 にその概念図を示した。この図は横軸に生産量，縦軸に平均費用（ある生産物の生産量 1 単位を生産するのにかかる費用）をとっている。たとえば，乗用車を生産する場合を考えてみると，横軸は車の生産台数，縦軸は車 1 台を生産するための費用を示している。そうすると，この平均費用曲線は，多くの生産物ないしは産業について，図に表した ABC のような U 字カーブの形をとることが知られている。この場合，AB については，生産量が増えるにしたがって平均費用が逓減しており，これが「規模の経済」である。一方 BC については，逆に生産量が増えるにしたがって平均費用が逓増しており，これが**規模の不経済**である。

　AB の「規模の経済」については，生産規模の拡大が生産効率を高める（平均費用が下がる）というのは直感的にもわかりやすいのではないかと思う（大規模生

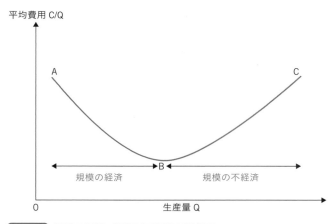

図2-25 規模の経済・規模の不経済の概念図

産の利益）。しかしながら，生産規模は大きければ大きいほどよいかと言うと，必ずしもそうではなくて，図体が大きすぎると逆にさまざまな非効率が生じてくる（大企業病など）。そうするとBを最低点として再び反転してBCの「規模の不経済」が生じることになる。この場合，B点が生産の「最適規模」ということになるわけである。

（2） 医療における規模の経済・不経済

　以上のような考え方を医療に当てはめてみると，どうなるだろうか。表2-21は，令和元年度の「第22回医療経済実態調査」から，病床規模別の一般病院（国公立病院を除く）の利益率（損益差額の構成比）を見たものである。これを見ると（2018年度の50〜99床を除いて）200〜299床までは病床規模が大きくなるほど利益率が高くなっている，つまり「規模の経済」が働いているように見える。一方，300床以上になると，逆に「規模の不経済」が働いているようだ。もちろんこれは診療科の構成や病床機能の相違等を無視して，単純に病床規模の相違だけを見たものなので，このデータだけから明確な結論を導き出すことはできない。しかしながら，病床規模は大きければ大きいほどよいかと言うと，どうもそうではなさそうであり，積極的な病床規模拡大路線が常に正しいとは言えないようだ。むしろこのデータから見る限り，病床数200床台というのが1つの「最適規模」と見えないこともないわけである（図2-25のB点）。このことと，少し以前のアメリカでの研究が最適病床規模を250床程度としていた[注49]こととは妙に符合する事実であるように思われる。

　もう1つの「規模の経済」の事例として，訪問看護ステーションの経営の例を見てみよう。図2-26は，訪問看護ステーションの経営について，看護職員数・延べ訪問回数別に見た税引き前利益率の水準を示している。これを見ると，看護職員数が多く，延べ訪問回数が多い（つまりステーションが大規模になる）ほど，税引き前利益率が高くなっており，明らかな「規模の経済」が働いているように見える。このデータからは「規模の不経済」は観察されておらず，訪問看護ステーションの経営については，規模の拡大ということが重要な戦略的課題であることがわかる。

　実は，診療報酬による訪問看護の評価において，「機能強化型訪問看護ステーション」の評価が2014（平成26）年の診療報酬改定において導入されている。これは，看護職員数[注50]，24時間対応，ターミナルケア療養費等算定数，重

（注49）
「初期の病院費用の研究は，医療経済学者たちに規模の経済が存在することを信じるようにさせ，最適病床規模が約250床程度であるという議論もあった。しかしながら，その後のより厳密な研究では，こうした結論は必ずしも支持されなくなってきている」──S. Folland, A.C. Goodman, M. Stano, The Economics of Health and Health Care, 7th ed., Pearson, 2013. p.116 より抄訳。

（注50）
機能強化型訪問看護管理療養費1の場合，常勤看護職員7名以上（サテライトに配置している看護職員も含む），機能強化型訪問看護管理療養費2の場合，常勤看護職員5名以上（同上）とされている。

表2-21 一般病院（国公立病院を除く）の病床規模別利益率（損益差額の構成比：%）

病床規模（病床数）	20〜49	50〜99	100〜199	200〜299	300〜499	500以上	全体平均
2018年度	0.9	0.6	1.4	1.7	1.2	▼1.2	0.9
2017年度	0.8	0.8	0.9	1.3	0.3	▼1.7	0.3

［出典］厚生労働省：「第22回医療経済実態調査の報告（令和元年実施）」，2019年11月，集計1：医業・介護収益に占める介護収益の割合が2％未満の病院の集計より作成

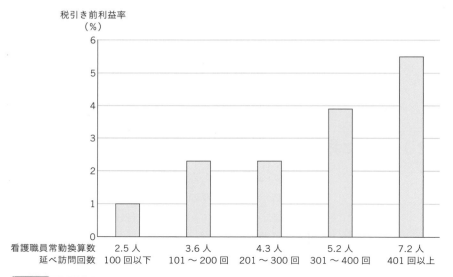

税引き前利益率
（％）

| 看護職員常勤換算数 | 2.5人 | 3.6人 | 4.3人 | 5.2人 | 7.2人 |
| 延べ訪問回数 | 100回以下 | 101～200回 | 201～300回 | 301～400回 | 401回以上 |

図 2-26 看護職員数・延べ訪問回数別に見た訪問看護ステーションの税引き前利益率

［出典］厚生労働省：令和 2 年度介護事業経営実態調査結果, 2021 年 3 月, 第 76 表より作図

症者の受け入れ数，居宅介護支援事業所の設置等の要件を満たした場合に「機能強化型訪問看護管理療養費」として充実した評価を行うというものである。図 2-26 は，こうした評価の結果であるとも言える。これによって，訪問看護ステーションの大規模化および機能強化を促進することが目指されている。

（ 3 ） 範囲の経済：複合体

　　以上述べてきた「規模の経済」「規模の不経済」に類似したもう 1 つ別の概念として，**範囲の経済**（economies of scope）という考え方がある。ここで問題なのは事業の「規模」（scale）ではなく，事業の「範囲」（scope）である。つまり，本来事業に隣接あるいは関連する事業分野に幅広く事業を展開することによって，一定の経済性や効率性を生み出していこうという考え方だ。「範囲の経済」は，複数の事業間での資源の共有（たとえば，本社機能の共有等）や，研究開発等におけるシナジー効果（相乗効果）等がその背景にある要因と考えられている。

　　医療における「範囲の経済」を表したものとして，いわゆる**複合体**がある[注51]。複合体とは「保健・医療・介護・福祉複合体」のことで，医療法人等が，医療機関のほか，介護施設，福祉施設，保健事業等隣接する諸分野に幅広く事業展開を行っている形態を指している。現在の法制度のもとでは，複合体は，医療法人だけではなく，たとえば特別養護老人ホーム等の設置運営ができる社会福祉法人等まで含めた複数の法人等から構成されるグループ経営となっている場合も多くなっている。そのため，こうした「複合体」の経営効率性を実証データで示すためには，複数法人の「連結決算」を分析する必要があり，むつかしい面がある。表 2-22 では，取りあえず，複合体化しやすいと考えられる療養病床が 60 ％以上を占めている病院と，療養病床を有していない病院の利益率

（注51）
複合体については，二木立：保健・医療・福祉複合体 全国調査と将来予測，医学書院，1998 を参照。

表2-22 療養病床の経営に与える影響：一般病院の損益差額の構成比

		療養病床60%以上（平均病床数）	療養病床を有しない（平均病床数）
医療法人立	2018年度	4.6%（129床）	1.4%（102床）
	2017年度	4.7%（130床）	1.3%（102床）
国公立除く	2018年度	4.5%（127床）	0.4%（173床）
	2017年度	4.6%（129床）	▼0.3%（173床）

［出典］厚生労働省：「第22回医療経済実態調査の報告（令和元年実施）」, 2019年11月, 集計1：医業・介護収益に占める介護収益の割合が2%未満の病院の集計より作成

を比較してみた。これを見ると，療養病床を多数有している病院の利益率が相対的に高いことがわかる。これはもちろん現在の診療報酬の評価を反映した結果だが，高利益率の療養病床を含む複合体経営が1つの有力な経営戦略となる可能性を示唆しているものと考えられる。

問題提起 ④⓪ 病院経営において，規模の経済・規模の不経済が発生する原因を，どのように考えるか。

C o l u m n

ギリシア文字オミクロン

2021年末現在，わが国では幸いコロナ禍の第5波が収まったように見える中，「オミクロン株」という新たな新型コロナウイルスの変異株の感染拡大が問題になってきていた。「オミクロン」という聞き慣れないギリシア文字だが，浅学にして私はこれまで全く知らなかった。変異株の名称はα，β，γ，δ……とギリシア文字のアルファベットの順に命名されてきたはずだが，12番目のμ（ミュー）まで来たところで，その次のν（ニュー）およびξ（クサイ）を飛ばして15番目のo（オミクロン）となったそうだ。これには習近平中国国家主席の英語表記 Xi Jinping（シー・ジンピン）とξの英語表記 Xi が重なることから忌避されたというような説もあるようだが（WHOの忖度？），真相はどうなのだろうか。ちなみに次の16番目の文字はπ（パイ）ということになる。

ギリシア文字というと，これまで数学や自然科学等の科目でその一部に親しんできたという印象がある。たとえばπが円周率を表すのは有名だが，θ（シータ）はサイン，コサイン，タンジェントといった三角関数での角度に使われていたし，α線，β線，γ線と言えば放射線の話だった。また，シグマは，Σと大文字で書くと数の総和に，σと小文字で書くと，統計学での2σ等，標準偏差を表す記号だった（経営学では，品質管理の用語として「シックスシグマ」という表現も使われている）。そういった意味では，これまでギリシア文字にまんざらなじみがなかったわけでもないのだが，今回のオミクロンについては恥ずかしながら全くの初見だった。「オミクロン株」と言われても，未だに何となくぴんと来ないゆえんである。

「問題提起」に関する「考えるヒント」

問題提起	≫≫	考えるヒント

❶

地域医療構想における病床機能として当初考えられていた「亜急性期」機能が消えたことの影響について，どう考えるか。

　2025年の必要病床数推計と最も大きな乖離を示しているのが，急性期病床（の過大報告）と回復期病床（の過少報告）であるが，これは実は見かけ上の姿なのではないか。「奈良方式」（p.16）の報告結果をふまえて考えてみると，どうだろうか。

❷

「わが県は病床数が多く，医療へのアクセスもよく，県民はたいへん満足している。病床数が多いことがしばしば悪いことであるかのように批判されるが，いったいどこが悪いのか」という議論に対して，どのように答えるか。

　この議論については，日本が皆保険体制をとり，医療における公平性を重視してきたことをふまえて考える必要がある。仮に医療費負担をすべて当該県の県民が負担していたとしたら，どうだろうか。

❸

資本集約的＝労働節約的なわが国の医療提供体制は，どのようなメリット，デメリットを有していると考えられるだろうか。

　特に，近年における「コロナ禍」に対するわが国の医療の対応についてどう考えるか。世界一病床数が多いはずの日本において，あの程度の感染者数で「医療崩壊」と呼ばれるような事態に陥った原因をどう考えるか。

❹

日本の医療におけるサービスとおカネの流れの全体像を簡単な図で表し，簡潔な説明を加えなさい。

　下図を参考に，自分の説明案を作成されたい。

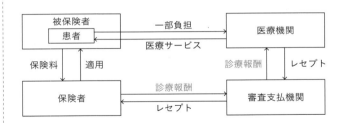

5

日本では当然のように「医療は社会保障の一環である」と考えられている。しかしながら，アメリカでは医療は必ずしも社会保障であるとは考えられていない。なぜ日本では，医療は社会保障となっているのだろうか。

医療サービスを普通の財やサービスと同じように市場を通じて個人が購入するものと考えているアメリカのような発想を，どう考えるか（もちろん，高齢者や障害者，低所得者といった「社会的弱者」には公的に医療保障を行うとしての話であるが）。

6

（入院基本料を除いた）医療資源投入量の多寡によって病床機能を区分するという考え方について，どのように考えるか。

特に，看護職員の配置や「重症度，医療・看護必要度」によって決められている入院基本料が「医療資源の投入量」に含まれていないことについて，どう考えるか。

7

非営利病院において株主等出資者への配当が禁止されていることは，その経営について，（メリット，デメリット両面で）どのような影響を及ぼすと考えられるか。

出資者がいることは，病院経営に対してどのような影響を及ぼすだろうか。「通常の企業においては株主がいて，その意向は企業経営に対して一定の影響を及ぼしていると考えられること」と比較してどうか。

8

医療機関に勤務する医療従事者のモチベーションを維持するためには，どのような点に配慮する必要があるだろうか。

医師や看護師等の医療専門職の働くモチベーションを規定している要因は何か。給与や労働条件のほかにどのようなことが考えられるだろうか（いわゆる「マグネットホスピタル」についてどう考えるか）。

9

わが国の皆保険体制の課題を具体的に挙げるとともに，そうした課題に対してどのような対応を図ればよいか論じなさい。

皆保険体制をとっていることは，患者や医療者の行動にどのような影響を与えているだろうか。現在，皆保険のもとで，すべての加入者にとって給付や負担が公平であると言えるだろうか。

10

国民医療費の財源別構成割合の現状を，どのように評価するか。また，どのような構成割合が望ましいだろうか。

現在の患者負担割合は高い（低い）か。「社会保険方式」のもとでの保険料と公費の負担割合のバランスをどのように考えるか。

| 問題提起 | >>> | 考えるヒント |

11

公的医療保険の給付について，どこまで受給者の所得水準を考慮に入れるべきだろうか。たとえば，「大邸宅に住んでいるが，低い年金収入しかない高齢者について患者負担を引き下げること」についてどう考えるか。

社会保障制度における所得と資産の扱いについては，本文で言及したような給付・負担両面でさまざまな課題がある。特に資産のフロー化のしくみが整っていない場合，資産はあっても十分な所得がないケースが発生することをどう考えるか。

12

わが国では，看護職員は圧倒的に女性が多いが，このことをどう評価するか。その利害得失を論じなさい。

看護職員の性別構成の問題に加え，他方で医師に占める女性の割合が増大してきていることの影響を，どう考えるか。

13

日本における死亡場所の変化は，医療・看護のあり方にどのような影響を及ぼすと考えられるだろうか。

病院での死亡が当たり前の時代から，広い意味での在宅での死亡が増大してくることは，医療のあり方，中でも最も患者と密接に接する機会の多い看護職員の勤務や看護サービスのあり方に，どのような影響を及ぼすだろうか。

14

医療における「情報の非対称性」の問題に対応するためには，（臨床現場も含め）どのような工夫が考えられるだろうか。

自らが仮に患者の立場になったとした場合，いつ，どのような情報を，誰から，どのような形で受けることが望ましいだろうか。「情報の非対称性」を縮小するためにはどのようなことが考えられるか。

15

オプジーボの例に見られるような公的医療保険の給付範囲の問題に関し，給付範囲を狭めることの利害得失を，どのように考えるか。

公的医療保険財政に関しては，（仮に公費負担および保険料負担を増やせないとした場合）患者負担を引き上げるか，保険の給付範囲を狭めるか，診療報酬を引き下げるか，といった選択肢があり得るが，これらについてどのように考えるか。

問題提起	考えるヒント

⑯

図 2-11 に示したような長期的な人口趨勢の中で，看護職員等の医療スタッフを確保していくために求められることは何か。

看護職員は，わが国で最も人数の多い医療専門職であり，これまで大量に養成し，大量に離職し，多くの潜在看護職員を生み出してきているが，こういったやり方についてどう考えるか。

⑰

日本は難民認定に厳しい一方で，外国人に対する社会保障の適用については比較的寛容であることを，どう考えるか。

難民認定については，人道的な視点や国際的な日本の立ち位置といった観点をふまえて考える必要があるが，一方で，人口減少社会において，外国人労働力の問題をどう考えるか。

⑱

企業や組織で健康経営を進めていくにあたって，医療保険の保険者との連携（コラボヘルス）が重要であるとされているのはなぜだろうか。

企業や組織で健康経営を進めていくためには，従業員の健康状態や医療費等のデータを活用することが必要になってくる。その場合，そうしたデータを保有しているのは誰だろうか。

⑲

今後，わが国において，Aging in Place を実現するために必要な条件を，どのように考えるか。

医療・介護提供体制における地域差，住民意識や価値観の相違等，Aging in Place を取り巻く前提条件の相違を，どのように考えるか。

⑳

介護医療院の普及・拡大は，特別養護老人ホームなど他の介護保険施設にどのような影響を与えるだろうか。

特別養護老人ホームについては（すべてではないが），自施設で入所者の看取りを行わず，最期は病院に入院させてしまうケースが少なからずあったと言われている。介護医療院の普及・拡大は，こうした状況にどのような影響を与えるだろうか。

㉑

「医は仁術」という考え方を看護について適用すると，どうなるだろうか。

まず，「医は仁術」という言葉の意味するところを改めて考えたうえで，それと看護に期待されている役割との関係をどう考えるか。この点に関し，医師と看護職員では相違があるのだろうか。

問題提起	考えるヒント

㉒
大都市部における医療提供体制や地域包括ケアシステムのあり方を，どのように考えればよいだろうか。

今後の日本の大都市部における人口動態，都市住民の意識，医療・介護提供体制の現状等をふまえ，大都市部特有の課題とは何かを考えるとともに，それに見合ったサービス提供体制のあり方について考察を進めるとどうか。

㉓
診療報酬改定に併せて，基本的な病院経営戦略を変えていくことについて，どう考えるか。

本文で説明されている診療報酬の法令的な位置づけや過去の改定の動向等をふまえ，診療報酬（の変化）に基本的な病院の経営戦略を合わせていくことのリスクについてどう考えるか。

㉔
皆保険体制を維持していくうえで，どのようなことが重要と考えられるだろうか。

逆に，今なお皆保険体制をとっていないアメリカでは，医療をどのように考えているのだろうか。それとの対比で，日本において皆保険体制がこれまで曲がりなりにも維持されてきた要因を，どう考えるか。

㉕
本文中に挙げた経済学の４つの前提のうち，初めの２つを日本の医療に適用すると，どうなるだろうか。

「資源が有限である」という前提は，日本の医療についても当てはまるだろうか。また，人々は，医療についても「経済合理的」な行動をとっていると考えられるだろうか。

㉖
本文および（注）の記述について，わが国では，なぜ本格的な急性期医療を担う病院であるほど，一般的に外来部門が赤字となるのか，病院の収入・支出両面に分けて説明しなさい。

経営問題は，一般に，収入と支出を分けて考えるとわかりやすい。収入については，本文の（注）に書いてあるとおりだが，支出について急性期病院の外来と無床診療所を比べてみると，どのような相違があるだろうか。

㉗
わが国の医療提供体制の現状を，どのように評価するか。また，将来像をどのように展望するか。

特に近年の「コロナ禍」の中で，国際的にも病床数や医療機器が多い日本において「医療崩壊」と呼ばれるような事態に陥ったことについては批判の声が強いこともふまえて，どう考えるか。

問題提起	考えるヒント

㉘

長寿社会における医療のあり方を，どのように考えればよいだろうか。

最近「治す医療」から「治し，支える医療」への転換ということがよく言われるが，そのことの意味についてどう考えるか。

㉙

政策的な意思決定や経営上の意思決定を行うにあたって，相互に矛盾するようなデータが示された場合，どうしたらよいだろうか。

たとえば，看護部にとっては有意義であることがデータで示されているが，病院全体としては当面マイナスの影響があることがわかっているような経営上の意思決定を行うには，どうしたらよいだろうか。

㉚

地域医療構想に関する上記7つの私見について，どう考えるか。また，それ以外の視点から地域医療構想について評価してみるとどうか。

それ以外の視点としては，たとえば，現行の4つの病床機能区分をどう考えるか，基本的に現状を将来に延長した「現状投影型」の推計をどう考えるか，現在のような強制力の乏しいやり方ではなかなか進まないのではないか，といったことなどが考えられる。

㉛

2019年現在の国民医療費ベースでの患者負担率11.7%という水準を，どう考えるか。仮にこの負担率を上げるとすると，どのような政策が考えられるか。

仮に11.7%が低いと考えたとして，現行の3割負担をさらに引き上げることは可能だろうか。高齢者等の軽減負担率をどう考えるか，また，高額療養費制度のあり方についてどう考えるか。

㉜

救急医療搬送人員における軽症・中等症の人の増大に対して，どのような対策をとることが考えられるだろうか。

救急医療の適切な利用を促すためには，経済的および経済外的な方策が考えられる。その具体策を考えるとともに，それぞれの利害得失についてどう考えるか。日本でスイスのような救急医療の利用者負担を求めることができるだろうか。

㉝

看護業務の効率化の余地について，どう考えるか。具体的な事例に即して論じなさい。

たとえば，病棟看護業務の効率化が必要な領域については，日本看護協会医療政策部編「2015年病院看護実態調査」，日本看護協会編「2019年病院看護実態調査」等を参照。

問題提起	考えるヒント
34 「新型コロナウイルス感染症」等国際的な感染症流行（パンデミック）に対して，日本はどのように対応すべきだろうか。	今回の「コロナ禍」の経験，特にわが国の医療の対応についてどう評価するか。「有事」に備えた「平時」の医療提供体制を，どのように考えるか。
35 日本の１人当たり受診回数が多いことに伴うメリットおよびデメリットを，どのように考えるか。	日本の医療のアクセスのよさに伴うメリットおよびデメリットを，どう考えるか。現在の外来受診は効率的・効果的なものとなっていると言えるだろうか。
36 日本の病院の多くは１日当たり医療資源投入量が低く，在院日数が長い状況にあることを，どのように評価するか。	日本の病院の多くは，なぜこのような状況にあるのだろうか。逆に，１日当たり医療資源投入量が高く，在院日数が短いというのは，どのような状況なのだろうか。
37 准看護師制度の今後について，どのように考えるか。医療者および患者の双方の立場をふまえて論じなさい。	医療の需要側（患者ニーズの変化等）および医療の供給側（看護職員を目指す人たちの状況）の双方をふまえて，どのように考えるか。
38 かかりつけ医機能を強化するためには，どのような政策をとることが有効だろうか。	特に近年の「コロナ禍」の中で，かかりつけ医機能の強化を求める声が大きくなっているが，こうしたニーズにどのように応えたらよいだろうか。
39 医療機関の経営について，「戦略の失敗は戦術では補えない」事例を具体的に述べなさい。	「戦略」とは，当該組織の中長期的なポジショニングにかかわる問題，「戦術」とは，それを達成するための短期的な対応と考えて，事例を組み立ててみるとよい。
40 病院経営において，規模の経済・規模の不経済が発生する原因を，どのように考えるか。	病院経営における，医療技術の進歩等の外的要因，組織としての規模の適切性等さまざまな要因について，どのように考えるか。

索引

尾形裕也 ＊ 九州大学名誉教授

1952年兵庫県神戸市生まれ。東京大学工学部・経済学部卒業後，1978年厚生省入省。年金局，OECD事務局（パリ），厚生省大臣官房・保健医療局・保険局・健康政策局課長補佐。

1989〜2001年，在ジュネーブ国際機関日本政府代表部一等書記官，千葉市環境衛生局長，厚生省看護職員確保対策官，国家公務員共済組合連合会病院部長，国立社会保障・人口問題研究所社会保障応用分析研究部長を歴任。

2001〜2013年，九州大学大学院医学研究院教授。

2013〜2017年，東京大学政策ビジョン研究センター特任教授。

2013年より現職。

主な著書に『21世紀の医療改革と病院経営』（日本医療企画，2000，吉村賞受賞），『看護管理者のための医療経営学 第3版』（日本看護協会出版会，2021），『「志なき医療者は去れ！」 岩永勝義、病院経営を語る 増補改訂版』（日本看護協会出版会，2023）など。また共編著・監修に『看護経済学』（法研，2002），『医療制度改革と保険者機能』（東洋経済新報社，2003），『医療経営の基本と実務（上）（下）』（共監修，日経メディカル開発，2006）などがある。

この国の医療のかたち　医療政策の動向と課題
2025年のヘルスケアシステム

2022年 7月15日　第1版第1刷発行　　　　　　　　　　　　　　　　〈検印省略〉
2024年 3月 1日　第1版第2刷発行

著　　者	尾形裕也（おがたひろや）	
発　　行	株式会社 日本看護協会出版会	

〒150-0001 東京都渋谷区神宮前5-8-2　日本看護協会ビル4階
〈注文・問合せ／書店窓口〉TEL/0436-23-3271　FAX/0436-23-3272
〈編集〉TEL/03-5319-7171
〈ウェブサイト〉https://www.jnapc.co.jp

装　　丁　齋藤久美子

印　　刷　株式会社 教文堂

看護管理実践Guide

看護管理者のための 医療経営学 第3版

働き方改革と医療機関の健康経営

尾形裕也 著

看護管理実践Guide

看護管理者のための 医療経営学 第3版

働き方改革と医療機関の健康経営

尾形裕也 著

Health Services Management

日本看護協会出版会

☑ 医療制度・施設経営に関する基礎知識が学べる ロングセラー・テキスト，待望の改訂!

☑ 理解度を確認できる「試験問題」付き!

○本書は，看護管理者のために，医療制度と経営理論の基礎知識をわかりやすく解説するものです。さらに，ケーススタディの解説を通して，具体的な病院経営戦略の立て方・組織マネジメントに関するヒントを示します。

○第3版では，近年の医療制度改革の動向，特に医療従事者の働き方改革や看護業務の効率化，医療機関における健康経営といった事項を中心に，大幅な加筆がなされています。

○自学自習を助ける「試験問題」「参考資料・文献解題」「Glossary（基本用語集）」も収載した充実の一冊です。

B5判／180頁／定価 **2,970**円（本体2,700円+税10%）
ISBN　978-4-8180-2347-5

主な内容

第1部　看護管理者と医療経営学	
第1項	なぜ看護管理者に医療経営学の知識が求められるのか　　ほか

第2部　医療経営学講座	
第1章	医療経営学入門
第1項	医療をめぐるステークホルダーの構図および医療経営学の守備範囲　　ほか
第2章	経営戦略論と医療分野への応用
第1項	経営戦略論（1）戦略と戦術，ミッション・ビジョン・ストラテジー　　ほか
第3章	経営組織論と医療分野への応用
第1項	経営組織論，組織類型論，規模の経済・範囲の経済　　ほか
第4章	医療機関の経営をめぐる新たな動向働き方改革と健康経営
第1項	医療従事者の働き方改革
第2項	健康経営の目指すもの

第3部　医療経営学講座のまとめ	
第1項	今後の展望：看護への期待
第2項	試験問題と解答（例）および解説　　ほか

日本看護協会出版会　　ご注文に関するお問い合わせはコールセンターまで▶▶▶　　Tel. **0436-23-3271**　Fax **0436-23-3272**　ホームページ▶▶▶ https://www.jnapc.co.jp

日本看護協会出版会 営業部 Twitterやってます